安医大校博士基金"近代中国科技传播与社会变迁研究"成果
安徽医科大学校科技哲学重点学科资助

近代西医传播与社会变迁

张晓丽　编著

东 南 大 学 出 版 社
·南京·

内 容 提 要

本书研究近代西医传播与社会的变化，阐述近代中国西医传播著述状况，如传教士合信、嘉约翰、傅兰雅等的西医译著，中国人丁福保、尹端模、赵元益等的西医著述，论述他们西医著述的内容、特点以及作用。本书以安徽、广东近代教会医院为个案阐述近代医疗活动及医事制度，如广东博济医院、安徽弋矶山医院、同仁医院等，以及近代西医教育中教会医校、私立医学校如博济医校、东南医学院的发展状况，透视近代西医教育的特色及影响，反映近代西医传播对于社会变迁的影响，包括民众就医观念的变化、西医技术的传播、医学名词的规范化、医学制度的构建、西医教育的建立发展等，探究近代西医传播与社会文化的关系，弘扬医学与人文精神，为西医的发展与医学进步提供有价值的启示。

本专著可供大中专院校的历史学、医史学专业的相关师生和研究机构人员阅读，也可作为社会一般读者阅读参考。

图书在版编目(CIP)数据

近代西医传播与社会变迁/张晓丽编著. —南京:东南大学出版社,2015.9

ISBN 978-7-5641-5876-7

Ⅰ.①近… Ⅱ.①张… Ⅲ.①医学史-研究-中国-近代 Ⅳ.①R-092

中国版本图书馆 CIP 数据核字(2015)第 144135 号

近代西医传播与社会变迁

编 著	张晓丽	电 话	(025)83795627/83362442(传真)
责任编辑	陈 跃	电子邮箱	chenyue58@sohu.com
出版发行	东南大学出版社	出 版 人	江建中
地 址	南京市四牌楼 2 号	邮 编	210096
销售电话	(025)83794121/83795801		
网 址	http://www.seupress.com	电子邮箱	press@seupress.com
经 销	全国各地新华书店	印 刷	南京海兴印务有限公司
开 本	700mm×1000mm 1/16	印 张	18
字 数	438 千字		
版印次	2015 年 9 月第 1 版 2015 年 9 月第 1 次印刷		
书 号	ISBN 978-7-5641-5876-7		
定 价	60.00 元		

* 本社图书若有印装质量问题,请直接与营销部联系。电话:025-83791830

序　言

　　近代中国社会沧桑变幻,面临"数千年巨大变局",西学东输改变中国社会面貌结构,西医适逢其会,不仅作为科学技术,也作为文化形态输入近代中国,柳叶刀带来神奇的效果,使得国人见识传统中医以外的新式医学,白内障手术使得很多人重见光明,麻醉剂的使用,又使胆结石、剖宫产等手术得以实现,这一切医学上的硕果使得当时中国人在惊叹之余逐渐接受认同西医技术;同时西医随同基督教输入人道博爱思想,医学传教士成为传播西医的独特力量,形成与传统中华文化不同的文化形态,催生近代中国民主、科学思想萌端发展,对国人进行近代人道主义的洗礼,西医作为科学、文化输入中国,对近代中国产生微妙的影响力。

　　西医传播在近代中国担负多种使命,它是先进的科学技术,能够有效治愈多种疾病,保护民众的健康。它是观念形态,体现近代西方的博爱、平等、人道的价值观念。它是医学救国的梦想,自强启蒙的途径,从科学救国、教育救国到医学救国,体现一代人对国家民族前路的积极探索。它是实在的规章制度实体,从教会医院、公私立医院的建制规章,反映一套新型的医事规范体制。它是新式教育的典范,各类医校的西医教育,体现清末民初崇尚科学教育的新气象。

　　一直以来关于西医与近代中国社会成为学术界研究的热点,成果斐然。一个偶然的机遇,笔者接触到一些安徽、广东有关西医的档案文献,萌发介绍研究的想法。在导师及单位的支持下开始断断续续的收集研究。本书选择近代西医传播的著述为主线，结合广东、安徽地区的西医院及医学校教育，通过典型个案的深入分析研究，透视近代西医传播与社会变化。近代医学传教士合信、嘉约翰、德贞、傅兰雅、高似兰等，在西医著述传播方面贡献巨大，影响至深，从解剖生理学、药物学、卫生学到临床内外妇儿、皮肤、五官等科，著述宏富全面，系统介绍西医的知识体系，普及西医知识技术，其译著成为中国人接触认识西医科学的重要方面，部分作为医学校教科书，如合信《全体新论》等，医学传教士的著述对于西医传播起到关键作用，刺激社会改革发展。在此基础上建立的教会医院以宗教悲悯博爱的精神，低廉免费的公益医疗，热忱敬业的态度，以及相对高超的医术，严格规范的制度，成为人们认识弘扬西医的典范，在救治疾病方面发挥一定作用。在这方面建立的医学校，以宗教人文精神，爱国炽情，严格规范的教育制度，开创近代西医教育的先河。私立东南医学院，成为民国时期留学知识分子医学救国的产物，其教育制度规划与历史发展，凸显一代医学人的爱国救国志向追求，蔡元培先生题"好学力行，造就良医"成为校训宗旨，学校在民国时期艰苦创业，曲折发展，兴学育才，不懈奋进，取得很大成就，成为苏皖地区影响较大的西医学校，通过剖析研究，反映民国时期私立医学校的发展状况，体现当时多元化西医办学、办医院的时代趋向及价值意义。

本书结合地方文献档案，力图展现近代西医传播时期广东、安徽两个先前对外开通、相对保守地区在西医传输中的不同特点，试图比较两者的差异性，分析西医传布的地域性文化影响。通过西医东渐的过程，反映社会对于西医观念的变化、制度的建构、行为的变动、教育的实施效果等问题的认识和理解，体现出西医文化对传统中医文化的冲突与汇通,分析西医传布到中国引发的文化、思想、心理方面的问题,西医传播路径从民间社会进入上层精英,教会与民间医学院校在其中发挥重要作用。在西医传播过程中医学传教士以及民间爱国人士的奋斗努力精神,深可感佩。而当时西医院与医校建立发展的历史经验,对于今天医学界医患纠纷频繁,人文精神缺失、技术至上的问题,也有可资借鉴之处。

本课题研究由于资料有限与时间有限,学养不足等问题,尚存在很多不足之处,理论分析缺乏研究的深度,学术视野不够开阔,跨学科研究也存在不少困难。之所以整理成书,一是为学界提供新的文献及研究视角,二是弘扬医学人文精神,为当代西医发展提供历史借鉴。如能抛砖引玉,则于愿已足,疏漏之处,尚请名家指出匡正,惟愿不懈耕耘,取得更多有益社会的成果。

作者

2015 年 8 月

目 录

绪　论

　　近代中国历经千年巨变,西学东来,西风东渐,白云苍狗,变幻莫测,西方近代科学作为振兴国家民族的"长技"传播到中国,掀起科学救国的思潮,发生科学与人生观的论战,产生新文化运动中民主与科学的呐喊,激起巨大社会反响。科学著述传输到古老的中国,数、理、声、光、电、化、医,给国人展示出一个光怪陆离的世界,破除蒙昧,开启心智,唤起国人沉睡的创造力,创办科学社团、科学机构、科学刊物,实现中国科学的体制化,培养一批有创造力的科学大师人才,成就民国时期科学文化的辉煌。本书从历史学、文献学的视角,按照近代中国发展的历史脉络,勾勒近代西方医学传播的历史进程,梳理近代医学文献著述及其流变方式,探究医学传播与社会、文化的互动关系,分析医学传播对于社会变化的影响,发掘其中的历史文化价值。

一　科学传播与近代医学

　　科学传播是运用媒介对科技知识、科技制度等的宣传,科学传播的内容,可分为科学知识的传播、科学精神的传播、科学方法的传播、各种技能和技艺的传播以及相关的文化、制度传播等等,它受到社会文化因素的影响很大。科学传播的定义学界有多种看法,北京理工大学翟杰全教授定义为"科学资料、科学情报、科学知识的传播交流与共享活动",指的是"科学技术知识通过跨越时空的扩散而在不同个体之间实现共享的过程。科学传播承担着把科技知识从其拥有者传递给接受者,使接受者了解、学习和分享科学知识信息的任务,其基本功能是把科学家的'私人知识'转化为'社会共享知识',实现科技知识的传播和扩散,并通过知识传播和扩散促进科学技术的发展和社会的进步。"①2007 年北京大学科学传播中心编辑的《科学传播读本》中指出,科学传播包括关于科学技术基础知识的传播,以及关于科学技术事物元层次内容(如科学方法、科学精神、科学文化、科学哲学、科学技术史、科学的社会运作)的传播。在 2008 年的《中国科技传播报告》首发式上,中国科学院规划战略局局长潘教峰认为,"科学传播主要是以公众理解科学的理念为核心,通过一定的组织形式、传播渠道和手段,向社会公众

---

① 翟杰全.让科技跨越时空——科技传播与科技传播学.北京:北京理工大学出版社,2002:12.

传播科学知识、科学方法、科学思想和科学精神,以提升公共的科学知识水平、技术技能和科学素养,促进公众对科学的理解、支持和参与。"①科技传播从狭义上讲,是指科技知识、科技资料、科技情报,是科技信息的传播、交流与共享活动。从广义上讲,它包括三个层面:一是用以传播的科技信息,它包括科技理论、科技知识、科技方法;二是用以传播科技信息的手段,它包括传播媒介、传播方式等;三是传播的社会意义,它包括社会的、文化的、乃至科学技术自身的。

科学传播注重的是科学精神的传播,包括求真、理性、批判、平等与协助等。科学传播过程中不仅仅需要具备一定的科学知识,更重要的是用一种科学精神来认识世界,指导实践。科学传播最基本的理念是扩大科学知识的社会共享,使公民个体之间能够平等、顺畅交流,促进社会的进步和发展。科学传播是以公众理解科学的理念为核心,最大的生命力在于传授关系的对等互动以及对科学的反思精神。科技传播促进了近代文明和现代文明的发展。

近代科学是指西方近代自然科学,中国传统科技在近代发生转变,随着西学的输入开始变化,欧洲近代科学技术在中国的传播,成为中国科学近代化的主流。西方科学在中国的传播在中西文化冲突中传输发展,通过科学知识、科学精神、科学方法、科学思想的传播实现科学的社会化。近代科学在中国的传播,受到中国文化与传统科技的影响,近代社会救亡图存的政治因素刺激,科技知识的传输具有浓厚的政治性、社会性,在中国近代转型过程中发挥重要作用。

近代医学(西医)作为近代科学的重要组成部分,发端于文艺复兴时期,1543 年维萨里《人体的构造》一书问世,标志医学从神话中分离,开始走向科学,此后经过生理学、病理学、细胞学、细菌学的发展,西方医学吸取自然科学技术成果,很快形成自己的理论体系和诊疗技术。西医是从西方传统医学发展而来的现代医学,主要借助先进的医疗仪器和实验诊断疾病,进行药物或手术治疗。西方工业革命以后,化学工业的发展为西医提供了化学药物。解剖学、生理学、化学药物、手术,奠定西医的格局。17 世纪哈维发现血液循环,此后出现显微镜;18 世纪莫干尼建立了病理解剖学;19 世纪德国病理学家魏尔肖倡导细胞病理学,巴斯德进行疫苗研究,创立经典免疫学。此后临床医学有很大进步,诊断学、输血技术、麻醉剂、消毒防腐技术的发展,使得临床治疗学有很大进展,建构生物医学理论体系,对于疾病医疗的作用日益强大。明末清初西医传入中国,传教士在传播基督教的同时,传播西方科学与医药学,通过医学传教加强基督教、天主教的影响。19 世纪后随着西方列强的入侵,国门打开,西医传入扩大,近代西医学的成就被引入中国,广州、上海、香港等通商口岸等地出现传教士办的西医院,

---

① 翟杰全,杨志坚. 对"科学传播"概念的若干分析[J]. 北京理工大学学报(社会科学版),2002(4):87.

以及西医书籍、学校教育等,开始西医在近代中国的广泛传播。西方医学的传播,引起近代中国社会观念、制度、行为等诸多变化,引发中西医的论争与抗衡,西医传播不仅是科学问题,还引发很多社会文化、政治、经济、风俗等问题。

本课题主要选取西医传播的书籍文献为研究对象,重点研究明末到 1919 年这一时期西医书籍文献在中国的传播及变化规律,以期系统整理西医文献书目,探究其内容、特点及社会影响,发掘其中的历史文化价值,从微观角度透视近代中国社会的风烟。本书研究近代西方科学传播下中国社会的变化,反映近代中国救亡与启蒙的社会主题,包括社会思潮如科学救国、医学救国思想,西医传播对于近代思想文化观念发展的影响,西医传播与文化制约关系,中西医的论争;研究近代社会制度体制在西医传播影响下的变化,如近代医事制度、西医医院、学校的建立等,近代医学学科的产生与建设,医学团体的建立发展等;研究西医传播对近代医学教育、人才培养等的作用,探究近代西医传播对民众社会生活变化的互动关系,系统分析研究近代社会变化与西医传播发展的内在联系,探讨西医传播对于社会进步的作用。本书首次系统全面研究近代中国西医传播与社会变迁的问题,探究西医传播与社会思潮、制度变迁、社会活动的互动关系,西医传播与近代医学科学发展的关系,分析近代西医传播的特点,分析近代西医传播对科学发展的作用,具有重要的价值意义。

二　先行者的足迹

关于近代西学在中国的传播,引起历史、科学、传播等方面众多学者的关注,有关成果丰硕,蔚为大观,与本课题研究相关的西学著述就有很多,粗略列举如下:

文献著作有王韬《泰西著述考》[①],徐宗汉《明清间耶稣会士译著提要》[②],法国费赖之著,冯承均译《在华耶稣会士列传及书目》[③],王韬《近代译书目》[④]。熊月之《晚清新学书目提要》[⑤],张晓《近代汉译西学书目提要》[⑥],《民国时期总书目——医药卫生》[⑦]。江文汉《明清间在华的天主教耶稣会士》[⑧],张维华《明清之际中西文化交流简史》[⑨],熊

①　王韬. 泰西著述考, 淞隐庐活字版.
②　徐宗汉. 明清间耶稣会士译著提要. 北京:中华书局,1989 年影印版.
③　[法]费赖之;冯承均,译. 在华耶稣会士列传及书目. 北京:中华书局,1995.
④　王韬. 近代译书目. 北京:北京图书馆出版社,2003.
⑤　熊月之. 晚清新学书目提要. 上海:上海书店出版社,2007.
⑥　张晓. 近代汉译西学书目提要. 北京:北京大学出版社,2011.
⑦　民国时期总书目——医药卫生. 北京:书目文献出版社,1986.
⑧　江文汉. 明清间在华的天主教耶稣会士. 北京:知识出版社,1987.
⑨　张维华. 明清之际中西文化交流简史. 济南:齐鲁书社,1987.

月之《西学东渐与晚清社会》①等。

有关医学史与西医传播的相关著述主要有：陈邦贤《中国医学史》②，李经纬《中国医学百科全书·医史卷》③，王振国、张大庆《中外医学史》④，赵洪均《近代中西医论争史》⑤，朱潮《中外医学教育史》⑥，马伯英《中外医学文化交流史》⑦，尚智丛《传教士与西学东渐》⑧，何小莲《西医东渐与文化调适》⑨，余新忠《清以来的疾病、医疗和卫生》⑩，慕景强《西医往事》⑪等。

从近代医学与社会的角度系统研究西医传输与社会变化问题，医史学者从医学文化交流的角度，对教会医疗事业在近代中西医学文化交流中的作用给予充分肯定，马伯英等所著《中外医学文化交流史——中外医学跨文化传通》，李经纬主编的《中外医学文化交流史》是代表作，顾长声在专著《从马礼逊到司徒雷登》中对嘉约翰、伯驾、雒魏林做了详尽的研究。

国外人士相关研究成果如 G. H. Choa 所著的《新教医学传教士在中国》⑫，对在华新教医学传教士的活动做了研究，该书以伯驾、合信、雒魏林等医学传教士为主要个案，论述了医学传教士在传教、行医以及传播西医中的作用。有关教会医院历史的著作有：《博济医院百年史》⑬《仁济医院 95 年史》⑭《满洲的司督阁——先锋和医学传教士》⑮，齐鲁大学医学院院长巴慕德所著《中国和近代医学：医学传教研究》⑯，马雅各的《中国的教会医院》⑰，此书是在全面调查统计的基础上，对当时中国教会医院的分

---

① 熊月之. 西学东渐与晚清社会. 上海：上海人民出版社，1994.
② 陈邦贤. 中国医学史. 北京：商务印书馆，1937.
③ 李经纬. 中国医学百科全书·医史卷. 上海：上海科技出版社，1984.
④ 王振国，张大庆. 中外医学史. 北京：中国中医药出版社，2013.
⑤ 赵洪均. 近代中西医论争史. 合肥：安徽科技出版社，1989.
⑥ 朱潮. 中外医学教育史. 上海：上海医科大学出版社，1988.
⑦ 马伯英. 中外医学文化交流史. 上海：文汇出版社，1993.
⑧ 尚智丛. 传教士与西学东渐. 太原：山西教育出版社，2008.
⑨ 何小莲. 西医东渐与文化调适. 上海：上海古籍出版社，2006.
⑩ 余新忠. 清以来的疾病、医疗和卫生. 北京：生活·读书·新知三联书店，2009.
⑪ 慕景强. 西医往事. 北京：中国协和医科大学出版社，2010.
⑫ CHOA G H. Protestant missionaries in China[M]. Shanghai：The China University Press，1990.
⑬ CADBURY W W，JONES M H. At the point of a lancet-100 years of the canton hospital（1835—1935）[M]. Shanghai：Kelly and Walsh，Limited，1935.
⑭ Dugald Christie of Manchuria. Pioneer and medical missionary[M]. London：James Clarke Company，Limited，1932.
⑮ BALME H. China and modern medical missionary：a study in medical missionary development[M]，1921.
⑯ Editorial Committee. Records of the general conference of the portest missionayies of China[M]. Shanghai：American Presbyterian Mission Press，1890.
⑰ SELDEN C C，JOHN G. Kerr refuge for insane：The opening of a hospital for Insane[J]. The China Medical Journal，March，1909：82 - 91.

布、设备、运作等做了详细的分析。

近代西医传入中国是西学输入的重要方面,有关西医传播的论文比较丰富,主要研究来华的西方传教士的西医译著与医疗活动,对于西医传播到中国的贡献影响,如秦永杰《传教士对中国近代医学的贡献》①、陈建明《近代基督教在华医疗事业》②、李传斌《近代来华新教医学传教士的西医译著》③、李传斌《20世纪基督教在华医疗事业研究综述》④、张玉莲《传教士与19世纪中国医疗事业现代化启蒙》⑤、李经纬、鄢良的《西学东渐与中国近代医学思潮》注意到了教会医疗事业在西医东渐的作用。

关于传教士个人西医译书及影响,学术界很重视,并做了大量研究。如赵璞珊《西洋医学在中国的传播》⑥、《合信〈西医五种〉及在华影响》⑦,对合信所撰西医著作及其影响做了全面的研究。

中山大学梁碧莹教授则从中西文化交流的角度对嘉约翰、伯驾等医学传教士做过研究,出版相关著作,如《嘉约翰与西医学在中国的传播》⑧和《"医学传教"与近代广州西医业的兴起》⑨。高晞对于医学传教士德贞做深入的研究,如著有:《德贞的西医学译著》⑩和《德贞,东西方文化的交流使者》⑪。德贞是北京协和医院的最早创始人,翻译解剖学教科书《全体通考》,担当起东西方医学文化的交流使者。关于嘉约翰医学传教与著述研究,主要代表作有梁碧莹《嘉约翰与西医学在中国的传播》⑫,陈一鸣《不能忘记的开拓者——记嘉约翰医生与广州惠爱医癫院》⑬,陈小卡《近代中国西医教育的奠基人——嘉约翰的中国生涯》⑭。

西医学的传入与传教士在华的医学活动分不开。作为美国传教医生的嘉约翰,他在广州博济医院工作40多年,大部分时间花在医务、西医教育和翻译西医文献上。他对西医学在中国的传播起了极其重要的作用。

关于傅兰雅与西方科技传播,尤其医学卫生传播研究,其主要表现在著述发表上,

① 秦永杰. 传教士对中国近代医学的贡献. 医学与哲学,2006(7).
② 陈建明. 近代基督教在华医疗事业. 宗教学研究,2000(2).
③ 李传斌. 近代来华新教医学传教士的西医译著. 中华文化论坛,2005(1).
④ 李传斌. 20世纪基督教在华医疗事业研究综述. 南都学坛,人文社会科学学报,2006(1).
⑤ 张玉莲. 传教士与19世纪中国医疗事业现代化启蒙. 沧桑,2007(1).
⑥ 赵璞珊. 西洋医学在中国的传播. 历史研究,1980(3).
⑦ 合信《西医五种》及在华影响. 近代史研究,1992(2).
⑧ 梁碧莹. 嘉约翰与西医学在中国的传播. 中山大学学报,1996(3).
⑨ 梁碧莹. "医学传教"与近代广州西医业的兴起. 中山大学学报,1999(5).
⑩ 高晞. 德贞的西医学译著. 中华医史杂志,1995(4).
⑪ 高晞. 德贞,东西方文化的交流使者. 自然辩证法通讯,2011(4).
⑫ 梁碧莹. 嘉约翰与西医学在中国的传播. 中山大学学报:社会科学版,1996(3).
⑬ 陈一鸣. 不能忘记的开拓者——记嘉约翰医生与广州惠爱医癫院. 临床精神医学杂志,2009(19).
⑭ 陈小卡. 近代中国西医教育的奠基人——嘉约翰的中国生涯. 神州民俗,2013(200).

如有余望《论傅兰雅在近代中国的科技传播实践》①,王扬宗《傅兰雅与近代中国的科学启蒙》②,孙邦华《傅兰雅与上海格致书院》③,孙邦华《论傅兰雅在西学汉译中的杰出贡献——以西学译名的确立与统一问题为中心》④,杨欣《傅兰雅——致力于中国近代科学启蒙的传教士》⑤,徐淑兰《傅兰雅与中西文化交流》⑥等。傅兰雅在中国进行了一系列科学传播活动。他不仅向中国宣传普及科学知识,同徐寿等人一起创办了格致书院,而且还自己出资、出力编辑了以传播科技知识为主要内容的《格致汇编》,并且开设了格致书室,编写了一大批科学入门读物等,为中国的科学启蒙事业和中西文化交流做出了重要贡献。关于传教士及近代人物的医学传播活动研究论文颇为丰硕。

关于近代国人对于西医译述传播研究甚少,而在目前流传的代表有:刘泽生《早期医史学者——尹端模》⑦,赵璞珊《赵元益和他的笔译医书》⑧,牛亚华《丁福保与近代医学交流》⑨,该书介绍了丁福保赴日本考察医学的活动,论述他在中日医学文化交流中贡献,并详细介绍丁福保的医学著述;尹广谦《丁福保生平及其著述》⑩详细介绍丁福保的生平及其西医学译著《丁氏医学丛书》的概况等。张爽《丁福保与近代"西医东渐"》⑪阐述他考察日本医学,翻译出版医学丛书,成立中西医学研究会,刊发《中西医学报》,致力于医疗慈善事业。丁福保为近代西医东渐、中国医学的发展进步做出突出贡献。

对近代外国在华开设的教会医院及医疗成就介绍研究,如王尊旺《嘉约翰与西医传入中国》⑫研究博济医院及附属医学校,对于中国系统了解西方医学起重要作用。向磊《湘雅医学院与西医入华的社会效应》⑬详细研究湘雅医学院对于湖南西医传播的地位;此外还有一些代表作,如王友平《近代四川教会医院述论》⑭,陆翔《安徽省近

　① 余望.论傅兰雅在近代中国的科技传播实践.中国科技期刊研究,2008(2).
　② 王扬宗.傅兰雅与近代中国的科学启蒙.北京:科学出版社,2000.
　③ 孙邦华.傅兰雅与上海格致书院.近代史研究,1991(6).
　④ 孙邦华.论傅兰雅在西学汉译中的杰出贡献——以西学译名的确立与统一问题为中心.南京社会科学学报,2006(4).
　⑤ 杨欣.傅兰雅——致力于中国近代科学启蒙的传教士.南方文物,2006(3).
　⑥ 徐淑兰.傅兰雅与中西文化交流.兰台世界,2013(4).
　⑦ 刘泽生.早期医史学者——尹端模.中华医史杂志,1998(3).
　⑧ 赵璞珊.赵元益和他的笔译医书.中国科技史料,1991(1).
　⑨ 牛亚华.丁福保与近代医学交流.中国科技史料,2004(4).
　⑩ 尹广谦.丁福保生平及其著述.医古文知识,2003(1).
　⑪ 张爽.丁福保与近代西医东渐.江苏教育学院学报(社会科学),2013(4).
　⑫ 王尊旺.嘉约翰与西医传入中国.中华医史杂志,2003(2).
　⑬ 向磊.湘雅医学院与西医入华的社会效应.中南大学学报(社会科学版),2007(6).
　⑭ 王友平.近代四川教会医院述论.宗教学研究,2010(3).

代几所教会医院概述》①，朱凤林《试论近代广西教会医院》②，李传斌《教会医院与近代中国的慈善救济事业》③，郭强、李计筹《近代广东教会医院的创办及时空分布》④等。

对于近代西医阐述的地域研究与综合研究的著述，主要有：郝先中《西医东渐与中国近代医疗卫生事业的肇始》⑤，冯秋季《近代豫北加拿大传教士借医传教与妇幼卫生观念变革研究》⑥，周典恩《近代福建基督教教会医院西医教育之初探》⑦，吴枢《近代广东的西医传播和西医教育》⑧等。

关于西医教育与国人医学观念变化的研究的著述，主要有：① 赵翎、刘力欣《近代教会医院对武汉民众西医观演变的影响》⑨，该书阐述了武汉民众对于教会医院影像下西医治疗的认识及观念变化。② 陈雁《西方医学在近代中国传播的社会效应》⑩，该书考察西方医学在清末民初传入中国时的途径，最初人们对这种医学的态度和认识过程，以及后来的发展状况，从文化传播的视角，了解西医传入中国后所引发的医学体系、医疗事业、医药商界的利益纷争和外交政治诸方面的变革，认识西方医学给近代中国社会带来的影响。③ 冯尔康《晚清学者吴汝纶的西医观》⑪，该著作阐述晚清学者吴汝纶极力推崇西医，贬斥中医，他依据对西医的认识，倡导卫生学，推动现代学校卫生教育的诞生，他是西医在中国立足的呐喊者，对西医的传播起着推波助澜的作用。

但是学界系统研究近代译书中关于西医书籍的传播比较缺乏，关于近代中国人对于西医著述传播方面研究也比较薄弱，本书拟在近代西学传入中国，学术文化发生巨变的背景下，重点考察近代译书中关于西医学译著及特点，分析其对于西医传播的影响，探讨近代学术文化思想的发展变迁。

三　开辟的路径

"西学东渐"是影响中国近代社会转型的重要因素。医学科学作为西方先进科学文化的重要组成部分，它在中国的传播变革中国卫生医疗体制，改变了国人的思想观念与生活方式。西方医学科学与中国传统医学由于文化背景、知识体系的不同，两者

①　陆翔. 安徽省近代几所教会医院概述. 中华医史杂志,2000(4).
②　朱凤林. 试论近代广西教会医院. 沧桑,2008(4).
③　李传斌. 教会医院与近代中国的慈善救济事业. 中国社会经济史研究,2006(4).
④　郭强，李计筹. 近代广东教会医院的创办及时空分布. 宗教学研究,2014(4).
⑤　郝先中. 西医东渐与中国近代医疗卫生事业的肇始. 华东师范大学学报,2005(1).
⑥　冯秋季. 近代豫北加拿大传教士借医传教与妇幼卫生观念变革研究. 河南大学学报,2010(1).
⑦　周典恩. 近代福建基督教教会医院西医教育之初探. 中华医史杂志,2005(3).
⑧　吴枢. 近代广东的西医传播和西医教育. 广州医学院学报,1996(6).
⑨　赵翎,刘力欣. 近代教会医院对武汉民众西医观演变的影响. 法制与社会,2006(8).
⑩　陈雁. 西方医学在近代中国传播的社会效应. 辽宁医学院学报(社会科学版),2011(3).
⑪　冯尔康. 晚清学者吴汝纶的西医观. 天津社会科学,2007(3).

之间产生冲突。但是在近代科学救国的背景下，传教士的热忱努力，西医技术的魅力，使得西方医学在华传播比较顺利，最终为中国社会各界所普遍接受，取代中国本土传统医学，成为中国现代医学的主体。本书研究在近代中国社会欧风美雨、西学东输的时代背景下，西医在中国的系统传播，以及由此引发的社会变化，从历史学、文献学以及传播学的视角，分析研究一种西方科学——西方医学在华的传播以及命运，以著作、人物、机构为核心，以科学的进步为主线，力图反映科学传播对于科学发展、社会变迁的影响，探究科学与社会的互动规律，反映近代西医传播与医学各科的发展，对于近代医学理论、医学教育、临床诊疗、医事活动的作用，着力研究在医学进程中近代人的心路历程，发掘近代医学与人文之间的精神价值。

在西方殖民主义侵略扩张的背景下，西医传输一方面向古老的中国展示了建立在西方工业文明基础上的医药卫生观念和制度的先进性，引起了先进中国人学习西方的热潮。另一方面，他们又极力向衰弱的中国灌输其医药卫生的观念和价值，导致了中西医文化的冲突。伴随着近代中国经济、政治和文化的近代化转型，结果是封闭、排外、保守且具有较强内聚力的中华医药体系逐渐走向世界，相对先进的西方医药卫生观念和制度也逐渐被中国人所理解并接受。中西医文化开始走向融合，并由此促进了中国卫生事业现代化的启蒙。

本书从西医传播的翻译著述、西医医院、西医教育三方面作为研究对象，着重通过个案分析研究，分别研究阐述在西医著述中医学传教士如合信、德贞、嘉约翰、傅兰雅等人的医学著述翻译及影响，以及中国人丁福保、赵元益等人的西医学著述译述，对于西医传输的作用影响。通过对广东、安徽地区建立的教会医院剖析研究，如广东博济医院、柔济医院、安徽弋矶山医院、安庆同仁医院、怀远民望医院、合肥基督医院等个案分析研究，总结教会医院在西医传播中的作用影响。同时论述西医教育的发展，阐述分析广东博济医学校、夏葛医学校、安徽私立东南医学院的创办发展，体现宗教博爱人道，与医学救国的理想，反映近代国人对于民族社会出路的积极探索，分析近代医学发展与社会变迁的内在规律。

近代西医传播到中国，引起社会观念、制度的诸多变化，本书通过对西医文献在中国的传播过程研究，分析近代中国不同时期西医传播到中国的主要著述内容及特点，阐述近代西医传播到中国引起的社会观念、行为与制度等变化，西医学教育与西医院的产生发展，本书整理保留大量西医学文献资料，为医史学研究提供基础，对于目前认识西医的就医观念、行为提供历史借鉴。

第一章

明清之际的西医传播

第一节　明清之际的科学文化

梁启超曾认为："中国知识线与外国知识线相接触,晋唐间的佛学为第一次,明末的历算学为第二次。"明清间西学的传入,尤其是西方自然科学,对中国传统知识、思想产生巨大冲击,西学成为明末清初士大夫崇尚的时髦学说,很多官僚、知识分子热衷于西学,对于中国传统的科学亦产生作用。明清时代是中国历史一段独特的时期,这是中华文明成熟稳定,并开始走向衰落的时代,也是民族文化的总结时期,因而文献非常发达,产生了大型综合性类著述,传统的经、史、子、集文献在《永乐大典》《四库全书》《古今图书集成》等中得到充分的阐释,这一时期随着经学、考据学的兴盛,民间学术著述日趋丰富,科学与文化得到发展,产生如《农政全书》《天工开物》《本草纲目》等科学巨著,这些巨著的发表是自然科学的总结与发展,是明清时期突出的现象,对于社会发挥独特的作用,具有重要的科学价值。

一　明清时期自然科学的发展

明清时期的科学,是对传统科学的总结发展,明清时期科学技术在经济发展推动下有显著的进步,同时受到西方科学的影响,中西科学互相交融汇通,在很多科学领域有创见,出现一批学术大家与有较高水平的学术著作。明清时期在数学的研究和著述方面有很大进步。明代商业数学发展,珠算受到重视,浙江著名的数学家吴敬著《九章算法比类大全》十卷,汇编 1 000 多道应用问题的解法,把传统数学经典与现实应用问题结合,是应用数学的突出成果。安徽休宁人程大位,著成《算法统宗》18 卷、《算法纂要》4 卷,对传统数学由筹算到珠算的转变起到决定性作用。清代数学有很大发展,会通中西数学,清代数学家、安徽宣城人梅文鼎被誉为"历算第一名家",数学著述有 13 种、40 卷,阐述传统数学精华与西学要旨,其孙梅瑴成编《数理精蕴》53 卷,成为百科全书式的数学著作,影响广泛。清代数学家明安图把传统数学方法与传入的西方数学知识结合,创用"割圆连比例法"和"级数回求法"。安徽歙县人汪莱对历算有很深研究,著有《衡斋算学》,在方程论研究中成就很大。清代后期著名数学家李善兰,翻译大量西方数学名著,如《几何原本》(后九卷)《代数学》《代微积拾级》,著述有《方圆阐幽》《对数探源》《弧矢启秘》,体现中西数学的会通,开辟传统数学通向世界先进水平的道路。总之,明清时期数学体现对传统数学的总结与传承,以及对于西方数学的传播与会通,成果丰硕,名家辈出,在明清科学发展中有鲜明的一抹亮色。

在物理研究的成就方面,明清时期物理学有一定发展,明末清初著名科学家、思想家,安徽桐城人方以智会通中西科技,著《物理小识》,内容丰富,记述物理学方面涉及力学、光学、热学、磁学等学科,记述三棱水晶把光分为五色,与五色彩虹同理,比牛顿的分光试验早30多年。清代物理学在光学方面取得显著成就。清代郑复光,安徽歙县人,著《镜镜詅痴》一书,初稿于道光十五年(1835年)共5卷,是我国第一部系统深入阐述光学原理与光学仪器制作的物理学著作,增加西学新内容,后人评价它"析理精妙,启发后人",肯定其历史贡献。此后张福僖翻译《光论》(1862年),详细介绍西方光学知识,弥补其不足。

在化学研究的成就方面,清代发展比较突出,主要体现在制陶、琉璃烧制和铁模铸炮技术,有突破与创新。浙江海盐人朱琰,乾隆间进士,著《陶说》6卷,是我国第一部系统全面论述陶瓷器生产技术与工艺特点的著作,详细介绍陶瓷器生产工艺过程以及制作特点,在瓷土选择与淘炼,陶瓷器配釉、吹釉与彩绘,烧制及窑变技术等方面的化工技术。康熙时期孙廷铨著《琉璃志》,记载我国古代琉璃制造化学工艺,介绍烧制琉璃釉料所需的原料、火候和配方,明清以来我国琉璃烧制技术从黄、绿、蓝发展到9种色彩,并可烧制珐琅彩。龚振麟在1842年著《铸炮铁模图说》,针对鸦片战争时期改良清军铸炮技术,详细介绍铁模铸炮的工艺流程和技术,及对传统金属铸造理论与技术的革新,并吸收西洋铸炮技术,它是世界上最早全面阐述金属型铸造理论与技术的著作,在当时具有一流水平,可惜由于清政府的腐败,没有将其成果继续发扬,魏源作《海国图志》收入卷55,有较高的评价。

在天文学研究的成就方面,明后期到清初西方天文、历法知识传入,形成交融碰撞,出现历法风波,明初袭用《授时历》,徐光启等借西法革新,制订《崇祯历书》,力排阻挠,修订为《时宪历》颁行。梅文鼎、李善兰等学者传播西方天文历法思想,李善兰著《谈天》介绍哥白尼的学说,薛凤祚《历法会通》系统介绍欧洲、阿拉伯的天文历法。清代女天文学家王贞仪,安徽天长人,生在乾隆年间,才气过人,著述丰富,有《星象图释》《地圆论》《地球比九重天论》等,其中《地圆论》为代表,系统总结中国传统宇宙理论,阐述对地圆思想的见解,从5个方面论证地球是圆形,表现对于天文宇宙认识的深入。

此外,清代《畴人传》是系统记载我国历代天文学家、数学家生平、学术活动与学术思想的综合性评述集,表现丰富的天文学成就与思想,作者反对迷信,提出科学的天文历法观,介绍西洋天文历法知识及传教士活动,表现融汇中西之学的可贵思想意识,是较全面的天文历法史书。

在地学研究的成就方面,明代著名地理学家、探险旅行家徐宏祖,以大半生勘探旅行大半个中国,不惧艰险,探山溯江,留下60万字的《徐霞客游记》,不仅记载旅行见闻与胜景,在广泛考察的基础上,将各地的地理形态作系统总结,探索自然地理现象的形成规律,阐发地学的观点思想。他研究岩溶地貌,尤其石灰岩溶地貌;考察江河源流,尤其考证长江源头,认为江源始于金沙江,而不是传统认为的岷江,并考察水文、各地物产特性及地理分布等,将各地的地理形态作系统总结,探索自然地理现象的形成规律,是具有科学价值的重要的地理学著作。清代重视地学,地理学研究成果丰富,进行全国大地测量与地图绘制,绘制成《康熙皇舆全览图》、《乾隆内府舆图》,清初孙兰著《柳庭舆地隅说》,提出了新见解,提出探索地理现象成因与变化规律,维持生态平衡的环境保护观,因地制流的治理河道观,在地理学上有重要的意义。此外,齐召南的《水道提纲》考察全国水系,徐松《西域水道记》对西域水文地理进行探索,是珍贵的地理学著作。

在农学研究的成就方面,明清时期的农学研究出现总结性成果,主要是徐光启编著的《农政全书》,徐光启博通中西,在数学、天文历法、农学、军事等方面卓有成就,《农政全书》有60卷,分农本、田制、农事、水利、农器、树艺、蚕桑、种植、荒政等12目,论述农田水利、土壤肥料、选种接种、改良农具等农业技术,是集古代农业技术之大成的著作,系统地总结传统农业技术与思想,他重视研究农业科学,将其与国家富强结合,具有重要的影响。清代农业研究表现在总结传统农业,体现以农为本的基本发展理念,官修大型农书《授时通考》,乾隆时期修成,有78卷,分8门66目,规模宏大,体例完备,辑各地有关农业的文献资料,征引大量经、史、子、集及方志中的资料,丰富翔实,是对古代农业技术与农学思想的全面系统的总结,是古代农学的百科全书,流传影响很大。陈世元撰《金薯传习录》,是关于甘薯文献的汇集,详细介绍甘薯从菲律宾引进种植的情况与种植技术,宣传推广甘薯种植。清初陈淏子著《花镜》,总结作者花卉栽培技术与园艺事项,记载植物300多种,配有多幅插图,是古代花卉种植栽培的专著,受到人们的重视。嘉庆时期吴其濬著《植物名实图考》三十八卷,收入植物1 700余种,比《本草纲目》多500多种,有1 800余幅精美插图,资料丰富翔实,态度严谨,是有很高科学价值的植物学名著。

在工程技术研究的成就方面,明代手工业技术在世界处于领先地位,明清时期技术有所发展,明代著名科学家宋应星著《天工开物》,记录明代中后期农业、手工业的技术水平,共 18 卷,100 多幅插图,详细记载生产方式、工艺流程、机器构造等方面的内容,论述当时金属冶炼工艺、采矿工艺、机械制造与化工工艺等方面的先进工艺,在世界上最早论述锌的冶炼,体现重视技术工艺的技术论思想,是古代中国技术百科全书,传到日本、欧洲后,产生巨大影响。清代雍正时期官修《工部工程做法则例》,是对传统建筑工程技术的总结,反映明清建筑工程技术已经达到很高的水平。明清冶金技术有很大发展,规模与产量超越前代。航海技术比较突出,明代郑和下西洋,使用罗盘、测探器等,体现先进的航海技术水平。

明清时期的科学发展,是对传统科学的全面系统的总结概括,注重对传统科学及思想作总结,产生很多集大成性的科学巨著。其次明清时期的科学注重应用性,很多结合社会现实的需要,重视具体技术类的研究应用,如农学、历法、医学、技术等,基础科学缺乏应有的重视发展。此外,这时期的科学文献整理应用有了一定发展,与统治者官修大型类书有一定关系,为科学文献的整理研究奠定很好的基础。由于西学的输入,西方科学开始对东方形成冲撞与交汇,使得明清科学出现近代科学萌芽,出现不同于传统的色彩。

明清时期的科技发展互相渗透,从理论、方法、技术等方面影响医学的发展,科技的进步成果渗入医学领域,如农业技术发展促进本草药物学的进展,《农政全书》收录《救荒本草》内容,化学技术为药物炮制提供良好条件,《外科正宗》记载运用冶铁技术以钢铁打制砭针,用于外科手术提高效果等等,大大促进明清医学的发展。

二　明清时期的医学发展

明清时期随着商品经济的发展,交通发达,信息传递快捷,城市及人口的发展,健康需求的增强,明清时期的医学活动空间扩大,深度与广度有很大拓展。

明清时期由于经济的发展,生活的提高,人们注重健康养生,同时也由于统治者的重视提倡,受到西方医学的影响,故医学比较发达,名医辈出,著述丰富,医术精良,是对传统医学的总结与发展。首先是医学理论有创新发展,其中药物学的发展最为明显,明代李时珍所著的《本草纲目》就是很好的例证。《本草纲目》共有 52 卷,记载药物 1 892 种,附图1 109幅,方剂 11 096 首,规模宏大,内容广博,是我国本草学的综合总结,采用先进的药物学分类法,厘定药物学著作的体例结构,系统介绍药物知识与药物学说,充实提高药物理论,提出"百病主治药"思想,系统总结传统药物学成果与思想,提出新的创见。它是一部科学巨著,刊印不久很快流传国外,17、18 世纪传到欧洲,引起国际医学界的震动,被誉为"中药宝库"和"东方医学巨典"。清代医药学进一步发展,集中对于中医学理论的探讨研究,折中融汇,形成完善的符合临床治疗实际的理论体系。

由于对于传染性疾病治疗,温病学说得到发展,如明代吴有性著《瘟疫论》,论及传染性疾病及致病因素,阐述传染病的病因、征候、诊断与治疗方法,认识传染病的分类与流行规律,对传染病理论有创造性的发展。清代温病学说有很大发展,叶桂著《温热论》,吴塘著《温病条辨》等,确立温病辨证论治体系,提出温病独特诊断方法,如察舌验齿,辨斑疹等,提出温热养阴的施治原则。

其次明清医疗实践丰富,临床诊疗方法有所创新。如明代认识天花,并引进人痘接种术,进行普遍应用,《张氏医通》有"种痘说",提到痘浆法、痘衣法、痘痂法;清代官方大力推行种痘,康熙积极推广种痘,乾隆时期《御纂医宗金鉴》首次收录《幼科种痘心法要旨》,种痘之术逐渐深入人心,改进技术,其效果很好,人痘接种成功率很高,开创预防天花的新纪元。外科学治疗方法有很大发展,建立消毒方法,进行精细的手术设计,如急性阑尾手术、唇裂修补术、耳鼻缝合术等,都达到较高水平。皮肤病方面明代陈司成首创砷剂治疗梅毒等,清代《外科大成》等书,对于银屑病、鹅掌风、带状疱疹等都有详细介绍治疗方法。内科杂病辨证治疗水平有很大提高,关于中风、虚劳、哮喘、消渴病的病因及治疗方法有很多新突破,妇科的优孕优生、分娩护理,儿科的惊风、痘疹预防治疗等都有新的方法。随着养生学思想与方法发展,养生类医学著述比较丰富,提出静养心神,导引养生、气功按摩、食养药养等,主张将动养、静养、食养、药养结合,综合调理身心,明末清初创造发展的太极拳更成为后世流传的健身方法。

明清时期社会稳定,造纸、印刷技术的进步,经济繁盛,交通发达,为医学书籍大量刊印创造条件。明清医学教育的发展,促使普及性医学书籍出现并得到广为传播,如明初刘纯著《医经小学》、明李梴著《医学入门》、李中梓《医宗必读》,对初学医者很有价值,医学教育的发展促进大量医学文献的著述刊刻。受明清时期考据学的影响,很多医家、学者重视古医籍的注释阐发,医学典籍的整理与研究得到重视,《内经》《难经》《伤寒论》《本草经》《脉经》等医学典籍的注疏研究书籍大量出现,医学文献更加丰富多样,使医学知识更加系统化、规范化、理论化。另外明清时期出版大量医学全书、类书、丛书等,如明徐春甫《古今医统大全》、张介宾《景岳全书》、王肯堂《证治准绳》,都是收罗丰富、囊括各科、见解独到的医学巨著。清代出现很多综合性的医学著作,分科更细,因此专科的医学著述日益增多,清代王清任著《医林改错》二卷,论述人体脏腑及生理功能,有关瘫痪、瘟病、吐泻等的病因病理与用药,提出诊病先明脏腑,治病要明晓气血的思想,阐述诸种气血病症和有效方法,是我国最早研究解剖学的著作。赵学敏著《本草纲目拾遗》十卷,补正修改李时珍《本草纲目》,记载药 921 种,其中有 716 种是《本草纲目》未收的新药,是清代较著名的本草学专著,把本草学研究提高到新水平。清代医学著述丰富,名医魏之琇撰《续名医类案》提出诊治肝病的方法与方剂,程国彭在《医学心悟》中总结治疗外科的 10 余种方法,陈复正《幼幼集成》总结儿科的医学成就,曹庭栋《老老恒言》总结老年养生的方法与思想,是清代有影响的老年养生专著,体现明清医学发展的辉煌繁荣。

三 世医制度与健康需求

1. 明清世医制度

明清时期专制主义高度集权,加强社会的控制,维护封建专制集权统治与君主权力,维护封建尊卑等级制度,保护私人的人身与财产安全,对稳定社会秩序发挥重要作用,使明清社会处于一段比较稳定的时期。明清时代为强化统治,加强对户籍控制,建立世医制度。在元代就设有医户,可免除杂役。而明代建立黄册和鱼鳞图册,以粮区为单位绘制鱼鳞图册,即田亩图,状似鱼鳞。黄册记载户籍情况,将百姓按照职业划分籍属,分为民、军、匠三类,民籍除农户外,还分儒、医、阴阳、僧、道、匠等户,沿袭元制,规定各户须子承父业,不得妄自变乱,违者严惩治罪,医户往往父子相传,世代为医。《大明会典》指出,各户"不许妄行变乱,违者治罪,仍从原籍"。规定"若诈冒托考,避重就轻者,杖八十。"①明代严格坚持子袭父业的世医制度,出现很多医户,世代业医,很多成为医学世家,聚徒受业,培养医学人才,促进医学教育的发展,有名望者能入宫廷太医院,以精湛医术受到重视,如明代名医戴思恭,浙江婺州人,数世业医,父、弟均习医,他在明代洪武、建文年间入太医院为御医,医术高明,人称"国朝圣医"。清承明制,继续实行世医制度,民间家传世医比较活跃,造就很多医学名家,并形成不同家学专科,如清代王维德继承家学,以外科疡科著称,一些名医如张志聪、陈修园等聚徒讲学,进行著述,促进民间医学教育发展。

2. 经济繁荣与健康需求

明清时期的经济产生新的成分,小农经济开始发生变化,商品经济出现萌芽并有一定发展,明代中后期出现工场手工业与雇佣劳动,资本主义萌芽发展,手工业技术进步,规模不断扩大,形成行业中心,如苏州的丝质业,松江的棉织业,江西景德镇的制瓷业,芜湖的浆染业,徽州的冶铁、造纸业,湖州的蚕桑业等,清代康乾时期社会稳定经济繁荣,资本主义经济进一步发展,南京、杭州成为丝绸业中心。商品经济发展为医学的发展提供有利的条件。

商品经济发展促进人口流动、集市与交通发展,促进城市的形成与繁荣,从而使医疗保健需求增大。明清时期工商业有很大发展,出现地区性商人与商业集团,如徽商、晋商、粤商等,商业资本活跃,经济联系加强,出现新型市镇与城市的繁荣,人口集中,

---

① 《大明会典》·卷十九:163.

江南王江泾镇明万历三十年间有居民 7 000 家,多织丝绸为业;同期濮院镇居民有万户,多织丝麻为业。

城市的繁荣,与当时最大城市的南京、北京和苏州、杭州、广州发展很快有关。财货云集,交通便利,民物富庶,商业都会发达是对这些城市发展真实写照。繁荣的经济产生较高的健康需求,城市人口的集中与流动,交通的发展,为传染性疾病的传播创造条件,如梅毒、瘟疫的传播,造成灾难性后果,刺激医学家研究,促使医学的进步。同时由于经济收入的提高,城市消费观念的改变,社会医疗保健需求增长,养生保健成为明清时期人们的重要需求,从皇帝王公大臣到民间百姓,孜孜于养生长寿,重视卫生预防疾病,社会与政府的重视需要使医学得到更广阔的发展空间。

明清时期城市经济的繁荣,交通便利,信息传递进步,为医学的交流与发展创造良好的条件。很多医学家集中于城市,拜访名师,考察实际,促进医学思想争鸣,积累与传播医学经验,医学理论与医术更加深化,形成医学流派,产生很多医学著述,如陈司成著《霉疮秘录》、杨济时著《针灸大全》等。医家活动空间扩大,促使医家开阔眼界,广收信息,博采众家,提高医学水平。另外商品经济繁荣中心也成为医疗活动发展中心,江南地区经济繁盛,市镇林立,健康需求旺盛,文化教育普及,人文荟萃,名医辈出,形成很多名医世家,社会声望较高,医学与社会政治、经济、文化密切联系,形成促进医学发展的良性环境,产生大量的医学文献,形成有利于医学发展的社会条件,促使医学与医学文献的丰富发展。

由于科学技术的发展,图书印刷技术进步,图书商业化经济的繁荣,文献整理与考证学的兴盛,各类学科的深入发展,使得明清图书文化事业非常发达,大量的图书应研究与实用、收藏的需要而出版,官府、民间藏书成为社会崇尚,医学书籍刻印收藏受到社会重视。明代徽州刻印大家吴勉学对于医籍刻印贡献很大。吴勉学是明万历年间著名刻书家,安徽歙县人。他藏书极丰,独重医学,广刻医书,获利丰厚,费资 10 万以上,搜古今医籍刻印。吴勉学校刻的医籍有《古今医统正脉全书》、《东垣十书》、《医学六经》、《医说》、《医学原理》、《刘河间伤寒三书》、《巢氏诸病源候论》、《痘疹大全》等,吴勉学自编医著有《师占斋汇聚简便单方》,他编、校刊刻的医著有 112 种之多,[1]校勘严谨,刻印精良,保存大量珍贵的古医著,对中医文献的整理、保存与传播作出很大贡献。

四　社会思潮与中西文化交流

明清之际,西方主要国家正处于从"文艺复兴"向"启蒙运动"的过渡阶段。随着资本主义萌芽以及市民阶层的不断成熟,进入了一个"天崩地裂"的社会转型时期,社会面临着价值冲突,思想家自觉对文化传统及价值观念进行深刻反省和理性批判。明清

---

① 刘小兵. 明代刻书大家吴勉学与中医刻书事业[J]. 中国典籍与文化,1996(3).

之际最显著的社会特征之一就是经世致用思潮的出现,反对空疏的义理,出现一大批提倡经世致用的思想家,主要有陈子龙、徐光启、李贽、方以智、顾炎武、黄宗羲、王夫之等人。他们胸怀救世之心,关心国计民生;读书不尚空谈,重视实用之学,学术宗旨就是"崇实黜虚""废虚求实"。他们或以复兴经学为己任,或探究"切用于世"的学问,倾心于"质测之学"的研究,在学术领域各显风采,抨击理学空疏之弊,提倡经世致用,形成符合时代要求的经世实学派。明清时期以八股取士,明代科举考试以四书、五经文句命题,以程、朱解释为依据,文章格式规定为"八股",知识分子埋首经书追求功名,将知识分子的思想束缚在程朱理学范围。然而科举制毕竟竞争激烈,没有通过科举出仕的知识分子不得不另辟发展方面,不少人选择从医,很多科举失意的知识分子在孝悌观念影响下弃儒就医,如李时珍、徐春甫等;在儒医相通观念下一些经过科举进入仕宦的知识分子也研究医学,有所贡献,如明代王肯堂中进士后不倦钻研医学,著《证治准绳》,成为医学名家。明清时期知识分子进入医学领域,提高医家的文化素质与社会地位,为明清医学研究、医学文献的发展奠定良好的基础。

明清时期,尤其清政府在文化上实行高压政策,制造文字狱,镇压民众反清活动,钳制思想。康熙、雍正、乾隆时期文字狱发生多起,如戴名世《南山集》案、吕留良案等,戮尸灭族,文字狱发展到登峰造极,一片肃杀景象。知识分子更多埋头故纸堆进行考据,整理研究文献,对古代文献训诂、校勘、音韵、辨伪等,形成乾嘉考据学派,考据学实证科学的方法,严谨务实的学风,对于医学文献的整理研究具有很大影响,一些考据学家如戴震、方以智,在医学文献方面也有所成果,如《内经》、《伤寒论》等的注疏研究成就斐然。

明清时期商业经济的发展,打破传统"士农工商"的社会结构,商人与商业由于拥有财富与社会地位,开始受到瞩目,士大夫融商、儒为一体,在社会政治、思想方面出现士、商阶层的诉求表达。明代中后期出现新气象,封建程朱理学衰落,启蒙思想冲破禁锢,体现反专制、倡扬人性的近代民主意识,出现李贽、王夫之、顾炎武、黄宗羲、王守仁等著名思想家,他们提倡经世致用的实学,重视发展工商业,以及科学技术,以求民富国强。明代哲学家王守仁提倡"心学",认为心即是理,以人心与天理相贯通,将社会秩序与人的伦理视为天理,直接为社会生活服务。明代中叶后士大夫倡导"治生",注重以经济力量养家报国,摒弃空谈玄理,明末逸民陈确在《学者以治生为本论》(1656年)所言:"学问之道,无他奇异。有国者守其国,有家者守其家,士守其身,如是而已。所谓身,非一身也。凡父母兄弟妻子之事,皆身以四事。仰事抚育,决不可责之他人。则勤俭治生洵是学人本事。"①出现如顾炎武所言"摒弃明心见性之空言,为修己治人之

① 尚智丛.传教士与西学东渐.太原:山西教育出版社,2008:2-3.

实学"的经世致用思潮,对于明代士大夫思想产生深刻影响。

明清之际中西文化有很多交流,西方传教士的宗教、科学知识的输入,以及科学家对西方科学的介绍,对中国社会是很大冲击,刺激中国人对于科学的探究进展,使明清科学的发展在历代中显示耀眼的辉煌。意大利传教士利玛窦将传播自然科学作为传教手段,翻译《几何原本》、《圜容较义》等书,其他传教士翻译《泰西水法》、《奇器图说》等,传播西方自然科学,西医开始传入中国,中西科学文化在碰撞中互相交流。在与西方传教士的交流接触中,明代一些开明的士绅官吏开始放眼世界,注重对于西学的了解与研究,明代官吏徐光启、李之藻提出"西学补益王化"论,逐渐形成一种社会意识,促进明清之际对西方科学的接纳。李之藻认为西方科学技术可以补益世用,宣称"其与鼓吹休明,观文成化,不无裨益。"徐光启则在《刻几何原本序》中赞扬《几何原本》,"几何原本者,度数之宗,所以穷方圆平直之情,尽规矩准绳之用也……不意古学费绝两千年后,顿获补缀唐虞三代之阙典遗义,其裨益当世,定复不小。"①认为数学天文在宋明逐渐荒废,西方传入的《几何原本》则补充完善数学,深信西方科学技术可以成为中国经世利器。明代中后期中国社会发生很大变化,士大夫视野开阔、胸襟颇广,对于西学持宽容、有益的姿态,对于西学书籍热衷阅读、作序,认为西学能够补益古圣之教,明吏王征在《远西奇器图说录最》序,"学问不问精粗,总期有济于世,亦不问中西,总期不违于天。兹所录者虽属技艺末务,而实有益于民生日用,国家兴作甚急也。倘执玉器之说而鄙之,则尼父系《易》胡为? 又云:'备物制用,亦成器以为天下利,莫大乎圣人。'"②将西学与孔学相提并论,具有教化民众的补益。明代崇祯二年、三年,修订历法,启用传教士汤若望、邓玉涵、罗雅各、龙华民等人,历时 5 年修成《崇祯历书》137 卷,取法西方数学,天文推算采用第谷体系,比较精确,赢得士大夫对西学的敬重,"西学补益王化"论流行,对于西方科学和医学的传播起到重要的促进作用。

清初提出西学中源说,由康熙帝提倡,满清需要西方天文数学制订历法,西医治疗疟疾等疾病,采用西方科技成果为统治服务,同时又要继承中国文化传统,以天朝上国自居。西学中源说是采用西方科技成果的变通说法。安徽历算大家梅文鼎积极阐发西学中源说,他论证"浑盖通宪"是古周髀盖天之学,西法源于回回历法,实质是回历源于西法,他还设想中法西传的途径,是古代畴人子弟因乱世分散到"夷狄"之地传播。虽然大多是穿凿附会,西学中源说在当时士大夫中很有影响力,对于传播西学起到很大作用。

明清时期中外文化交流比较频繁,明代郑和下西洋,促进与东南亚国家的文化交

---

① 李善兰. 几何原本序. 清儒学案卷,176.

② 李之勤. 王征遗. 西安:陕西人民出版社,1987.

流,与日本、朝鲜等东亚国家有诸多文化交流,清代前期、中期与西方有很多文化交流,尤其传教士传播西方文化宗教,促进科学的发展。明清之际西方传教士输入西方宗教、科学知识,传播西方自然科学,中西科学文化在碰撞中互相交流,刺激中国人了解西方,探究科学。

第二节 明清之际西医传播概述

一 明清之际传教士的科学译述

随着 16 世纪航海新航路的开辟,西方工商业经济贸易的发展,西方人渐入东方,扩张开始,天主教随之传入东方。16 世纪中期宗教改革的后果是天主教在西欧、北美势力缩小。为了扩张势力,天主教建立了耶稣会作为传教组织。由于西方的新教势力强大,耶稣会便转向东方发展。明清时期很多耶稣会传教士到中国沿海地区传教,耶稣会传教士远涉重洋来到中国,希望在中国传播天主教,将中国的百姓变成上帝的儿女。传教士大批来华是在明朝万历年间,奠定在中国传教基础的是利玛窦。利玛窦不仅是中国天主教传教事业的奠基者,也是较早把西学介绍到中国的外国人。自利玛窦 1582 年来华到 1773 年耶稣会被解散的近两个世纪中,来华耶稣会传教士达 478 名。这些传教士大多是当时在科学上有素养的地理学家、语言学家以及其他方面的科学家,他们把欧洲文艺复兴时期发展起来的科学文化介绍到中国。在华影响比较大的有:1613 年来华的意大利人艾儒略、1622 年来华的德国人汤若望、1659 年来华的比利时人南怀仁等。传教士来华目的是传教,为了达到这一目的,他们要在中国站稳脚跟,必须取得中国士大夫的信任。传教士发现,注重实用的中国人对西方的科学比对西方的宗教更有兴趣,为了取得信任,他们通过科学手段传教。他们还带来了西方的天文学、数学、地理学、物理学、医学等方面的知识。西方传教士改变策略,以传入西方先进的科技文化为手段来吸引中国士大夫,打动皇帝的好奇心,逐步达到传播天主教的目的。利玛窦为了能够在中国传教,先是用西方的一些奇异珍品吸引地方官员,在地方上安顿下来,于 1601 年 1 月进京,买通宦官马堂,向万历帝进贡,并自称精于数学和机械制造等学科,结果打动了万历帝。利玛窦得到了万历帝的垂青,天主教也在中国获得了合法地位,耶稣会达到了在中国传教的目的,掀起了明末清初以传教士为媒介的西学东渐的潮流。16 世纪末,欧洲传教士开始在中国开拓宗教事业。同时将欧洲科学和技术传入中国,其中,天文学和天文仪器的传入在社会上引起了很大反响。1600 年前后,耶稣会士利玛窦,在肇庆、韶州、南昌、南京等地传教期间,经常在他的住所展示天球仪、地球仪、星盘、象限仪、罗盘、日晷等天文仪器，并以此作为礼物送给当地政府官员。

根据考证，明末在华传教士 25 人，清初耶稣会士 45—50 人，多明各会、圣方济各会传教士 43 人，大多参与西学传播，影响较大的传教士有：利玛窦（1552—1610），意大利人，翻译《几何原本》《测量法义》《同文算指》《圆容较义》等。熊三拔（1575—1620）意大利人，修订《崇祯历书》，著《简平仪说》《表度说》等。《四库全书》载录了传教士 32 种著作，主要是天文、数学、地理等方面。①

在天文学研究成就方面，利玛窦与李之藻合作著述了《浑盖通宪图说》和《乾坤体义》，介绍西方当时的天文学理论如日月食原理、七大行星与地球体积的比较等。徐光启提出修订历法，传教士汤若望等人修成《崇祯历书》。由于保守势力的阻挠，新法未得实施。清初汤若望将新法献给顺治皇帝，得以颁行。后来南怀仁主持皇家天文历法工作，补造了 6 种天文仪器：天体仪、黄道经纬仪、赤道经纬仪、地平纬仪、地平经仪、纪限仪。1629 年起，邓玉函、汤若望、罗雅谷等传教士供职皇家天文机构，为我国的天文学发展做出了不可磨灭的贡献，主要表现在以下几方面：

（1）传播试制欧洲式天文仪器，包括托勒密（Ptolemy）时代的仪器、第谷（Tycho Brache）的仪器和伽利略的望远镜。传教士试制和使用了部分欧式仪器。1669 年、1674 年，耶稣会士南怀仁，为北京观象台主持设计制造了黄道经纬仪、赤道经纬仪、地平经仪、象限仪、纪限仪和天体仪，并刊刻了有关设计图纸和说明书，它们取代了我国的浑仪和简仪等传统仪器，使中国天文仪器的精度达到了空前的水平。南怀仁主要参考了第谷的设计，同时吸收了中国的造型艺术。他将欧洲的机械加工工艺与中国的铸造工艺结合起来，实现了他的设计目的。

在 1713—1715 年，传教士纪理安（Bemard-Kilian St，1655—1720）为观象台添造了一架欧洲风格的地平经纬仪。1745—1754 年，戴进贤（Ignatius Koegler，1680—1746）、刘松（Augusein de Hallerstein，1703—1774）和中国合作者按照乾隆帝的意愿，为观象台制造了一架矶衡抚辰仪。它遵循中国浑仪的结构旧制，采用了南怀仁用过的刻度制、零件结构和制造工艺。1615 年，另一位传教士阳玛诺在《天问略》中向中国人介绍新式望远镜，到了 1618 年（万历四十六年），杰出的耶稣会士邓玉函来华，并随身携来一架新式望远镜，这是传入中国的第一架新式望远镜。1622 年（天启二年）6 月，汤若望来华，也携入新式望远镜。传教士所造仪器与同时期的欧洲产品相比则是落伍的，但在中国历史上是先进的。它们之中的大多数内容对于中国人来说属于新知识，但却未能广泛传播，有些技术仅停留在书本描绘阶段，有些仪器只是御用品，望远

---

① 尚智丛. 传教士与西学东渐. 太原：山西教育出版社，2008：34.

镜也未在天象观测上得到较好的应用。

（2）明末在徐光启、李之藻等人的推动下，开设历局修历，起用西方传教士，组织修订《崇祯历书》和引进西方天文仪器，促使了明清之际的西学东渐。在徐光启等人的支持下，传教士修成《崇祯历书》。为适应清代天文历法采用 360 度制和 60 进位制的需要，著有《灵台仪象志》一书，详细介绍一些天文仪器的制造、安装及使用方法，书末附新测全天星表。1767 年法国耶稣会士蒋友仁向乾隆皇帝献上了他手绘的《坤舆全图》，此图为两半球图，并附有说明，介绍了关于地球及行星运动的最新学说。这些学说包括地球为椭圆体、开普勒关于行星的三大规律、星体公转和自转的概念、宇宙体系的四派学说（托勒密、第谷、玛尔象和哥白尼的体系）。

（3）在数学研究的成就方面，著述丰富，传播西方数学知识主要有笔算、代数学、对数术、几何学、平面、球面三角术、三角函数等，主要数学著作有 20 多部。《几何原本》是利玛窦与徐光启 1603—1607 年间完成，对近现代数学影响深远。《测量法义》是利玛窦与徐光启 1607—1617 年完成，在北京出版。《测量异同》是徐光启在 1617 年北京出版的。《勾股义》是徐光启著，1617 年北京出版。《同文算指》介绍西方笔算，利玛窦、李之藻著，1614 年北京出版。《圆容较义》是利玛窦与李之藻成于 1608 年。《比例规解》是罗雅谷、汤若望译，1631 年进呈皇帝的。《筹算》是罗雅谷、汤若望译，1629 年完成的。《测量全义》是罗雅谷撰译，汤若望订。《方根表》是罗雅谷、汤若望指导监生推算成的。《几何要法》四卷是艾儒略述，瞿式耜笔录，于 1631 年出版。《中西数学图说》十卷，于 1631 年成书。《几何体论》《几何用法》《泰西算要》是孙元化撰写的。《三角算法》、《比例对数表》、《比例四线新表》，清初穆尼阁（波兰人，耶稣会传教士），薛风祚合著，1664 年刊印。[①] 明清时期传教士传播主要西方数学内容，包括欧几里得平面几何学（《几何原本》）、立体几何，平面三角学与球面三角学知识；笔算的十进制记数法、加减乘除运算、笔算开平方、开立方法、方根表、对数、耐普尔算筹制作使用，基本包括西方古典初等数学知识。由于作为传教工具传播数学知识，在系统、完整、先进性方面还有缺陷，数学理论传播比较滞后，当时先进的西方数学如解析几何、数论、微积分等未传入中国。明清之际的数学著作是有系统的研究与传播西方数学，以翻译介绍西方数学为主，结合中国一些天文、历算实际补充解释，大多是译述介绍，研究极少。这也是尝试以西方数学理论说明中国传统数学问题的解法的开始，徐光启以欧氏几何解释《九章》算法的测量诸法是很好代表作。明清之际的西算东传，形成历史上西方数学东渐的高潮。传教士立足传教，士大夫"补益王化"，促成中西文化交流。客观刺激中国数学的发展。清初康熙帝注重西方数学，1690 年传召张诚、白晋等入宫讲西方数

---

① 尚智丛.传教士与西学东渐.太原：山西教育出版社，2008：39-42.

学,梅文鼎、王锡阐、年希尧、明安图等人吸收西方数学,做一定研究工作,所著的《数理精蕴》、《梅氏历算丛书》等书吸取西学的长处,在历算方面取得了一些成就。

物理学研究成就方面,熊三拔的《泰西水法》介绍了先进的机械设计和水利方法,徐光启的《农政全书》中的水利部分大多采自《泰西水法》。此外传教士还向中国引进了西方的钟表,西方的显微镜、千里镜、取火镜等也传到中国。物理学方面,汤若望著有《远镜图说》,论述望远镜的制法及原理,此为西方光学传入中国之始。邓玉函与国人王徵共译《远西奇器图说》,王徵自撰《诸器图说》,介绍西方器物的制作及原理。

在地理学研究成就方面,传教士介绍西方地圆学说和世界舆图的测绘,矫正了中国人天圆地方的观念,开阔了中国人的眼界。利玛窦曾绘成名为《山海舆地图》的世界地图,向士大夫们展示,并把所携《万国图志》作为贡品献给朝廷。他在《天主实义》和《乾坤体义》等书中介绍了地圆说,并把西方经纬度线测绘技术介绍到中国,开中国以科学方法测绘地图的先河。艾儒略著有《职方外纪》,记述海外风土;利类思等著有《西方要纪》,介绍西方国土、风俗、人物、物产及海程远近。1708 年康熙令白晋主持对全国实地勘测,中西学者合作,历时 11 年,测绘完成全国地图——《皇舆全览图》,此图至今仍是全国各种地图的重要根据。

总之明清时期传教士对西方科学的传播,是近代科学在中国的首次大规模的传播,主要是天文历算方面,反映统治者的政治统治需要,以及社会经济生活的发展需求,传播的主体是传教士,传播的内容除宗教,就是西方基础科学知识,由于传教士的局限性,传播的科学内容并未全面地反映当时西方最新的科学成果,传播的方式只是通过口述,以及翻译在中国流传,在译述中存在不少谬误。传播的范围比较小,主要局限在统治者与士大夫知识阶层,平民百姓了解甚少。从传播的内容来看,主要集中在天文历算方面,与中国传统科学中天文历算的发展有关系,也与当时的统治者政治需求有更密切的关系,而西洋医学作为新鲜事物,开始进入中国人的视野,明清之际的西方医学传播书籍较少,水平很浅,主要在人体解剖、西药方面,中国人开始对于西医的初步认识。

二 明清之际传教士的西医译述

明末清初是西方殖民扩张时期,西方很多传教士怀着到东方传播基督教"福音"的信念,不辞劳苦前往传教,并以医药科学为前导,进行医学传教,以医学传播求得在华立足之地,宣扬宗教教义。明末清初来华传教士渐多,其中著名有意大利人利玛窦(M. Ricci)、熊三拔(S. de Ursis),瑞士耶稣会教士邓玉函(J. Terrentius)等,在传播西方科学方面成就卓著。西学译书在中国很早产生,明清时期就有传教士到华翻译西方科技、医学类书籍,明末清初传教士利玛窦、汤若望、南怀仁等在传教的同时,向中国翻译、介绍西学著作,译述西书约 430 多种,其中宗教类 251 种,占 57%,自然科学类 131 种,占 30%,人文类 55 种,占 13%。[①] 早在明清时期天主教传教士来华,传入西方生理解剖学知识。如清初传教士罗雅谷译述《人身图说》、邓玉函《泰西人身说概》、艾儒略著《性学粗述》等,《泰西人身说概》是最早介绍西方人体解剖学专著,经过国人毕拱辰修缮润色,于 1643 年付梓刊印,流传民间。1778 年外域进贡狮子给康熙帝,传教士利类思著《狮子说》,介绍狮子形体、狮子性情、狮子治病等。传教士在行医的同时翻译了多部西医书籍,清代康熙统治时期,西方传教士在中国的医学活动达到高峰,当时来华传教士,如意大利教士鲍仲义(J. Baudino)、罗怀忠(J. Casta)、法国教士樊继训(P. Frapperie)、安泰(E. Roasset)、德国教士罗德先(B. Rhodes)都先后入太医院供职。鲍仲义和安泰充当康熙帝的随身医生,罗德先曾经用药治疗了康熙的心脏病,还为他做过外科手术,切除了唇上的肿瘤,受到康熙帝的重视。

当时传教士对于西医的传播,关于脑与记忆方面,传教士利玛窦著的《西国记法·原本篇》简要讲述了西方的脑的位置结构和功能,人的记忆功能,脑与记忆的关系,书中描述到:"记含有所,在脑囊、盖颅囟后、枕骨下为记含之室。故人追忆所记之事,骤不可得,其手不觉搔脑后,若索物令之出者,虽儿童亦如是。或人脑后有患则多遗忘,……",分析记忆过程中大脑的功能:"人之记含有难有易,有多有寡,有久有暂,何故?盖凡记识必自目耳口鼻四体而入。当其入也,物必有物之象,事必有事之象,均似以印脑。其脑刚柔得宜、丰润完足则受印深而明藏象多而久;其脑反是者,其记亦反是。""如幼稚其脑大柔,譬如水,印之无痕,故难记;如成童其脑稍刚,譬如泥,印之虽有迹,不能常存,故易记亦易忘;至壮年其脑充实,不刚不柔,譬如帛,印之易而迹完具,故易记而难忘;及衰老,其脑干硬大刚,譬如金石,印之难入,入亦不深,故难记,即强记亦易忘。或少壮难于记忆者,若嵌金石,入虽难而久不灭,故记之难,忘之亦不易……博学强记之士,人以石击破其头,伤脑后尽忘其所学,一字不复能记。又有人堕楼者遂忘其亲,知不能复识。"[②]对于人脑的构造和记忆的科学原理做翔实的阐述,传入西方的脑神经学基本知识。

人体生理学方面,意大利传教士艾儒略在《性学粗述》一书中介绍了西方早期的人体生理方面的知识。《性学粗述》1623 年在杭州编译完成,1646 年刻印,介绍元热元湿学说,即现代消化系统的过程,并指出:"胃所化即为百骸所需,百骸各以其火输也;胃化饮食,乃成白色,如乳粥之凝,引入大肠,肠有多脉,吸之至肝,肝因以所吸之精华,化为四液,即肝之第三化也。血成于肝,又分二处,一遍流浑身,以养百体;一至于心,心

---

① 钱存训. 近世译书对中国现代化的影响[J]. 文献,1986(2).

② 朱维铮. 利玛窦中文著译集. 上海:复旦大学出版社,2012:143-144.

有二孔，血先入右孔炼之，次入左孔又细炼之，以成生活之气。此气性热，而亦分之为二，一偕血遍流，使血不凝，一至脑中，又炼而成知觉之气。"①用三化说来阐释食物转化为人体不断消耗的元热元湿的过程，阐明灵魂说。在第四卷中详细地介绍了人的感觉器官，其中对眼称"泪之官"，说："视之具则有三者，目之前后上下有薄膜层层，保护眸子，如城廓然。脑内有二筋通目，而授知觉之气，与其能视之力。其瞳清如水晶，不染一色，故能灼万色。"②艾儒略从觉原、觉力、觉界、觉具、觉由这5个方面对人体五官分别进行了论述，传入西方五官知识。

汤若望著的《主制群征》在人体解剖学的基础上介绍了西方血液的生成、功能和血液循环理论，对于血液的生成和功用做比较详尽的论述。

1800年后来华的英、美传教士医生，把西方医学的最新成果——种痘术，传入中国，对于改善当地人民的医疗状况起到了积极作用。1796年英国医生琴纳在我国人痘接种术的启示下，在1796年发明了牛痘接种术。1805年，英国东印度公司外科医生皮尔逊(A. Pearson)到澳门、广州开展牛痘接种，并编印介绍牛痘接种术的书《牛痘奇法》(全称为《英吉利国新出种痘奇书》)，牛痘术传入我国。皮尔逊在澳门开展了牛痘接种，并雇佣了中国人邱熺等在广东各地推广，邱熺后来独立开办了自己的种痘诊所，在当地颇有名望。

西方的医事制度有所传输，艾儒略在《西方答问》和《职方外纪》二书中阐述了医学的重要性，艾儒略说必须先学医学和哲学6年，"然后随师日观所诊之脉、所定之方、所试之效，而始令其得与参选也。考非精熟，领主司之命者，不得擅医人。"③阐述西方医学人才教育选拔的原则与规范要求。艾儒略在《职方外纪》对西方的医院设施做了介绍说："又有病院，大城多数十所。有中下院处中下人；有大人院处贵人。凡贵人羁旅，若使客偶值患病，则入此院。院倍美于常屋，所需药物悉有主者掌之，预备名医，日与病者诊视，疾愈而去。"④介绍西医医院的制度规范，与中医有很大不同。南怀仁在《西方要记》叙述，当时按病人的不同，西方已经有养病院、传染病院和残疾病院的区分。

虽然西方传教士试图利用医学作为传教手段，然而事实上西方医学传播的社会影响远胜于宗教，不过当时传入中国的西方医学，还是以基础医学为主，无论是在基础理论还是在临床实践方面都没有取得显著的成就。

---

① 艾儒略.性学粗述.卷三.影印本.//钟鸣旦,杜鼎克.耶稣会罗马档案馆明清天主教文献：177-180.

② 方豪.中国天主教史人物传.上册.北京：中华书局,1973：196.

③ 方豪.中西交通史.上海：上海人民出版,2012：813.

④ 职方外纪校释.北京：中华书局,1996：71.

三　康熙帝与西医传输

康熙帝是清王朝比较有为的帝王,富有宏才大略,是清代杰出的政治家,由于他的支持,促进西医的东传。他天资聪颖,胸襟恢宏,不仅对于汉族文化接纳,而且对西方科学持开放态度,倾心学习,他与西方传教士关系密切,对于西方科学有浓厚兴趣,而且在数学、天文方面很有造诣。康熙帝对当时传入中国的西方医学很感兴趣,他向传教士垂询医学知识,据法国传教士张诚记载:"皇上还传旨向我们垂询某些关于医药的问题,他问到烧伤药,以便他能够知道这些药在欧洲是怎样使用的,用在身体的那一部分,以及防治什么病症等等。"[①]康熙帝对西药的认识看重,源于传教士用西药"金鸡纳"(奎宁)治愈疟疾。康熙帝三十二年(1693 年),他患了疟疾,久治不愈,正当御医感到束手无策时,适逢法国传教士

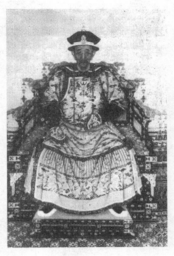

康熙帝朝服像

洪若翰、刘应入京闻知,献上西药"金鸡纳",康熙帝服后痊愈,曾给予重赏,赐广安门内广厦一所。此后康熙帝认为"金鸡纳"是奇药,并把它作为"御制圣药"赐给患疟疾的大臣施用,以示恩宠。为了推广西药,康熙帝恩准在清宫中开设实验室,供西方传教士制西药之用。樊国梁《燕京开教略》对此事有生动的记载:"次年(康熙三十二年)皇上偶染疟疾,洪若翰、刘应进金鸡纳。张诚、白晋又进他味西药,皇上以未达药性,派四大臣试验,先令患疟者服之,皆愈。四大臣自服少许,亦觉无害,遂奏请皇上进用,不日疾瘁。洪若翰日记曰:'皇上疟瘁后,欲酬西士忠爱,于降生后一千六百九十三年洋历七月初四日,召吾等规见,特于皇城西安门内赐广厦一所。'"[②]后来康熙帝还赐银建盖大堂,并为院内"救世堂"亲题"万有真原"的匾额,和"无始无终先作形声真主宰,宜仁宜义幸昭拯济大权衡"的对联。院内特准建观象台一座,供教士研究天文和藏书之用。此后康熙又用西医(教士)罗德先、安泰治愈了心悸症和唇瘤,成为康熙帝的御用医生。康熙帝病愈后,认为金鸡纳确为治疟良药,便加以推广,赏赐臣下。康熙四十四年(1705 年)春天,他在第五次南巡时,就曾随身携带金鸡纳,并以此药赐给宠臣。康熙五十一年(1712 年),曹雪芹的祖父曹寅因感受风寒成病,曹寅对亲家李煦说:"我病时来时去,医生用药不能见效,必得主子圣药救我。但我儿子年小,今若打发他求主子

---

①　闻性真.康熙的医学与养生之道[J]//张诚.张诚日记.

②　樊国梁.燕京开教略.中篇.1905 版(清光绪三十一年):37.

去,目下我身边又无看视之人,求你替我启奏,如同我自己一样。若得赐药,则尚可起死回生,实蒙天恩再造。"①曹寅所说的"主子圣药"就是指金鸡纳霜(奎宁)而言。7月18日,李煦立即派人去北京向康熙帝转报曹寅的请求。康熙帝见到李煦奏折,便派人把药用马星夜送去,但是曹寅不及见到,一命呜呼。

康熙帝对于传教士传播的自然科学、医学很有兴趣,在内廷讲授近代科学与医学。1687年法国耶稣会传教士洪若翰、李明、白晋、张诚、刘应等到中国浙江,康熙帝传几人到宫内修订历法,讲授西学,介绍西方医学。1690年,白晋、张诚编写20余篇关于西方医学的材料,介绍西洋医学,用图例向康熙帝说明血液循环、消化、营养的机理,康熙帝将其与汉文医书对照,颇以为然。康熙帝乃令在宫内建立化学实验室,按照西法制药。白晋、张诚查阅法国皇家的《皇室药典》,译成满文,制作药丸、膏等西药,康熙帝多次观看制药,服用金鸡纳霜治疗疟疾。康熙帝曾用强制力推广种痘,他曾说,"国初,人多畏出痘。至肤得种痘方,诸子女及尔等子女皆以种痘得无恙。今边外四十九旗及喀尔喀诸藩,俱命种痘。凡种痘皆得善愈。尝记初种时年老人尚以为怪。朕坚意为之,遂全此千万人之生者,岂偶然耶。"②当时清初天花流行,推行种痘,对于引进西医,维护民众健康具有积极意义。

康熙帝比较重视西医研究,令人翻译西方的《人体解剖学》一著,17世纪初,明末传教士瑞士人邓玉函的《泰西人身说概》和意大利人罗雅各、龙华民的《人身图说》及法国人皮理的《人体解剖学》等书相继传入中国,都比较系统地介绍了人体生理构造。康熙帝认为不够深入,康熙三十七年(1698年)法国传教士巴多明来到中国,康熙帝教他学习满、汉语,并教他将法国人皮理的《人体解剖学》译成满文,"身体上虽任何微小部分,必须详加翻译,不可有缺,朕所以不惮麻烦,命卿等详译此书者,缘此书一出,必大有造福于社会,人之生命,或可挽救不少。"③巴多明、白晋借鉴法国解剖学家韦内尔、法国医生戴尼的著作,编写解剖学讲义,附有大量插图。这部解剖学的翻译著述工作历时达

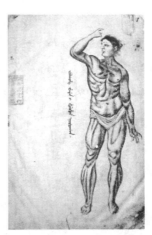

康熙满文《人体解剖学》插图

5年之久,其后巴多明又用汉文译出两部,把人体描绘成图文并茂的著作,称为《按血液循环理论及戴尼新发现而编成的人体解剖学》,翻译成汉文,藏于文渊阁、畅春园及

---

①　闻性真.康熙的医学与养生之道[J].故宫博物院刊,1981(3).
②　闻性真.康熙的医学与养生之道[J]//爱新觉罗·玄烨.庭训格言,光绪二十三年版.
③　汪茂和.康熙皇帝与自然科学[J]//后慈末雄.康熙大帝与路易十四.

热河避暑山庄。由于当时提倡礼教的社会环境,男女授受不亲,这些人体解剖学著作没有能够在中国出版,康熙帝只是藏于宫内供他浏览。这些人体解剖学的译本束之高阁,藏之深宫,令人叹息。

总之康熙帝时期,对于西方科学开放求学,使得很多传教士将西方科学传输到中国,医学也是如此,在他的支持提倡下,西医药在中国有所引进,人体解剖等近代医学知识得以传入,开近代西医学传播的先河。

第三节 《泰西人身说概》的著述及影响

明清之际传入中国的西方医学,最早传入并引起反响的首推解剖学,《泰西人身说概》与《人身图说》是当时比较有影响的传教士关于人体解剖学方面的著述。

明清之际西方医学传播中影响最大的是解剖学,《泰西人身说概》是传播较早很有影响的解剖学著述,这部书分上下两卷。卷上分骨部、脆骨部、肯筋部、肉块筋部、皮部、膏油部、肉细筋部、络部、脉部、血部。卷下分总觉司,附录利西泰记法五则,目司、耳司、鼻司、舌司、四体觉司以及行动言语。卷下采用的是问答体,与卷上不同。首次比较详细介绍西方人体解剖学,是当时西医传播的主要成果。

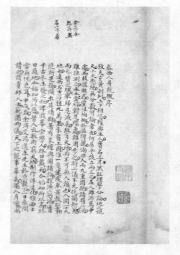

《泰西人身说概》

《泰西人身说概》的作者一般认为是瑞士人邓玉函(1576—1630),他博学多才,精通多国文字,长于医学、数学、天文的研究,是传教医生。他颇有文艺复兴时期的大家风范,与著名物理学家伽利略、天文学家布鲁诺是好友,1618 年与罗雅阁等 20 多人来华传教,到澳门,解剖日本神父的尸体。约 1622—1623 年,邓玉函为避教难,居太仆寺卿李之藻家,由他口述,文士笔录,译成《人身说》,后到北京主持修历法,1630 年病逝。该书的修缮者是毕拱辰,万历进士,做过知县,性情正直,仕途坎坷,喜欢著述,1634 年在结交汤若望时得到《人身说》的遗稿,见其文字俚鄙,为其修改润色,改名为《泰西人身说概》,在序中称闻邓玉函口述时,记录者为粗疏伺史,"恨其笔俚而不能挈作者之华,语窒而不能达作者之意……为其通其隔碍,理其纷乱,文其鄙陋,凡十分之五,而先生本来面目宛而俱在也。"①因此可见,《泰西人身说概》应是 3 人完成,邓玉函口述,李之藻家记录者,毕拱辰文理润色,故该书 1643 年刊印时,刊本书影注明"邓玉函口述,毕拱辰润定",流传极少。

《泰西人身说概》的版本流传,主要为 5 种,包括康熙帝旧抄本,乾隆旧抄本,张荫麟抄本,燕京大学对张荫麟抄本,徐家汇藏书楼从燕京大学的抄本。主要藏于中国中医研究院、北京大学图书馆。此外中国国家图书馆还有清抄本,有名家题跋。以上抄本与《人身图说》合订。此外有新竹清华大学黄一农教授(中国台湾省)从法国国家图书馆影印抄本,无《人身图说》,北京大学医学史研究中心藏有抄本,1950 年根据叶企孙藏抄本转抄,《泰西人身说概》与《人身图说》各二册装订。② 从版本流传来看,时间从清初到民国跨度较大,主要是抄本,流传范围有限,鉴于明清刻书非常兴盛,医书更是广受刻印,《泰西人身说概》没有被刻印流传到社会,其缘由一是《泰西人身说概》与《人身图说》描绘的人体,在当时有碍社会风俗礼教,明清时期隆礼重刑,注重强调男女之防,对女性更表彰贞烈,因此《泰西人身说概》与《人身图说》中生动的人体描绘被认为有伤社会风化;其二是中西医不同体系观念的冲突,因而没有在社会上广泛流传。

关于《泰西人身说概》的内容,目前学界认为是介绍西方解剖学知识,受到维萨留的人体解剖学体系影响。维萨留是比利时解剖学家,人体解剖学的奠基者,于 1538 年出版《解剖记录》一书,此后他在翻译古罗马医学大师盖伦医学经典著作中发现很多错误,所记述的尸体解剖适用于动物,1543 年维萨留发表《人体之构造》(De corporis Humani Fadrica),纠正盖伦的错误,阐述全新的人体知识,在社会上引起强烈反响。邓玉函与当时科学家保持着联系,他著述《泰西人身说概》在维萨留《人体之构造》发表之后,并解剖过人体,有实践经验,因此他的著述是在当时反映人体解剖学的基本知识。《泰西人身说概》的内容主要分为人体的骨部、筋部、皮部、肉部、络部、脉部、血部,骨部详细介绍骨的数量、部位、性质与功能,分析了骨骼的构造与功用,全身骸骨具体数目等;筋部分言肯筋(韧带)与肉骨筋,属于运动系统。肉部与皮部着重于肌肉系统的分析,涉及肌肉的生理、机能、数目与功用、脂肪皮表皮淋巴结等。络部、脉部、血部,则属于循环系统,络即静脉,脉即动脉,涉及静脉的根干枝叶、静脉种类门静脉、上大静脉动脉的生理组织与循环。卷下总觉司及利西泰记法都属于神经系统。③ 总觉司论述脑是中枢,以及大脑、小脑的划分和脑血管的功能,附录利西泰记法摘录利玛窦《西国记法》中关于记忆原理与方法的有关章节,目司阐述视觉原理,涉及视神经、水晶体

① 毕拱辰.泰西人身说概序.北京大学图书馆抄本.

② 牛亚华.《泰西人身说概》与《人身图说》研究[J].自然科学史,2006(1).

③ 邹振环.《泰西人身说概》最早传入的西洋人体解剖学著作[J].编辑学刊,1994(3).

等眼部解剖;耳司阐述听觉原理,涉及耳部生理解剖,舌司、鼻司讲述味觉、嗅觉原理,四体觉司阐述人对于冷、热、疼的原理,"言语"阐述人的发声原理,人与动物发声的区别,"行动"阐述人的四体运用原理。总之《泰西人身说概》包含人体解剖的循环系统、感觉系统、神经系统、运动系统等内容,论述比较详尽,但是缺乏人体内脏的解剖内容,并不完整。这一缺憾由《人身图说》弥补,二者结合,形成比较完全的人体解剖学知识体系。根据医史学者的研究,《泰西人身说概》反映当时西方的人体解剖学基础知识水平,包括盖伦的学说,也吸取维萨留的部分观点,在体系上将系统解剖与局部解剖结合,受到维萨留关于人体解剖体系的影响,对后世影响较大。

《人身图说》是人体解剖著述,与《泰西人身说概》是姊妹篇,二者结合形成较完整的人体解剖学著述。《人身图说》为意大利传教士罗雅谷译述,意大利人龙华民、瑞士人邓玉函校订。罗雅谷 1622 年到澳门,后到山西传教,1630 年与汤若望被召到北京参与修历,1638 年在北京去世。龙华民也是来华传教士,在广东传教,后到北京,因教案被逐出,后被征参与制炮,在北京去世。《人身图说》分两部分,前半部分阐述胸、腹部位的解剖生理,后半部分是人体五脏解剖图,配有文字说明,约有 21 幅。《人身图说》有清抄本、钞本,燕京大学藏本与《泰西人身说概》合订,它与《泰西人身说概》合在一起,二者互相补充,互相联系。

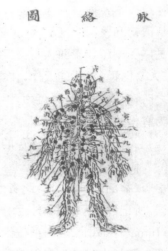

《人身图说》脉络图
(北京大学图书馆)

《人身图说》二卷,主要细目有:"论肺,论心包络二条,论心穴,论心上下之口及小鼓之用,论脉络及脉络何以分散,论周身大血络向上分散之诸肢,论周身脉络上行分肢,论筋,论气喉,论食喉,论胃总二条,论大小肠,论肝及下腹大小肠,论胆包,论黄液,论脾,论脉络之源及分散之始下行分肢,论诸筋分散与由来之根下截,论周身大血络,论腰,论男女内外阴并血脉二络,论睾丸曲折之络与激发之络,论大小便、膀胱,论女子子宫、包衣、坏胎、剂络、剂带。下卷为人身图五脏躯壳图形,有血络图、筋络图、脉络图、气喉图,周身骨正面图,周身骨背面图,正面全身图,下腹去外皮之正面、背面图,胃、大小肠、胆图,血脉图,大小便源委图,膀胱外阴图,子宫图,男女分别肢分图。"[①]《人身图说》吸收较多维萨留的人体解剖知识体系,通过图示体现人体生理部位,与《泰西人身说概》结合,基本反映当时 16 世纪西方人体解剖学的基本知识水平。

---

① 张晓.近代汉译西学书目提要.北京:北京大学出版社,2011:542.

第四节　明清之际西医学传播的影响

一　促进中国人对于西方医学的认识

明清之际西医学著述的传播,给当时中国人以全新的知识视野,对于人体、医药、牛痘等卫生防疫,以及西方的医事制度有初步的了解认识,社会出现新的知识体系,开始改变人们的观念行为。利玛窦在《西国记法》讲人脑的位置及记忆功能,当时人比较推重,崇祯朝进士金声说:"人之记性皆在脑中,小儿善忘者,脑未满也;老人健忘者,脑渐空也。"①明末清初著名的中医学者汪昂著的《本草备要》认为:"人之记性,皆在脑中"(《本草备要·辛夷》)。明末清初著名学者方以智受利玛窦的影响,将人的记忆能力归之于脑髓,②反映明清之际士大夫对于西方脑神经学的认识。人体解剖学受到人们的重视,清初刘献廷曾专门研习过《人身图说》及拉丁语,在其《广阳杂记》卷二中据西方解剖学解释李氏变男之理。

二　增进中西医的对话与汇通

传教士对于西医的传播,冲击传统的中医学界,由于当时社会的变革与开放,很多士大夫、医家接纳西方医学知识观点,中西医开始对话,渐趋汇通。传统中医认为脑是属于"心"的范畴,缺乏对脑的结构研究,在功能方面心脑的区分不明确。利玛窦进入中国之前,中国人通常认为人的记忆是由"心"来主导的。因此,"记含有所,在脑囊"的观点对中医来说是完全不同的观点。利玛窦干预人脑与记忆的知识理论,对当时医学界影响很大,为随后的生理解剖学传播奠定了基础,建立中西医对话的先机。

三　开启明清科学革命的先河

当代著名的科学史学者,美国宾夕法尼亚大学的席文(Nathan Sivin)教授认为,耶稣会士带来的科学导致了 18 世纪的中国发生了科学革命,主要在天文学和数学方面,人们的科学观念有了根本性的改变,③耶稣会士在近代欧洲的科学革命过程中起过促进作用。耶稣会士认为救赎灵魂的道路除了敬神修行之外,还要通过学习知识来

①　傅维康.中国医学史.上海:上海中医学院出版社,1990:446.

②　董少新.形神之间——早期西洋医学入华史稿.上海:上海古籍出版社,2008:393.

③　席文.为什么科学革命没有在中国发生——是否没有发生? //王扬宗.中国科学与科学革命:李约瑟难题及其相关问题研究论著选.沈阳:辽宁教育出版社,2002.

实现。他们认为从假设出发，通过数学和逻辑得到的结论，是能够与观察到的现象保持一致的。耶稣会士传播科学，不仅引发了中国天文学和数学的"观念革命"，实际上对中国医学领域也产生了深远的影响，中国的医学发生观念革命，冲击中国传统医学观念。西方科学的传入，使明清之际的知识分子从一种封闭的状态中摆脱出来，突破陈旧保守的思维模式，思想观念发生深刻的变化。

由于明清时期我国社会文化的健全自信，当时人们对于西方医学多持好奇、开放、接纳的姿态，西方解剖学以其科学实证精神对于明清时期的知识界具有一定影响。明末清初的一些学者、医家都对《泰西人身说概》《人身图说》两部著述有所涉猎，方以智对明末传入中国的医学知识，主张吸收其合理内容，以充实我国原有医学，在所著《通雅》一书中论及人体解剖生理，并采用部分西方解剖生理学知识，如脑的功能和血的生成，论述传统医学。医家王宏翰多采西说，于康熙二十七年撰《医学原始》。乾嘉时名医王清任，亲自观察30多具尸体，访验40多年，根据实际观察撰写描绘人体器官，撰成的《医林改错》，据所实睹者绘成脏腑全图，体现科学精神，梁启超《中国近三百年学术史》认为他具有科学实证的精神："饶有科学的精神，诚中国医界极大胆之革命论者。"一批先知开始摈弃传统思想的束缚，对西方医学持开放的姿态，促进医学科学的发展，开始树立科学求实的精神，促进传统医学观念的革命。

表1-1　明清之际传教士著述主要医学书籍

出版年份(年)	著作者	著　作	著作的内容	版　本	备　注
1595	利玛窦	西国记法	脑与记忆		
1623	艾儒略	性学粗述	消化、五官	闽天主堂刻本	8卷
1643	邓玉函	泰西人身说概	人体解剖	清抄本	2卷
	罗雅谷	人身图说	人体解剖	钞本	2卷
1618	熊三拔	药露说	西药制法	抄本	1卷
	汤若望	主制群征	血液循环	抄本	
1805	皮尔逊	牛痘奇法	种痘法	抄本	

第二章

晚清传教士的西医传播

第一节　晚清传教士科学著述概况

一　晚清时期的科学认识及科技传播

　　科学传播是运用媒介对科技知识、科技制度等的宣传,科技传播的内容,可分为科学知识的传播、科学精神的传播、科学方法的传播、各种技能和技艺的传播以及相关的文化、制度传播等等,它受到文化因素的影响。到了近代中国,由于图书事业的发展,尤其是大量西书的译介,科技书籍传播的范围越来越广,速度越来越快,宣传近代科学思想观念。首先,在近代启蒙救亡的时代背景下,科学救国成为一种思潮,当时先进知识分子认为西方富强在于把自然科学作为教育根本,指出学习传播近代科学是强国之本。康有为在《日本书目志》序中认为:"泰西之强,不在军兵炮械之末,而在其士人之学,新法之书,凡一名一器,莫不有学。理则心伦生物,气则化光电重,业则农工商矿,皆以专门之士为之。此其所以开辟地球,横绝宇内也。"①梁启超指出:"今以西人声、光、化、电、矿、工、商诸学与吾中国考据辞章帖括家言相较,其所知之简与繁相去几何……故国家欲自强,以多读西书为本,学子欲自立,以多读西书为功。"②《西学书目表》把西学列于书目最前,康有为《日本书目志》则把"生理门"列为首类,充分体现对西方自然科学的重视。

　　其次,改变传统"重道轻艺"观念,重视西方近代科学基础知识的传播学习,认为近代科学应作为国民基础教育重要部分。徐惟则在《东西学书录》序中指出:"算学一门,先至于微积,继至于合数,已超峰极……是西书中以算学书为最佳……声、光、化、电诸

---

① 蒋贵麟.康南海先生遗著汇刊《日本书目志序》(十一).实业书局印行,62.
② 张静庐.中国近现代出版史料 · 近代初编(1).上海:上海书店出版社,2003:57－58.

书中译半为旧籍，西人凡农、矿、工、医等学，每得新法必列报章，专其艺者分类译报，积久成帙，以饷学者，最为有益。以为国民教学之前导。"①梁启超《西学书目表》序云："西学之属，先虚而后实，盖有形有质之学，皆从无形无质而生也，故算学、重学为首，电、化、声、光、汽等次之，天、地、人(谓全体学)、物(谓动植物学)等次之；医学、图学全属人事，故居末焉。"②因此，在西学书目分类中，算学、重学(物理力学)电学在科技书籍分类前列，重视对基础科学的学习。

再次，西学传播近代的科学方法与科学精神，推重近代科学实证方法与逻辑方法。《东西学书录·序》指出："西政之善曰实事求是，西艺之善曰业精于勤，西人为学在惜物之力……声、光、化、电诸学，非得仪器实验、名师指授不易为功，江浙志士设科学仪器馆于上海，取便诸学，其功甚大。"③开始重视科学实验，重视西方实证方法。康有为总结科学方法，有"实测之法"(实验方法)，"实论法"(归纳法)，虚实法(演绎法)等，并大胆运用科学方法改造解释经籍。西学书目重视自然科学学科介绍，《西学书目答问》每科有小序介绍学科，如"化学者，考察万物之质性，分之而得纯一之原质，合之而成蓄变之品汇，与格致之事相参，格致其功，化学其用，一则顺物之性以深入，一则毁物之性以显出，事异而理无殊也。"④《日本书目志》分十五类，每类有小序介绍学科，认为生理学是"物理学之源，心灵学之本，由此以入哲学，则四通六辟小大精粗其运无乎不在也"，是"人道之本，治学之始"，⑤故列为首类。近代西学对自然科学的介绍，起到开启民智、改变国人观念的作用，使人们树立科学观念，破除迷信，开始冲破儒家思想的藩篱，向近代科学民主观念发展，具有启蒙意义。

二　晚清西方科技书籍译述书目概况

近代西学传入中国，译书是输入西学的重要方面。晚清以来，西方近代科学文化通过译书传输到中国，译书传播西方近代科学技术，改变了中国传统的学术结构，冲击了中国的传统文化，形成了中西文化的融合。西方译书在中国很早产生，明清时期就有传教士到华翻译西方科技、医学类书籍。明末清初传教士利玛窦、汤若望、南怀仁等在传教的同时，向中国翻译、介绍西学著作，译述西书约430多种，其中宗教类251种，占57%，自然科学类131种，占30%，人文类55种，占13%。⑥ 鸦片战争后很多西方

① 王韬,顾燮光. 近代译书目. 北京：北京图书馆出版社,2003：27.
② 梁启超. 饮冰室合集文集. 北京：中华书局,2003：1124.
③ 王韬,顾燮光. 近代译书目. 北京：北京图书馆出版社,2003：32.
④ 熊月之. 晚清新学书目提要. 上海：上海书店出版社, 2007：592.
⑤ 沈云龙. 康南海文集. 日本书目志序. 中国近代史料丛刊. 第八十辑. 台北：文海出版社,1966：487.
⑥ 钱存训. 近世译书对中国现代化的影响[J]. 文献,1986(2).

传教士来华传教,西方教会在华建立了大量的出版印刷翻译机构,出版各种书刊,加强西学传播,翻译大量西方自然科学、历史地理、宗教、社会等书籍,晚清时期西学在中国传播很快,西学译书不断增加,内容广泛,近代科技书籍占很大分量。据研究者统计,1860—1900 年 40 年间,共出版各种西书 555 种,其中自然科学 162 种,占总数的 29%,应用科学 225 种,占总数的 41%,两者合计 387 种,占总数的 70%,而社会科学只有 123 种,占总数的 22%,其他 45 种,占总数的 8%。① 科学书籍日益受到重视。

晚清洋务运动时期洋务派组织译书机构与人员,在"中学为体,西学为用"的思想指导下,翻译了大量自然科学方面的书籍。从 1860 年到 1894 年,译述自然科学,如数学、天文学、物理学、化学、医学等基础科学书籍;以及与工业制造有关的冶炼、造船、军械等应用科学书籍,反映当时人们对西学的认识停留在"师夷长技"的器物层面。从 1895 年甲午战争到 1911 年辛亥革命,这一阶段传入的西学,除自然科学外,社会科学日益增多起来,徐惟则 1899 年出版的《东西学书目》收书目 537 种,其中自然科学 387 种,社会科学 126 种,报章 21 种,自然科学占 75.12%,社会科学占 24.18%。《译书经眼录》收 1900 年至 1904 年所译书目 491 部,其中自然科学 164 部,占总数的 33.14%,社会科学 327 部,占总数的 66.16%。② 政治、法律、教育类社科书籍的译书明显增多,反映中国社会对于西学认识的深入变化,从自然科学转向社会科学如政治、教育、文化等方面。

近代译书内容广、数量多、译者众,反映出近代中国人对西方科学文化由浅入深,由表及里的认识过程。近代译书的主体在 19 世纪 90 年代前主要是传教士,中国学者如李善兰、徐寿、华蘅芳等人也曾与传教士合作翻译过不少西书,对西学的传播作出过重要贡献。19 世纪后期曾接触过西方文化、对西学有相当了解的知识分子,如严复、梁启超、章太炎、蔡元培、马君武、黄遵宪、王国维、丁福保、林纾等成为译述的主体。近代译书的机构著名的是由英国传教士韦廉臣、李提摩太等人主持的广学会。40 多年中仅编译出版的书籍就达 2 000 多种。洋务运动兴起后,洋务派创办了一些洋务学堂、译书机构,如同文馆、江南制造局的翻译馆,译述大量西方科技书籍。清末民初一些出版机构,如上海墨海书馆,翻译出版大量西方科技书籍,出版《科学手册》、《中西通书》等综合性书籍,在传播西学中具有重要地位。民初的民营出版机构发展起来,1916 年有 24 家,影响大的有商务印书馆与中华书局,编译出版大量高水平的西学书籍。近代译书,尤其是自然科学方面译书的大量出现,传播数学、物理、化学、天文、动植物学、医学近代科学知识,近代西医的输入,主要得益于近代医学译书,对近代西医在中国的

① 熊月之.西学东渐与晚清社会.上海:上海人民出版社,1994:11-12.
② 龚书铎.晚清西学约议.//龚书铎.近代中国与文化抉择.长沙:湖南人民出版社,1993:79-80.

传播发展影响至深。洋务运动时期科学翻译成为主流,江南制造局翻译馆出版自然科学书籍 105 种。洋务时期译述应用与自然科学书籍 387 种,有不少是高水平的西方科学名著,如《谈天》、《代数学》等。戊戌时期到 20 世纪初年,科学翻译发生变化,新知识分子成为主体,科技书籍翻译重视科学方法、科学学说与科学态度等方面,层次更广,教科书、学术著作、科学普及书籍颇为丰富,进化论被介绍到中国,影响很大。

晚清时期科技书籍著述、翻译很兴盛,自然科学书籍占书目很大比重,晚清西学书目对近代科学译书进行全面的著录,使人们能够通过书目了解西方科技书籍的情况,反映当时中国科技文献达到的水平。《增版东西学书目》与《译书经眼录》的图书著录就涵盖 1904 年前的西书,包括 1904 年前译述的应用科学与自然科学书籍,《译书经眼录》收译书 533 种,自然科学约占 68 种。徐惟则《东西学书录》记载 560 种西学书籍,《增版东西学书录》又增加 347 种书籍,其中译述自然科学书籍 318 种,并著录利玛窦等东西人旧译著书,赵惟熙《西学书目答问》收录西学书籍 372 种,其中科技书籍有 151 种。梁启超《西学书目表》著录西学书籍 357 种,其中著录自然科学书籍 130 种。康有为《日本书目志》,收书 7 780 种,记载自然科学书籍 760 余种。另有魏允公编《江南制造局译书目录》,该目录收书百余种,主要以应用科学与自然科学的基础科学书籍为多。《科学书目提要》1903 年王景沂撰,著录图书 300 余种。各种科技书籍的传播,对于国人了解西方科技、广开视野具有积极作用。

由于近代著述的科学书籍的丰富,自然科学各科的分类开始细化,从当时西学书目中得到反映。晚清西学书目依据近代科学思想的指导,根据西方各学科的情况,确定相应的分类体系,西学书目按照近代知识分类,分为自然科学、实业技术、史志、政法、宗教、文艺小说等类,将科学技术作为重要类目,主要西学书目的分类如下:

徐惟则《东西学书录》分 31 类:

史志、政治法律、学校、交涉、兵制、农政、矿务、工艺、商务、船政、格致总、算学、重学、力学、电学、化学、声学、光学、气学、天文、地学、全体学、人体解剖、动植物学、医学、图学、理学、动学、宗教、游记、报章、议论、杂著。

顾燮光《译书经眼录》分 25 类:

史志、法政、学校、交涉、兵制、农政、矿务、工艺、商务、船政、理化、象数、地理、全体学、博物学、理学、测绘、哲理、宗教、体操、游记、报章、议论、杂志、小说。

康有为《日本书目志》分 15 门类:

生理、理学、宗教、图史、政治、法律、农业、工业、商业、教育、文学、文字语言、美术、小说、兵学。

梁启超《西学书目表》分西学、西政、杂类 3 大类,每类设具体小类:

西学:算学、重学、电学、化学、声学、光学、汽学、天学、地学、全体学、动植物学、医学、图学。

西政：史志、官制、学制、法律、农政、矿政、工政、商政、兵政、船政。

杂类：游记、报章、格致总、西人议论之书、无可归类之书。

从以上分类可见，科技书籍的地位很高，以格致、算学之书为主，科技作为富强之术受到充分重视，西学书目对科技书籍的分类依据标准基本按照近代科学的学科分类，分有总论类，即"格致总"或"格致学"，总论自然科学，分科细致，分论自然科学包括数学、化学、声、光、电、力学、医学、动植物学等，技术类有农、工、商、矿等，分类比较科学合理。自然科学的学科性质有比较细致的体现，如徐惟则《东西学书录》算学类书籍又细分为数学、形学、代数、三角、曲线、微积、算器诸类等，顾燮光《译书经眼录》的全体学类分为人体、心理、生理类等，细类的划分，有利于读者深入了解科学书籍的概况。

晚清西学书目著录西方自然科学书籍范围广泛，内容丰富，学科齐全，著录范围包括基础学科以及应用工程技术等学科，几乎涵盖近代自然科学各学科。西学书目著录科学书籍比较新进，层次既有启蒙类教科书基础书籍，也有专业性强的理论书籍，应用技术书籍、图谱等。西学书目著录近代科技书籍，反映近代西方科技发展的基本水平。

西学书目著录方法多样，从图书著录格式来看，西学书目主要包括书名、卷数、册数、译著者、内容提要、类序，又有书的本数、价目、及识语，例如《东西学书录》对书的提要简介，如"电学须知一卷，《格致须知》三集本，一册，英傅兰雅著，书凡六章，略论电，摩电气，吸铁气，化电气以及发电诸器之利用，皆取浅近不及深奥，虽简略，颇多新理。"[1]《日本书目志》著录格式比较简明扼要，如："进化原理，一册，伊泽修二译，六角五分；生物学，一册，三好学著，二角五分。"[2]《西学书目表》采用的著录项有七个之多，包括圈识、书名、撰译年代、撰译人、刻印处、本数、价值、识语等，如："《笔算数学》（光绪元年）狄考文、邹立文，益智书会本，三本，一元，用俗语教学童甚便，惟习问太繁"[3]等。西学书目著录科技书籍丰富，起到介绍科技图书，促进西学传布的作用。

晚清西学书目与传统书目分类既具有联系，又有区别。传统书目采用四部分类法，科技书籍记录在子部"方技"类，地位不高，西学书目按照学科知识分类，把科技书籍列在重要地位，梁启超的《西学书目表》将西书分为"西学""西政"和"杂类"，解决了科学、政治、经济图书的分类问题，孙星衍的《孙氏祠堂书目》废除四部分类而采用十二分类法；清末徐树兰著《古越藏书楼书目》更进一步采用中西合一的图书分类，设立学部、政部两大类，兼收中西书籍，设立学政 2 部 48 类 332 子目的分类体系，对近代图书

①　熊月之.晚清新学书目提要.上海：上海书店出版社，2007：104.
②　蒋贵麟.康南海先生遗著汇刊《日本书目志·农工商总序》.十一.实业书局，62.
③　夏晓虹.饮冰室合集（集外文）.下册.北京：北京大学出版社，2005：1122.

分类学的发展具有一定的作用。综上可见,晚清西学引入,逐步深化,形成完整西学知识体系。西学书目摒弃传统书目经史子集四部分类法,按照知识的性质分门别类,整合编排近代知识,构建近代知识分类体系,开始形成自然科学、社会科学、综合性图书的近代知识分类体系的雏形,突出自然科学的地位,体现近代科学理性与人文主义精神,对于国人了解并传播西方科学具有重要作用。

西学书目汇录科技译书,具有很高的史料价值。西学书目著录大量西方自然科学书籍,书目普遍编有提要和识语,对译书的著者、译者、出版者常有记载和评论,对其学术成就也有说明,通过书目可以窥见当时近代科技知识传布概况,认识近代科技文献状况,构建近代自然科学学科知识体系。近代科学传播,科学翻译起很大作用,明末清初,西方传教士来华与中国士绅进行科技文献翻译,利玛窦、汤若望与徐光启、李之藻等合作翻译《几何原本》、《数理精蕴》等自然科学书籍130余种,介绍初步自然科学知识。洋务运动时期科学翻译成为主流,江南制造局翻译出版自然科学西书105种。洋务时期译述应用与自然科学书籍387种,有不少是高水平的西方科学名著,如《谈天》、《代数学》等。戊戌时期到20世纪初年,科学翻译发生变化,新知识分子成为主体,科技书籍翻译重视科学方法、科学学说与科学态度等方面,层次更广,教科书、学术著作、科学普及书籍颇为丰富,影响很大。晚清西学书目对近代科学译书进行全面的著录,使人们能够通过书目了解西方科技书籍的情况,一些西学书目对科技书籍撰有详尽的提要,记载书籍的章节内容与适用性,如《译书经眼录》载:"化学一卷,商务印书馆洋装本,一册。美史砥尔著,中西译社译,谢鸿赍鉴定,书凡三章,一曰总论,言化学各原质,热光消化比例,物体组织、有机、无机之别;二曰无机化学,则言非金类、贵金各质之原理;三曰有机化学,则言生物各质之作用;四结论、五问题,将全书前三章编为问题以便教科之用,卷首另附教授要言、化学原质简要表,分列原质旧名号元重考得之,期以便学者考证。据译例言,原书订正后出版数十次,美国学塾重之,此译系正编,另有附卷,分实验方针、定性分析、举要名目表三类,尚未译刊。综观本书,力去艰深以求简要,故所言颇明晰易晓,洵中学教科化学之善本也。"[①]在宣传西学,指导国人学习西方科学技术方面确实起到积极的推动作用。

西学书目在传播西学的同时,也促进近代书籍、尤其是科技专科目录书的产生发展。近代最早的科技专科目录是《农务要书简明目录》,由傅兰雅口译,王树善笔述,于1896年出版,是我国近代第一部西学科技专科目录。所收书皆欧、美、日等各国农业方面专著。其分类按纽约图书馆分类法,分为三大类:泥土学、植物学、动物学。每大类又分为4小类,计12个小类:化学、水利、耕耙、粪壅、种田、种菜、种果、种花、牲畜、

---

① 王韬,顾燮光.近代译书目.北京:北京图书馆出版社,2003:530.

禽鸟、虫豸、鱼蛤,后附杂事。每种书著录书名、著者、内容简介、标明每书价钱、附注项标明有无附图及页数,该目录总计收书 216 种。另外丁福保《算学书目提要》(1899年)、冯澄《算学考初编》都是具有近代特色的专科科技书目,丁福保的《算学书目提要》三卷是任学堂算学教习时所编,书目共分三类:中算类、西算类、中西算总类,中西兼收是其编制的重要特点。清末著名科学家华蘅芳对此书目评价颇高,作序称其择言简要,持论平允,附记刊误,尤为切实,为学习像数之学的必备工具书。

西学书目促进国人了解西方先进的科学技术,西学目录反映了第二次外国文化大输入期间译著的基本情况,是研究近代学术史、翻译史与科技史的宝贵史料。晚清西学书目著录大量近代科技书籍,并进行科学的分类,对于指导国人阅读近代科技书籍,传播近代科技知识,改变国人的观念,起到重要作用。

第二节　晚清传教士西医著述概况

"西学东渐"是影响中国近代社会转型的重要因素。西医作为西方先进科学,它在中国的传播不仅变革中国卫生医疗体制,还改变了国人的思想观念与生活方式。从近代中国历史发展进程来看,西方医学在华传播比较顺利的,最终为中国社会各界所普遍接受,并从 20 世纪初开始,取代中国本土传统医学,成为中国现代医学的主体。在西医传播中,西医书籍译述发挥很大作用。近代西医书籍的译述传播,早期主要是西方传教士翻译大量西医书籍,后期主要是中国人译述,主要是从日文翻译过来,对于系统传播西医知识,转变国人观念,促使西医学科产生发展具有重要作用。

一　近代传教士西医学译著

19 世纪以来,来华医学传教士积极从事翻译和编著医学著作,为近代西医的东传做出了重要贡献。鸦片战争后,中国教会医院由沿海进入内地,发展迅速。早在 1835年广州就有了传教士建立的第一所眼科医院,1838 年"中国医学传教协会"在广州组成。广州眼科医局是当时规模最大、影响最大的教会医院,在沿海通商口岸发展很快,促进西医学书籍的出版传播。传教士医生在我国开办医院,建立医学校的同时,开始翻译西方医学著作,系统介绍西方医学知识。

最初译述传播西医学书籍,是来华的外国传教士,代表人物是英国人合信、傅兰雅、美国人嘉约翰等。合信是英国皇家外科学会会员,在澳门、香港、广州从事传教与医疗活动。1857 年合信到上海设立仁济医院,编译介绍西医学基础理论与临床治疗经验的书籍,计有《全体新论》《西医略论》《内科新说》《妇婴新说》《博物新编》（生物学），后人将以上 5 种书合编，统称《合信氏西医五种》，是系统的近代西医学启蒙书籍，当时多种西学书目均收录，丁福保认为，"如合信氏西医五种，其说虽旧，而于全体、内科、外科、妇科，已粗备大略。"①认为是西医学输入中国的起点，对我国医学界、知识界影响很深。英国人傅兰雅 1865 年参加上海制造局翻译馆工作，翻译医药书籍有《儒门医学》三卷、《西药大成》十卷、《西药大成补编》六卷、《通物电光》（X 射线）四卷、《法律医学》二十四卷、《化学卫生论》、《药品中西名目表》、《身体须知》、《英国洗冤录》、《药理总考》、《临阵伤科要览》等十几种医学著作。美国人嘉约翰 1854 年到广州任博济医院院长，设立医塾培养西医人才，翻译西医书籍，嘉约翰在 1859—1886 年间编译出版了以临床医学为主的 20 余种西医书籍，主要有《论发热和疝》《化学初阶》四卷《西药略释》四卷《药物学手册》《绷带术概要》《救溺法》《皮肤病手册》《症候学》《梅毒论》《内科阐微》一卷《花柳指迷》一卷《割炎全书》七卷《卫生要旨》一卷《体用十章》《妇科精蕴图说》五册《眼病论说》《外科手术手册》《炎症论说》《发热论说》《各种器官疾病论说》《内科理论与实践手术》《卫生论说》《生理手册》《内科全书》等，刊印《病症名目》和《西药名目》。英国人德贞翻译《西医学杂论》《西医举隅》《英国官药方》《全体通考》《全体功用》《西医汇抄》《医学词汇》等书，编撰《生理基础》《生理学》《药物及治疗学》《中英病名词汇》《格雷氏解剖学》等。此外中国人赵元益与他人合译书籍有《眼科撮要》六册《内科理法》二十二卷《水师保身法》一卷《保全生命论》一卷。高季良译《内科学》《药物学》，汪有龄译《学校卫生学》等。西方传教士及中国人翻译、编著大量西医医学理论、基础医学和临床治疗等方面的书籍，从 1899 年前至 1904 年，医学译著共计 110 余种，对于西医的传播产生很大的影响。

近代来华的传教士介绍西医学著述较多，西方卫生类书籍传播较少，传教士英国人傅兰雅曾任江南制造总局专职翻译，编印《格致汇编》，参加益智书会工作，他翻译大量医学书籍，其中翻译卫生学系列书籍，具有很高的价值。他的译著《化学卫生论》出版于 1850 年，翻译了英国化学家真斯腾原著的《日用化学》，并较早以"卫生"冠名，讲述日常生活中的化学现象与知识，空气、饮水、土壤、粮食等，及工业发展引起的环境污染等，1890 年再版，从化学的角度研究呼吸、饮食、抽烟等与人体健康的关系，认为有利于保护生命，立足于个体的养生健康，不是严格意义上的近代卫生学著作。此后傅兰雅译著系列西方卫生著作《孩童卫生编》《幼童卫生编》《初学卫生编》《居宅卫生论》等，还翻译有《延年益寿论》《治心免病法》等，书中主要论述饮食、呼吸、居宅、心理卫生与健康等内容，成为当时较全面重要的近代卫生学著作。此外美国人嘉约翰译著

---

① 陈邦贤.中国医学史.民国丛书.北京：商务印书馆,1947：191.

《卫生要旨》，是比较完整的近代卫生学著作。民国初年，传教士办的中华博医会出版很多医学书籍，其中有《公众卫生学》《陆军卫生提要》等书籍，系统介绍西方近代卫生知识。一些传教士通过其他渠道出版卫生类书籍进行宣传教育，如都格通过卫生教育联合会出版《卫生图说》。

传教士关于卫生学著述的介绍，系统介绍西方卫生知识，内容比较丰富新颖，传播近代卫生学，由此开始改变近代中国人的卫生观念，梁启超在《读西学书法》认为近代卫生应为中国人所讲究："中国人数之众甲于大地，然欧洲近三十年间，户口骤增，中国则自嘉庆以来，即号四万万众，至今百年，其数如昔，固由水旱兵劫之所致，抑亦养生之道未尽，夭折者多也。西人近以格致之理，推乎养生所应得之事，饮食、居处，事事讲求。近译如《卫生要旨》《化学卫生论》《居宅卫生论》《幼童卫生论》等书，凡自爱之君子，不可以不讲也。"①当时人们开始注重引进西方近代卫生学的知识观念，并将其为保国强种的救亡主题相联系，使得近代卫生科学的传播与实践具有更广的社会价值意义。

二　近代传教士西医译著成就特色

近代传教士的西医译著成就很大，梁启超说："西人教会所译者，医学类为多，由教士多业医也……"②1905 年中华博医会专门成立编译委员会，医学译著及出版更加统一有序。从 1910 年到 1913 年，中华博医会出版西医书籍 22 种，到 1932 年与中华医学会合并时，中华博医会翻译出版的医药书籍约有 60 余种之多。这些著作绝大多数都是由医学传教士编译，有医学字典、基础医学、药物与治疗学、诊断学书籍及各科用书、卫生学、法医及伦理、救护及通俗用书等。与前期译著相比，后期译著日益组织化、系统化，质量超过了前期译著。

医学传教士译述的西医学著作内容丰富全面，大多是当时西方医学最新著作的翻译或编译，基本涵盖西医的基本理论与治疗方法等，理论性与实践性很强。早期译著在文字上比较粗糙，各书所用医学名词不一致。合信在《全体新论》书中一方面说脑是"主宰觉悟之司"，另一方面却又说脑是"灵魂所用之机"。此外有些传教士为传教的需要在著作中掺入了宗教的内容，具有浓厚的宗教色彩，如合信的《全体新论》中多次出现"上帝""造物主"等字眼。传教士译述的西医学领域，早期主要集中在比较实用的外科以及与之有关的解剖、生理学，其次为内科、医药等，比较实用，在医学理论上涉及较少，早期出版的中文医书，存在许多不足之处，编译者彼此之间缺少联系，中文名词的

①　梁启超. 读西学书法. // 张品兴. 梁启超全集. 北京：北京出版社，1999.
②　梁启超. 西学书目表序例. 时务报馆代印本，4.

统一与准确完全没有保证。至于内容过时,概念错误,更是常见。后期涉及卫生学、诊断学、法医等方面的内容,译述出版综合医典等工具书,由此可以说这些著作比较全面系统,能够反映西医学的基本全貌。中华医学会会长俞凤宾 1916 年曾提出:"西方医生不论多么博学,在翻译方面是有很大困难的,在很多方面,他们只能依靠助手(常常是非医药人员),这些人在这工作上,并不具备应有的高标准。"①

医学传教士是西医翻译、编著的一支重要力量,在中西医学文化交流中占有重要地位。近代医学传教士译著的医学著作虽然存在着一些问题,但是这些著作在客观上对于中国人学习和接受近代西医,促进近代中国医疗事业的发展具有积极的作用。

第三节　传教士西医著述个案研究

一　合信《西医五种》及影响价值

1. 合信生平及在华医学活动

合信(Benjamin Hobson,1816—1873)是近代西医传播的重要人物,1816 年出生于英国北安普敦郡的威弗德,他曾毕业于伦敦大学医科,后成为英国伦敦传教会的传教医生,擅长外科,是英国皇家外科学会的成员。当时部分西方人到中国传教,以医术作为传教的媒介。英国人马礼逊 1807 年到澳门从事新教传教活动,同时作为告急医师开展医疗活动,1912 年他与东印度公司助理医生李文斯顿在澳门开设一家诊所,开始有系统为中国人做医疗服务,借此扩展传教。马礼逊施洗不少教徒,他任命华人牧师梁发,写作《劝世良言》布道书影响很大,成为太平天国洪秀全创立拜上帝教的重要来源。此后陆续有传教士兼医师到中国进行传教与医疗活动,二者互相促进。1839年合信受伦敦会委派到中国,在澳门与香港伦敦传道会做医生。他在澳门协助威廉·洛克哈特(William Lockhart,1811—1896)从事医务工作,1840 年 8 月接替洛克哈特掌管澳门的传道医院。容闳《西学东渐记》记载,他少年时曾在澳门跟随合信在医院工作,终日"椎臼丁丁,制膏药丸散",经合信介绍去马礼逊学堂。1843 年 6 月合信来到香港掌理香港医院院务,有两位医生协助,分别是"明登"号舰军医塔克医生和殖民地外科医生迪尔。根据记载,总督每年给予医院 300 元,支付由警方带来的伤员和令人厌恶的疾病造成的治疗费用。牧师负责管理房产和监督医院财政。医疗工作由塔克

---

① 王吉民,伍连德. 中国医史. 1935.

和迪尔医生照料。1845 年,合信因妻子病重返回英国,在抵达英国后不久妻子病逝。1847 年合信续娶小马礼逊(R. Morrison)之女为妻,很快偕夫人返回香港。是年底,合信辞去教士医学会的布道之职,由伦敦会派往广州行医和传教。1848 年合信在广州西关外金利埠开设了惠爱医馆,当时基督教传道士周励堂等在惠爱医馆工作。合信在广州行医口碑很好,根据当时学者王韬回忆,合信"为人谦逊和蔼,严谨默肫笃,有古君子风。"惠爱医馆则"几乎其门为市,户限为穿,于是合信氏之名,遂遍粤东人氏之口。"①1850 年惠爱医馆全年病人有 25 497 名。在此期间与陈修堂共同撰译了《全体新论》,声名更震。1857 年,第二次鸦片战争爆发,民众基于义愤,惠爱医馆被焚毁,合信结束广州的医务,到香港,后避走上海,接替洛克哈特主持伦敦会在上海的仁济医馆。在此期间,同管嗣复合译有《西医略论》《妇婴新说》和《内科新说》3 本。1859 年,除其长子留在上海,合信全家取道香港返回英国。1873 年合信因病去世。

合信对于西医传播到中国的最大贡献,是把一些重要的西医学书籍翻译成中文,并且都出版和再版,长时期成为唯一可用的西医教科书,影响很大。1865 年嘉约翰医生评价他:"荣誉应该归于他,是他第一个使得这广大帝国的学者和医生们有机会接触到解剖学、生理学和治疗学的实际,而疾病的合理诊治是建立在这些学问的基础上的。他译出的书印成 5 卷,不仅在中国,而且在日本很受欢迎,受到聪明学者们高度评价。"②

2. 合信西医学翻译著述

合信主要贡献是译著西医著作。合信在华期间,先后在广州和上海译著了六部介绍西洋医学或有关的书籍。即 1851 年的《全体新论》、1855 年出版的《博物新编》、1857 年出版的《西医略论》和 1858 年出版的《内科新说》、《妇婴新说》流行甚广,通称《西医五种》或《合信五种》。合信著作的出版,开拓了中国医学界人员的眼界,传播了西方解剖学、生理学、药学等知识,促进了近代中国西医教育与西医人才的培养。

(1)《全体新论》及其价值影响。《全体新论》原名《解剖学和生理学大纲》,合信著,是近代第一部把哈维以后的西方解剖生理学系统地介绍来中国的中文医书。③ 该书序提出修撰此书的目的是为了阐述明确人体脏腑,以明确病原、治疗方法。他认为:"凡天下之物,莫不有理。惟理有未穷,即知有不尽。若能穷理有据,则不论何人言之皆当信之。盖人同此心而心同此理,固不得异其人而并异其理也。予来粤有年,施医

---

① 刘泽生. 合信的《全体新论》与广东士林[J]. 广东史志,1999(1): 54 - 55.
② [美]嘉惠霖,琼斯;沈正邦,译. 博济医院百年. 广州:广东人民出版社,2009: 96.
③ 陈万成.《全体新论》插图来源的再考察——兼说晚清医疗教育的一段中印因缘[J].自然科学史研究,2011(3).

之暇,时习华文,每见中土医书所载,骨肉脏腑经络多不知其体用,辄为掩卷叹息。夫医学一道,工夫甚巨,关系非轻,不知部位者即不知病源,不知病源者即不明治法。不明治法,而用平常之药犹属不致大害,若捕风捉影,以药试病,将有不忍言者矣。然以中华大国,能者固不乏人,而庸医碌碌,唯利是图者亦指不胜屈。深为惜之。予自弱冠业医,于人身脏腑部位历经剖骸看验,故一切体用倍悉其详。近得华友陈修堂相助,乃集西国医谱,参互考订,复将铰连骨骼及纸塑人形,与之商榷定论,删烦撮要,译述成书,颜曰《全体新论》。形真理确,庶几补医学之未备。若以为矜奇立异之说,则非予之素志也。是为序。"①集中当时西医医书、图谱。

《全体新论》共有 39 论,综合了当时许多英文的解剖学和生理学的原著并加以归纳和阐释,向当时的中国人提供了新颖的解剖学和生理学知识。《全体新论》有全身骨体论、身体略论、面骨论、脊骨肋骨论、手骨论、足骨论、屑骨盘论、肌肉功用论、脑为全体之主论、眼官部位论、眼官妙用论、耳官妙用论、手鼻口官论、血脉管回血管论、血脉运行论等 39 论,图 200 余幅。《全体新论》是一部详尽的生理解剖书籍,详细介绍了各种人体骨骼、韧带和肌肉,阐述人体骨骼、脏腑、肌肉、脑与五官的功用,描述了脑髓脊髓和神经系统及各种感觉器官、泌尿器官、生殖器官,重点描述人体心脏和肺部,对各内脏都有说明和图解,并对身体组织结构有短评。其中,最令人注目的书中 200 余幅插图,生动逼真,比较形象,能够帮助读者明白书中阐述的部位。合信在《全体新论》中介绍西方新的科学知识,如哈维血液循环学说,用显微镜看肌肉组织,人脑比动物脑重量更大、更发达等,对于当时中国人来说都是新异的医学科学知识,比之前的《人身图说》《泰西人身说概》来说内容更加详尽,知识更加新颖,绘图更精确,远超前人,流行广泛。

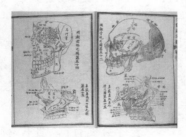
《全体新论》人体图

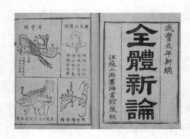
《全体新论》

《全体新论》出版后引起重视,受到中国社会与官府的支持褒扬,加强在中国的传播流行。当时中国人对于人体生理知识缺乏,《全体新论》图文并茂介绍人体生理解剖

① 王扬宗. 近代科学在中国的传播. 上. 济南:山东教育出版社,2003:261.

知识,反映世界医学新知识,受到知识分子与士大夫阶层的瞩目。1853 年两广总督叶名琛为《全体新论》做"赞"进行赞誉,认为其绘图精密,医理详尽,对于中医望、闻、问、切四诊有很大帮助,赞曰:"泰西合信氏著《全体新论》,绘图最为详明,首列全体,次分列各体,计图二百七十有一,粤东金利埠惠爱医局有石刻本,余因按原式分刻八幅,列之坐右,以便省览,且资持赠,欲究心医理者,晓然于内外隐显之本源,实足为望、闻、问、切之辅助云尔。系以赞曰:万灵备具,细验全身,中边分析,表里详陈,由形识性,似妄实真,图称创见,术逊仁人。"①尽管是将《全体新论》作为中医的辅助物来推荐,但是由于总督的官威,《全体新论》在社会的推重流行比较一般西医书籍要高得多。1857 年《全体新论》在上海再版,合信在再版序言中兴奋提到叶名琛对此书的喜爱推动传布,称"粤东制府封君叶公,取《全体新论》图,分列八幅,刊于两广督府,并翻刻全书,广为传布,盖中土上士大夫皆知为有用之书。"②在社会上士林中引起很大影响,促进《全体新论》的广泛传播。

《全体新论》在全国的广泛流传,与广东一些士大夫与商人有密切关系。广州的潘仕成与谭莹是促成《全体新论》刻印传播的重要人物。潘仕成(1803—1873)亦官亦商,是著名的"海山仙馆"主人,他与传教医生伯驾等人有友好交情,热心推广牛痘,对于西方医学比较热衷,1816 年潘仕成出重金刻印《海山仙馆丛书》,由广东著名学者谭莹校订,收录多种西洋名著,《全体新论》被他收录其中,由于两人声名很大,《全体新论》身价上扬,持续畅销。

潘仕成做弁语云:"医家自东垣李氏之书出,罗谦甫传其学于江浙,是为南医;自丹溪朱氏之书出,刘光厚传其学于关陇,是为北医;几如禅门之有南北二宗,画苑之有南北二派矣。追朝鲜国阳平君许浚《宝鉴》一书行于中土,于是又有东医之名。盖其书有可传,不以僻陋在夷而外之也。西域人运思灵巧,好语精微,其天文算法诸书久为中国所收录,而医学独未之前闻。嘉庆初,西洋医士以彼国种痘之法传之华人,近复来广州设药局,为人疗病,是东医外,不妨又称'西医'矣。"

《全体新论》者,西医合信氏所著。"彼国有患奇疾而死者,必剖视脏腑,以穷其故,历试诸药以求其方,故其言当有可取。其书略如宋王惟一铜人图之例,第言全体之本,然而不及治病之法。盖起废疾针膏肓亦不过还其全体之本然。知其本然,自可研精究思以求治病之法也。书中自创新论,未必全无所见。唯与《灵枢》、《素问》故相刺谬者,适足以成其为偏隅之学、一家之言耳。如谓勇决非由于胆大,不知古书所记,亦由剖视而知,岂彼国之剖视可据而中土之剖视皆不足据耶? 至其论精血由某处达某处,胚胎

① 赵璞珊. 合信《西医五种》及在华影响[J]. 近代史研究,1991(2).

② 刘泽生. 合信的《全体新论》与广东士林[J]. 广东史志,1999(1):54 - 55.

在何时作何状,又岂剖视已死之人所能见其运动,考其时日者耶?此皆故作龃龉,言之过当者。惟其人能读中土之书,能识雅训之字,似非尽出无稽。虽在彼不过曰想当然耳,而在我亦何妨姑妄听之。由此书而牖启其心思,触悟其治法,未必非医家之一助也。因采以入丛书,并略论其得失,以弁其首。"①

博济医院院长嘉约翰把《全体新论》作为医学基础教材,受到当时西医教育学堂的推重。1886年孙中山就学习过《全体新论》。1891年康有为在广州讲学,做《桂学答问》指导读书门径,就把《全体新论》列为应读的西学书籍,《全体新论》在当时知识分子中影响很大,已经超出西医学的范围,成为西学传入中国的名著,是中国人了解西学的重要书籍。此后诸多西学书目,都把《全体新论》列在其中。

合信译述西医著作过程中,中国人陈修堂、周励堂起到重要作用。陈修堂是广东南海人,是合信的中文助手,通中医,对于西医有兴趣。他们就文体、中英文名词对照、解剖部位等进行详细讨论,合信制作模型如"纸塑人形""铰连骨骼"等,使陈修堂能够理解解剖道理,达到形真理确的目的。陈修堂有较好的理解力,并能用中医名词表达书中的解剖部位。如人体的循环部位,现代西医称离开心脏的血管为动脉,能搏动,色鲜红,书中以血脉管、养血管表示动脉。导血回心脏的血管,现代西医称静脉,无搏动,含氧量低,书中以回血管称之。联系动脉与静脉的血管,现代西医称毛细血管,书中称微丝血管,全书文字流畅,可读性强,通俗易懂,与陈修堂的医学素养与文字功底有密切关系。书中几百副图是周励堂所绘制,他当时20余岁,是信奉基督教的青年,有一定医学基础,在惠爱医馆工作,受到合信的器重,所描绘的图使得《全体新论》增色。该书再版多次,长期作为教科书,对于中国人全面系统了解西医的人体解剖学,进行西医教育具有重要影响。

(2)合信西医治疗等方面的译述

《西医略论》是合信与管嗣复合译的,书中论述常见病治疗技术方法,其中外科手术记载尤详,有上海仁济医馆本。《西医略论》1857年编译出版,分三部分,阐明外科教育的意义,记述了外科的操作技术,并附图解,介绍西医治疗技术,实用性较强,出版后影响较大,被认为是合信氏全部译著中较好的一部。上卷包括医学总论、中西医学论、审证论、食物论、药物论、致病原由论、脓疮论、溃疮论、炎症论、汤火伤论、外伤论等17论。中卷包括交节症、骨证论、折断骨总论、诸骨折断论脱骨论、脑部炎证论、头脑伤论、脊髓病论、眼症论、耳鼻口舌等症、肚腹外伤、胸部外伤、乳症、肛门症、溺器症、肾囊症、急救症治、戒鸦片烟瘾论等19论,下卷包括论药物,包括丸药门、膏药门、药水门、药散门、药酒药油等六门。附有生理病理手术图、器械图400余幅。卷下附有醉仙

---

① 王扬宗.近代科学在中国的传播.上.济南:山东教育出版社,2003:262.

桃、罂粟花、斑蝥、儿茶、金鸡纳图等 10 余幅。书中"医学总论"称:"余曾考究人身体用,著有《全体新论》一卷,未及方药治法,兹特增作一书,论审证施治之法,乃选泰西各国医学,历经考验有据,可与中国参互并用者译述成书。"①该书是对《全体新论》的补充,《全体新论》述解剖生理,《西医略论》则重在论述常见病的治疗。

《内科新说》(1858)是合信与管嗣复同撰,署"英国医士合信氏著,江宁管茂才同撰",是合信取当时西方医学书籍,通过管茂才的笔录而撰成,合信序称:"《内科新说》所论审证用药之法,皆取欧罗巴医书,择其要义,译以唐文",分为上、下两卷,上卷专论内科病症,总论病源及治法、论饮食消化之理,血运行论、医理杂述炎证论、血证论、水证论、热证论、发黄证论、疟证论、头痛、癫狂、心病证论、肺病证论等 26 论;下卷专论药物,记述西医药剂,包括补剂、补火之剂、小儿暖胃之剂、补喉之剂、补胃之剂、收敛之剂、发表之剂、泻剂、微利之剂、利小便之剂、止痛之剂、去痰之剂、润皮之剂、暖皮之法、去毒气之法,与中医宣、通、泻、轻、重、滑、涩、燥湿 10 剂,有相似之处,记载金石草木以及动物药外,也有化学类药物,如磺强水,认为有不少中国药物如龙骨、虎骨、犀牛角、象牙、象皮、蟾酥、蚕兑、龟板、鳖甲等并无药用,强调西医药比较中医药更为合理,对于某些疾病的治疗经验作了介绍,还对许多药物阐明了用途和调配原则,并附《英中医学名辞字汇》,便于阅读。是一本最早介绍西方药学的专著。②

《妇婴新说》出版于 1858 年上海仁济医馆,是论述妇产和儿科治疗医学。全书分上下两卷,共 33 章,总论月经病症、子宫精珠论、妊娠胚胎论、辨行胎法论、男女不生育之故论、分娩之期论、临产时变证论、产后子宫敛缩论、产前后血崩证论、接生之法论、产后证论、乳论、婴儿出生论、小儿初生时病证论、痘证论、水痘、种痘论等 32 论,附骨盘图、子宫内外图、子宫部位图、儿在母腹图等 41 幅图,并对顺产和难产附加图解,详细论述各种妇儿疾患及处理方法等。③ 另附选用方药,包括膏、丸、散、药水、药酒、药油 30 余种。对正确处理各种妇儿疾患作了简要的论述,有临床应用价值。

(3)《博物新编》及科学普及

《博物新编》是一本综合性科技知识的启蒙读物,介绍当时西方一般自然科学知识,包括天文、物理、生物学的一些常识,内容较为粗略,共有 3 集。初集包括热论、光论、地气论、水质论、电气论 5 部分。第二集包括天文略论、昼夜论、地球论、行星论、大洲论、月轮圆缺论等 27 论,第三集包括鸟兽略论、虎类、象类、猴类、犀类论以及骆驼论、胎生鱼论、涉水鸟论、无翼禽论等 16 论。《博物新编》涉及近代早期多门科学知识,

① 赵璞珊. 合信《西医五种》及在华影响[J]. 近代史研究,1991(2).
② 陈新谦. 一本最早介绍西方药学的著作——《内科新说》[J]. 药学通报,1988(3).
③ 余园园. 从《妇婴新说》中医词汇看辞书书证溯源问题[J]. 汉字文化,2012(2).

阐述天体自然现象、天体物理学、动物学等,附录图有百幅,反映了当时西方科学的新进展,对中国当时知识界来说是一部启蒙反馈的科学读物,有利于我国知识界了解西方科学事实。《博物新编》介绍19世纪西方近代化学知识,如养气(氧气)、轻气(氢气),淡气(氮气)、碳气(一氧化碳)等,是中国最早介绍化学知识的书籍,比同文馆出版《格致入门》早13年,江南制造局出版《化学鉴原》早20年。物理学部分介绍热能、蒸汽机、火轮车、风力机、光的用途分类等。王韬认为此书:"言辞意尽,明白晓畅,讲格致之学者,必当由此入门,奉为圭臬。"①当时著名科学家徐寿、华衡芳,都研读此书,并作出有关实验。

陈垣先生曾指出:"夫《博物新编》者,即寻常医学校之物理、化学动植物学也。《全体新论》者,即解剖生理学也。于此不卒业,不足以读内外诸科也。"②因此书词简意尽,流行甚广,虽医学知识略少提及,也被归为《西医五种》之一,对中国近代早期科学家与知识分子产生了很大影响,作为中外科学文化交流著作在西学东渐时期具有重要地位。

合信的译著,后人合编统称为《合信氏医书五种》,震动我国医学界。合信试图对中西医理论进行比较,在其所著《全体新论》(1850)例言中说:"是书文意其与中国医书暗合者间引用数语,其不合者不取混入。"他所著《内科新说》例言中还主张"药剂以中土所产为主,有必须各用而中土所无者间用番药。"他在书中还批评了西药不适宜中国人的说法,并坚信西医理论可为中国人接受。他说:"人同此心,而心同此理,固不得异其人而并异其理也。"③由此可见,合信不仅较为系统地将西方医学介绍到我国,而且还是外籍人最早进行中西医学比较研究的代表。

合信还著《医学英华字释》,是国内已知最早的英汉医学词汇专书,也是近代创立中文医学术语的首次尝试,对后来的西医书籍翻译有重要影响。《医学英华字释》按西医中的不同门类分成十二个部分,各个部分再按照英文音序排列,共收录词条2 043个,其中医学词汇1 829个,出自合信所著医书④。对于近代西医医学词汇的传播与规范具有很大贡献。

3. 合信西医学翻译著述的影响

(1)《西医五种》刻本广为流传。作为19世纪中期全面系统介绍西方医学的知识丛书,《西医五种》刊本颇多,流传比较广泛。《全体新论》惠爱医馆出版,潘仕成《海山

① 邹振环. 合信及其编译的《博物新编》[J]. 上海科技翻译,1989(1).
② 陈垣. 论江督考试医生[J]. 医学卫生报,1908(34).
③ 甄志亚. 中国医学史. 北京:人民卫生出版社,2008:411.
④ 孙琢. 近代医学术语的创立[J]. 自然科学史研究,2010(4).

仙馆丛书》,其他几种书也先后在惠爱医馆上海仁济医馆、墨海书馆几次刊印。坊间亦屡有石印本,在仁济医馆的木刻本中,明确刊有"咸丰元年刊《全体新论》,五年刊《博物新编》,七年刊《西医略论》,八年刊《妇婴新说》,续刊《内科新说》,板片具存上海仁济医馆,如有欲阅者,自备纸墨,就板刷印,悉听其便,本馆分文不取,特白"①字样。日本在1857 年和 1859 年,分别将《全体新论》《西医略论》《妇婴新说》翻刻问世。

（2）比较系统传播西医知识体系,满足人们了解西医知识的需求。合信《西医五种》使得当时中国人认识西医知识体系,并进行研究探讨,促进中西医的汇通。清代著名医家王士雄认为:"近阅惠爱医馆《全体新论》云,世有古今,地分中外,人之形貌各有不同,至脏腑功用,血气运行,无少异焉! 泰西合信氏近著《全体新论》一书,谓脑为主宰,觉悟动作之司,一身之灵在脑,其说较邓氏(《人身说概》作者教士邓玉函)更详。"胡琅表示读《全体新论》后对中医脏腑理论已产生新认识,认为合信所介绍的西方医学,很有启迪意义。清朝陆以湉在 1858 年(咸丰八年)写作的《冷庐医话》中也较早提到了合信医书,评述说:"西国医士合信氏《西医略论》略内症而详外症,其割肉锯骨法皆中国医人所不敢用者,内治之法,亦与中国异,如治疟用信石酒,霍乱用鸦片膏,樟脑滚酒和服,使中国医人用之悖矣。"②反映了合信医书对于中国医生的影响。

合信《西医五种》作为介绍西医的系统读物,影响很大,到 19 世纪 20—30 年代合信医书仍在我国流传,近代医学家张山雷先生 1927 年主持浙江兰溪中医专科学校时,就以合信《全体新论》为学生读物,并撰著《全体新论疏证》一书,1935 年由上海千顷堂出版。以西医理论证以中医理论,并曰:"咸丰初元,英医合信氏行其道于粤东之惠爱医局,撰有《全体新论》一书,南海陈君修堂相为助理,浅显明白,早已风行海内,可补吾国医经之逮,确为治医者不读……兹当第五届预科始业,爱采合信氏原书重录一遍,删其浮词,节其要义,间以己意,疏通而证明之,辞达而已,名曰疏证,以为初学习医入门之一助"。③ 成为学习西医者的基础教科书,在我国医学界有着巨大的影响。

（3）促进中西医的汇通交流

合信《西医五种》不仅系统阐述西医知识理论,由于同撰者有几位中国人,通晓中医,因此撰述内容中具有中医特色,《西医五种》使得很多中国人开始认识西医,一些医家对于合信《西医五种》所述之内容也存在很多不同看法。一般以中西比较或汇通论说为依据,1892 年四川唐宗海(容川)撰《中西汇通医经精义》,认为西医学理论有可取之处,对于包括合信在内的医书统称"西医",以合信医书为主作为讨论问题的对象。

① 赵璞珊.合信《西医五种》及在华影响[J].近代史研究,1991(2).
② 赵璞珊.合信《西医五种》及在华影响[J].近代史研究,1991(2).
③ 赵璞珊.合信《西医五种》及在华影响[J].近代史研究,1991(2).

一些绘图如"血脉图"等,也引自合信医书。认为西医"详形迹而略气化"。1899 年湖南湘乡刘钟衡所著《中西汇参铜人图说》一书,认为中医理论优于西医,"西人详于形迹,而不免略于功用"。书中所绘脏腑图也大多取自合信医书。1933 年我国著名医家张锡纯先生在《重校中西汇通医书五种序》中提出:"西医合信氏所著《西医五种》于人身全体之精微,皆能详考实验纤悉无遗,而竟于脏腑之各有性情,及全身气化斡旋流通,分毫未尝言及,因此知中西医学各有所略,若融会贯通,使之互相补助,于医学必能登峰造极……"①促进我国中西医的汇通发展。

(4) 加强科学普及启蒙教育,促进近代科学发展

合信著作的出版,开阔了中国知识分子的眼界。以《博物新编》而论,该书所载的许多西方科学成就,就为我国知识界所著,清代著名学者俞樾 1865 年介绍《博物新编》记述的电气制炼字画铜版,称:"西人有医士名合信者著《博物新编》,内载有用电气制炼字画铜版之法,其有旧样者,即以白蜡印旧样为模,若作新样者,即以白蜡捻成一版,画工用刀笔画刻山水人物于蜡版上,画成之后,再以黑铅屑薄掺,划痕。"②说明当时知识分子通过合信著作加深对于西方科学的认识了解。合信《博物新编》还促成我国第一艘轮船的建成。清末办理洋务之初,科学家徐寿(1818—1884)、华衡芳(1833—1902)奉曾国藩的命令建造轮船,他们在看到《博物新编》记载的蒸汽机原理后,很感兴趣,按照《博物新编》的图样,制成小样,推求动理,测算汽机,于 1865 年建成 25 吨轮船,长 50 余尺,每小时可行 40 余里,名为"黄鹄"号。由此,反映《博物新编》内容的丰富和实用性。

(5) 促进爱国保种,革新自强。合信《西医五种》不仅传播西医学知识,还成为清末士人提高国民素质,变法自强的重要方面。如 1909 年王问樵主编的《医学丛编》初集刊载何炳元"论中国急宜开医智"一文认为:"欲强国先必强种,欲强种必先讲卫生;欲讲卫生必先明生理;欲明生理必先兴医学,欲兴医学必先开医智……若已译西书,多属紧要,如合信氏《西医五种》,其说虽旧,而于全体、内科、外科、妇科已粗备大略……"③鲁迅先生在 1922 年写的《呐喊》自序中曾提到他当时在"k"学堂(指江南陆师学堂附设的矿务铁路学堂)说:"在这学堂里,我才知道世上还有所谓格致算学地理、历史绘图和体操。生理并不教,但我们却看到些木版的《全体新论》和《化学卫生论》之类了……而且从译出的著述中又知道日本维新是大半发端于西方医学的事实。因为这些幼稚的知识,后来便使我的学籍列在日本一个乡间的医学专门学校里。"④可

① 赵璞珊. 合信《西医五种》及在华影响[J]. 近代史研究,1991(2).
② 俞樾. 春在堂随笔·卷一. 南京:江苏古籍出版社,2000.
③ 赵璞珊. 合信《西医五种》及在华影响[J]. 近代史研究,1991(2).
④ 鲁迅. 呐喊自序. 北京:人民出版社,1973.

见合信医书已经超越单纯介绍医学的意义,被近代有见识之士作为强国、强种、医学救国的手段,具有启蒙与革新的意义。

总之,合信对我国近代科学与医学事业作出贡献的人物,曾在北京同文馆任总教习的美国人丁匙良在《中西闻见录》第十号(刊于1873年)撰文"善士考终"称:"英医合信氏,精于岐黄,道光中传教来华,寓居广州,设局施诊,期以济世,非为谋利也,暇则著书,如《西医略论》《博物新编》《全体新论》,以及《妇婴二科》等书皆出其手,凡读合信氏书者,喜其言简意赅,争购之。咸丰末,以疾移归家居养病,今兹以疾告终……在所谓立德立功立言三不朽者,斯人固兼而有之。"[①]是比较符合历史实际的评价。

表 2-1 合信主要医学著述

出版年份(年)	著 作	语 言	出版地
1851	全体新论	汉文	惠爱医馆刊本
1858	内科新说		惠爱医馆刊本
1858	妇婴新说		惠爱医馆刊本
1857	西医略论		惠爱医馆刊本
1855	博物新编		惠爱医馆刊本
	内外科新说		广州刻本
1858	医学英华字释		上海出版

二 嘉约翰的西医著述传播

1. 嘉约翰生平及医学活动

嘉约翰(John Glasgow Kerr,1824—1901),是美国长老会教徒,最早来中国的传教医生之一,也是较早中国传播西医学的著名教育者、知名医生。1824年11月嘉约翰出生在美国俄亥俄州,从小比较勤奋好学,大学在费城杰弗逊医学院学习,毕业之后当了7年医生,后加入基督教教会。1840年第一次鸦片战争后,由于不平等条约签订,允许外国人到中国传教,基督教各派教会都趁机派人到中国传教,多派懂医道的传教士来华开拓传教。嘉约翰由于条件适合被派往中国,先在澳门行医,再到香港东华医院工作,然后到广州行医传教,走上来华行医、办学、传教、传播西方医学之路。

1854年5月嘉约翰受基督教长老会的派遣到达广州,开始以行医传教,从事医疗传教工作。1901年8月15日,嘉约翰在广州逝世,享年77岁。在中国期间,嘉约翰

---

① 赵璞珊. 合信《西医五种》及在华影响[J]. 近代史研究,1991(2).

1859 年在广州创办了教会医院博济医院,开展医疗活动,建立博济医学校、广东女医学校,并进行西医教育,培养医学人才,著述大量西医学著作。1897 年他在广州建立了第一所精神病医院惠爱医院。多年来,他的医疗活动成效显著,根据不完全统计,"嘉约翰医生诊治的门诊病人达 74 万人次,住院病人达 4 万人次,曾为 4 万 9 千余病人动过外科手术,翻译了 34 部西医西药书籍,培训了 150 名西医人才。"[1]嘉约翰行医 50 年,其中 44 年在中国度过。他的传教行医活动受到当时人们的尊敬,"以他精湛的技艺,辛勤劳作,坚持不懈。他的工作成果惠及远方。除了履行传教医师的职责之外,他还翻译了多部医学教科书,培训和派出百名以上的合格医生……他热情奔放的气质,不知疲倦的刻苦精神,对贡献一生最美好岁月工作深切兴趣。在博爱精神驱使下,他没有把自己局限于专业技术工作,还在教一个班的中国学生。这些人将像酵母一样,在人民中大大扩展知识的传播,包括化学知识,西医外科和药物等。"[2]当时很多中国人对他比较尊敬爱戴。

在广州工作传教与医疗工作,使嘉约翰初步了解中国的医疗状况,嘉约翰认为,中国"病人多数来自贫困阶层,但也有相当数量的上层人士来寻求西医的帮助。我们的医治使许多人解除了痛苦,延长了生命。"他怀着博爱的宗教情怀孜孜不倦救治病人,设立医院,创设西医学校,翻译撰述西医书籍,开始传播实践西医学的历程,获得很大成效。

(1)建立发展博济医院

嘉约翰的生平和所建医院如下图所示。

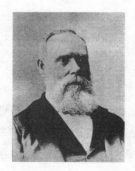

嘉约翰医生,1824—1901 年,医学博士,主管博济医院凡 44 年

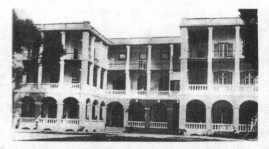

嘉约翰医生和关约翰医生所建造的博济医院楼房,1935 年拆除,在原地建成孙逸仙医学院

嘉约翰 1854 年开始在中国独立行医。之前,他曾到美国传教士伯驾 1835 年在广

① 梁碧莹.嘉约翰与西医学在中国的传播[J].中山大学学报,1996(3).
② [美]嘉惠霖,琼斯;沈正邦,译.博济医院百年.广州:广东人民出版社,2009:110-111.

州创办了广州眼科医院眼科医院工作。1855 年嘉约翰接管眼科医院,1856 年第二次鸦片战争爆发,医院被摧毁。1857 年嘉约翰返回美国修养,进入费城杰斐逊医学院进修,他四处募捐想回广州重建眼科医院。1858 年 12 月嘉约翰同妻子返回广东,并在广州南郊开设了一家医院,就是后来博济医院的前身。此后博济医院不断扩大,并在肇庆、佛山设立诊所,招纳中国医生关韬和黄宽等,医院不断发展,声誉日隆。根据不完全统计,博济医院"1860 年医院有 50 张床位,到 1874 年,床位增加到 120 张,医治的病人包括各个阶层。1875 年,博济医院大约接受了 1 000 个住院病人,此后每年的门诊病人数达到 18 000 人。至 1891 年,博济医院共开设 36 年,统计医治 52 万人,出版了 27 部关于医疗和手术方面的书籍,培养了 100 名助手。"①博济医院在内科、外科方面都很精通,以外科手术闻名,治愈了大量病人,在治疗结石病方面更为出色。1874 年博济医院便成功完成 368 例结石手术,其中 301 例膀胱结石,有 67 例采用碎石术。1875 年完成首例卵巢囊肿切除术,1892 年博济医院报道我国第一例剖宫产,西医医疗技术对于中国产生影响,引起很多中国人改变观念,前往博济医院就医。林乐知主编的《教会新报》记载博济医院医疗的部分情况:"1868 年博济医院清单:本年病人有每日来者 50 636 人,长住院内就医者 1 038 人,用刀针治症者 1 825 人,种牛痘者 671 人。1873 年清单:按广东医院分设四处,乃广东(州)、虎门、波罗、沙南,合共医治男人 15 502 名,女人共 19 751 名。住院就医男人 748 名,女人 357 名。计用刀针者共 1 087 名人,种牛痘之男女小孩共 276 名。"②此外,博济医院还研究梅毒发病率,帮助吸食鸦片者戒烟,进行疾病预防教育,对于广东中国人的健康有很大的帮助。博济医院是中国近代第一所综合性多功能的医院,包括眼科和外科、内科、妇科、儿科、产科等,据博济医院成立 99 周年年报统计,近 100 年间医院共医治病人 200 万余人次,被时人评价为"中国新医学发达的始源",西医的效果开始得到人们认可。博济医院对西医在近代中国的传播具有重要的地位。

(2)建立芳村惠爱医癫院,治疗精神病人

嘉约翰还开展精神病治疗,传播西方精神病预防治疗知识理念。米歇尔·福柯说:"疯狂不是一种自然现象,而是一种文明产物。没有把这种现象说成疯狂并加以迫害的各种文化的历史,就不会有疯狂的历史……其实疯狂本身不变,变的是人对它的认识。"③晚清之际中国社会对"疯癫"概念开始发生转变并认可疯人医院,基于西方现代精神病理论、疯人医院的疗效和中国疯人的特殊处境,嘉约翰怀着悲悯的博爱情

①　王尊旺. 嘉约翰与西医传入[J]. 中华医史杂志,2003(2).
②　林乐知. 教会新报影印本. 台北:华文书局,1968:321 - 3125.
③　[法]米歇尔·福柯;林志明,译. 古典时代疯狂史. 北京:生活·读书·新知三联书店,2005:29.

怀倡导在中国建立疯人院。1872 年嘉约翰在任博济医院院长时,提出要建立精神病专科医院的报告,拯救精神病这一群体,认为可以用于治病与教学。但他的提议并没有得到教会同行和地方政府的认可。1881 年嘉约翰在《西医新报》第 1 期上发表《论医癫狂症》一文,他呼吁中国人应当关注疯癫问题:"凡人怪异之病殊多,为最酷烈难治者莫如癫狂之症,有缓有急,或初起而操刀杀人,或病后而妄言谵语,或哭或笑,其状难以尽述。"介绍美国设立疯人医院的情况。嘉约翰在《万国公报》上先后发表《设立痴癫院略论》《英国收养疯癫的方法》《治疯宜早》等文,公告印度建造疯人院的消息,嘉约翰希望通过宣传使传教士和中国士人了解在中国有建造疯人院的必要。嘉约翰的学生叶芳圃记述了广州疯人医院的筹建经过,1895 年一位在远东传教的医学传教士路过广州,参观博济医院,对嘉约翰的奉献和敬业精神非常佩服。1897 年他给嘉约翰寄来一封信,并附上 3 000 元,声明嘉约翰可以自由支配用于广东的医疗慈善事业。同意使用这笔资金做疯人院的建筑经费。嘉约翰又利用其他渠道募集资金。1892 年嘉约翰开始在广州的芳村买地,准备筹备医院。1897 年医院初步建成,即后来的广州芳村惠爱医癫院,第二年投入使用。1898 年收治了 11 名患者,1899 年收治了 30 名患者。[①] 至嘉约翰去世时,医院先后诊治接待超过 150 位病人。嘉约翰医生善待中国疯病人,并医治他们的疾病,逐渐恢复他们的健康理智,能够过正常人的生活。嘉约翰对疯癫病人进行人道主义医疗,友善地对待他们,努力地帮助无助精神病人,获得到人们广泛的赞誉。在 1900 年夏天,由于北方兴起的"义和团"而引发了广州一场骚乱,有人开出了传教士人头的价码,广州的官吏和百姓都一再声明坚持,不管其他的传教士和传教场所将发生什么动荡,必须保证不能毁坏疯人院,一定要保护嘉约翰医生不受任何打扰。在 1901 年嘉约翰去世之后,医院继续运行,收治患者达数百人。广州成立的惠爱疯人医院是中国第一间专业性质的精神病院,它打破了中国传统的监管疯人的做法,改变了精神病人的待遇,使中国医学界开始关注脑病的研究和治疗,推动了中国精神病学的发展。嘉约翰兴办精神病医院,不仅给中国带来治疗精神疾病的方式,还将西方的人道主义精神、人权理念,介绍传输给中国各阶层,改变着中国人的一些与健康违背的传统文化习俗,嘉约翰在晚年的时候为我国的精神卫生事业的发展作出一定的贡献。

博济、惠爱医院的发展得力于嘉约翰,他是一名出色的医生,精通外科,擅长治疗结石病,"历医各症如砂淋、肉瘤、眼疾、蛊胀等类",人皆"称其神技,众口交推"。[②] 嘉约翰医疗工作非常繁忙,根据 1875 年 7 月 1 日他的工作记载:"摘除白内障手术 2

---

① 陈一鸣.不能忘记的开拓者——记嘉约翰医生与广州惠爱医癫院[J].临床精神医学杂志,2009(5).
② 林乐知.教会新报影印本.台北:华文书局,1968:3083.

例,膀胱切除术 1 例,摘除眼肿瘤 1 例,瘘管手术 1 例,割除包皮 1 例,治疗白内障 1 例,腿部骨坏死移植 1 例。"①据统计嘉约翰在博济医院的门诊病人就达 74 万人次,住院病人达 4 万人次,为 4 万余人做过手术。② 惠爱医院治疗接待的疯癫病人 150 多人。

嘉约翰高超的医技和高尚的品德赢得了人们的尊重。1876 年嘉约翰暂时回国,人们送别的情景颇为感人,"本年二月十七日,先生订期回国,携眷登舟,凡属至交,皆来送别,各会教友,同深(申)依恋不舍之情;学医生徒,均有离别可怜之色,馈以礼物者,济济多人,赠以真容者,纷纷不绝。"③当时人们称道他:"嘉约翰对贫困人们的慈爱,对医疗学生的谆谆教导,以及他译著的大量医学著作,每年医治成千上万的病人,这一切为他赢得了很大的荣誉,即使他不是前 3 名的人选,也是传教医生中最著名的 30 人之一。"④嘉约翰通过医疗技术救治民众,显示西医的技术优势,在西医传入中国过程中具有开拓性的贡献。

（3）建立博济医校,发展医学教育

创办医学教育是西方医学传教士在中国传播西医的一种有效途径。1866 年嘉约翰开设博济医校,是在中国开设最早的西医学校。博济医校招收的主要是教会的学生,也有部分中国的医生,学校最初招收的都是男性。1879 年学校更名为"南华医学校",学制规定为 3 年,并招收女生进校学习,开创了医学学校在中国最早招收女学生的先河。嘉约翰发表《医学教育大纲》一文,提出西医医校教育的目的:"① 为一般民众造就才干学识俱全的中国医生;② 造就教会医院内的医生;③ 造就医学校教员。"⑤其主要目的是为医院培养骨干医务人员,满足医疗需要。博济医校开设了药物学、化学、解剖学、生理学以及外科学、病理学等课程。嘉约翰教授药物学和化学,黄宽教授解剖学、生理学和外科学课程,关韬教授中医课程并指导临床实践,他们力图把基础教育与临床两者结合,培养医学技能型强的人才。博济医校的教育初显成效,1870 年一些学生已经可以在医院单独作外科手术,嘉约翰说有些人"很快就熟练了手术方面的有关方法,他们可以不需要外国医生就能单独为病人解除痛苦。许多医学校的学生已经取得了当地民众的信任。"⑥在嘉约翰的努力下,博济医校培养出了许多中国本土的西医医生,先后培养了 150 多名西医人才,1886 年孙中山先生 20 岁时曾在南华医学

① CADBURY W W, JONES M H. At the point of a lancet-100 years of the canton hospital（1835—1935）, Shanghai：Kelly and Walsh, Limited, 1935：128.

② 顾长声. 传教士与近代中国. 上海：上海人民出版社,1995：282.

③ 林乐知. 万国公报影印本. 台北：华文书局,1968：2462.

④ SCARBOROUGH W. Medical missions. The Chinese Recorder, 1874：141.

⑤ 梁碧莹. 嘉约翰与西医学在中国的传播[J]. 中山大学学报,1996(3).

⑥ CADBURY W W, JONES M H. At the point of a lancet-100 years of the canton hospital（1835—1935）. Shanghai：Kelly and Walsh, Limited, 1935：177.

校学习1年,自述:"以学堂为鼓吹之地,以医学为入世之媒。"①从事革新中国的事业。嘉约翰在中国行医的卓越成就,引起中国人对西方医术的刮目相看,中国人向西方学习医学科学渐成风气,康广仁、孙中山、国学大师陈垣,都曾就读博济医学堂。西医教育模式训练出来的知识分子,善以量化分析、逻辑演绎等科学方法,分析问题,认识世界,这与中国传统教育模式依靠伦理、典籍训诂、文理之辨概括诠释问题大相迥异,有利于反思中国传统文化的不足,产生改良或革命的思想。

博济医校的建立为中国医学的发展做出了重要贡献。但是在当时的历史条件下,由于资源有限,师资不足,缺乏实验室设备以及经费匮乏,医校的发展受到制约。从南华医校毕业的学生在华南医学领域发挥骨干作用,有人开诊所、有人进入学校教学,他们一定程度上影响着华南当时的行医格局,促进华南地区的西医传播。从南华医学校发展可以看出,传教士开设西医院、西医学校,将西医先进的医学理论、医疗技术以及医学教育思想和方法传输到我国,对我国近代医学的发展和医学教育体制的建立,都具有一定的推动作用。1904年南华医校改称华南医学院,1914年该院成立附设护士学校,1917年由广州博医会接管,1930年改由广州岭南大学办,1949年新中国成立后并入广州中山医学院,为中山医科大学的前身。

2. 译述大量西医著作,传播西医

嘉约翰翻译和撰写大量西医著作,翻译更多的西洋医学原著。他先后直接参与编译出多种西医著述,包括医学基础学科和临床医学的各个方面,涉及面很广。在华期间他翻译和写作了34种医学著作,医书内容丰富,涵盖医学的各个方面。主要有:医学基础类,如《化学初阶》《西药略释》《症候学》《卫生要旨》;临床治疗类,如《西医新法》《内科阐微》《内科全书》《割症全书》《眼科撮要》《皮肤新篇》《体用十章》《奇症略述》《种痘捷法》《论发冷小肠疝两症》《救溺水法》《花柳指迷》《裹扎新篇》《绷带术概要》《炎症》等。译著的出版,对当时的中国医学界系统了解西方医学起了很大的作用。

《内科阐微》由嘉约翰口译、林湘东笔录,为当时的中国医学界提供系统的西医内科学知识,是近代中国医学史上论述西医内科学的重要文献之一。在西方医学传到中国以后,国人对西医治疗外科已经基本接受,但在西医治疗内科上仍然心存疑虑。《内科阐微》纠正了当时国人认为西医只精通外科、不长于内科的错误认识。林湘东称该书:"所述诸法,无美不收,无微不阐,其稽核之渊密则毫发无遗,其调治之精妙则纤悉毕具。直于从前名宿外,另辟法门,诚足为医学之津梁,作医科之矩镬也。倘览是书

---

① 黄雯.孙逸仙博士医学院成立史略[J].孙逸仙博士医学院月刊,1938(38).

者,能潜心体认,奉为典型,则于内科一道,确有把握。"嘉约翰在自序中,也说明译书的缘起,"医之为道,死生寄焉,岂易言哉……非平时有实学,将临症无定见。此西医之于内科,所为(谓)无理不穷,无发不备,而较诸外科尤为精细也。予有志于此,因即西国名医无微弗阐者,译为是书,期与内科诸君子相砥砺云尔。"①《教会新报》的编辑者林乐知亦认为在书中:"嘉医士将内症根由逐一著明,无微不至,种种益处,遍传于世。"②《内科阐微》为当时的中国展示系统全面的西医内科学知识。

嘉约翰编译的《皮肤新编》是我国较早而系统的西医皮肤病著作。《博济医院百年》记载由嘉约翰口译,福建莆田林湘东笔述,初版为1873年,《皮肤新编》多次再版,影响很大,光绪二十五年(1894年)《皮肤新编》的再版,名为《医学皮肤新编》,由成都尚古堂印行,反映当时此书流行状况很广。1888年版《皮肤新编》,共128节,附药方,竖排版,共约25 400字。前首为皮肤病诸症论3页,记叙皮肤病解剖、病理、生理、病因,记录图两幅,此书未见,可能第一版有图,增订版略。第一册论皮肤诸症之大端,第1—10节。第二册论皮肤之干症,第12—52节。第三册论皮肤之湿症,第53—73节。第四册论皮肤发脓症,第74—88节。第五册论皮肤浮肿,第89—98节。第六册论皮肤色变,第99—106节。第七册论皮肤之症专向毛发等处而生,第107—119节。第八册论皮肤之症系因疔毒而致大小难症,第120—128节。③《皮肤新编》书中提到的皮肤病名称已经很全面,主要有:汗癣(花斑癣)、湿癞(湿疹)、干癞、痒癣、阴癣(股癣)、鱼鳞癣(银屑病)、牛皮癣(神经性皮炎)、蛇皮癣(鱼鳞病)、风团(荨麻疹)、紫癜风、水蜜癞、大脓包、天泡疮(天疱疮)、大癞头、红酒蜜(酒渣鼻)、铜鼓疗(疖痈)、鸡眼、麻风、疣赘、斑点、鸡屎堆(头癣)、金钱癣(体癣)、疔毒(梅毒)、大沙蹄(象皮腿)等。当时已引进显微镜,用碳养水(氢氧化钠溶液)检查真菌,以皮疹形态、色泽论病。书末附40个药方,包括内外用药、中西药并用,有西药松节油、甘油、鱼肝油、苯甲酸、鸦片、樟脑、橄榄油等,也有取自中医中药的熟石灰、硫黄、硼砂、白(蜂)蜡、猪油、杏仁油、三仙丹、密陀僧、鸡蛋黄等。用白(蜂)蜡、猪油、杏仁油做成软膏基质。④《皮肤新编》为亚洲最早的皮肤病专著,开亚洲皮肤病学及医疗的先河。1849—1879年间汉译西医学著作有9种传入日本,嘉约翰《皮肤新编》1875年由中村直和训、清水卯三郎瑞穗屋刊行,传入日本,是日本吸收西医学的重要渠道,对日本医学的近代化起到催化作用。

嘉约翰编著的《花柳指迷》是中国第一部西医花柳专著。"花柳"一词来源于中国唐朝,诗人李白《流夜郎赠辛判官诗》曰:"昔在长安醉花柳,五侯七贵同杯酒。"首先提

---

① [美]嘉约翰,译;林湘东,笔述.内科阐微序.博济医局,1889.

② 林乐知.教会新报影印本.台北:华文书局,1968:3082-3084.

③ [美]嘉约翰,林湘东.皮肤新编.广州:羊城博济医局,1888.

④ 陈星.中国近代西医学及皮肤花柳病学开拓者嘉约翰及其专著[J].中国皮肤性病学杂志,2014(4).

及"花柳",从此"花柳"就成为妓女或妓院的代名词,在妓女或妓院所传之病,称为花柳病。广州是开放口岸,华洋杂处,因此花柳发病最烈,皮肤花柳科成为广州最早的专科之一,1842年广州教会医院即诊治皮科疾病。据《博济医院百年》记载《花柳指迷》初版为1872年。国内现存《增订花柳指迷》系清光绪二年(1876年)版,嘉约翰辑译,梧城林应祥笔述,东莞尹端模参订,由马振友收藏,是目前发现的孤本。1889年版存国家图书馆。《花柳指迷》记叙的花柳系指梅毒、软下疳、淋病,可能还包括性病性淋巴肉芽肿。1876年版《增订花柳指迷》,林湘东作序,嘉约翰作叙,强调夫妻应忠贞,反对嫖娼。全书正文为20页,约18 000字,共分6章,图17幅,主要为健康人骨图与梅毒病损形态图。书中详述内容为:第一章总论,记述花柳病的病因、病理、症状、预防。第二章硬疳症,相当于一期梅毒。第三章软疳症,即软下疳,分别记述妇人阴病、妊妇生疳、鱼口症。第四章是皮肤各症,相当于二期梅毒,有各形梅毒疹、皮肤溃烂、疤痕、毛发脱落,伤及喉、骨、肝、肾、眼等各种梅毒病状。第五章花柳毒层症,相当于三期梅毒,伤及脑、骨、眼的梅毒病状。治疗梅毒为汞疗法和一般治疗,外用药主要有淡汞水、盐水、石碳酸水、硼酸水、汞黄膏、白药膏、汞红膏、铅霜、金鸡纳霜、银丹、黄连铁酒、鸦片,内服药有金鸡纳霜、黄连铁酒、汞蓝丸、迦路米、锑葡吐药、镁磺养、吗啡或鸦片表散,熏药有红汞磺或汞绿毒药。[①] 近代东西方治疗梅毒普遍采用汞疗法,用汞类药物熏治是来自西方的疗法。我国本草经已有记载,用汞外搽治病,16世纪初就开始用汞治梅毒。第六章流白浊症,相当于淋病,根据尿道流脓称白浊,有白浊眼炎、白浊阴道炎、白浊尿道炎,有朴硝泻法,口服荜澄茄、檀香油,外用溺管(尿道探子)扩张尿道缩窄,有器械图两幅。这也是当时比较详尽实用的花柳病专著。嘉约翰开创西医皮肤花柳科并著书立说,肇启中国性病专科及发展。

从嘉约翰的皮肤病专著中,体现中西医结合,著作中有中医内容,药物中有中药,嘉约翰还辑译《中西内症玄机》,如感染性皮肤病谓之疗毒,吸收中国传统医药加以运用,使中国的传统医学与西方医学融合,拓宽了中国医学发展的领域,嘉约翰是世界皮肤科学重要的学者,对中国、乃至亚洲、甚至世界皮肤科学都作出了重要贡献。

嘉约翰编著《西药略释》,林湘东为嘉约翰编译的《西药略释》作序,评价嘉约翰医生"既以西医普济夫华人,复欲以西药悉传于中土"。该书的价值在于所介绍的西药,"尚有见所未见,闻所未闻""将有以补本草所未备,及未精者,庶几尽美而尽善焉"。他所译的《炎症论略》一书中对于炎症辨析的描述是,"辨明原因,深究形状,无微不至,足补中医所不及",[②]人们给予这一定论很高的评价。《奇症略述》系嘉约翰从历年博济

---

① 嘉约翰,林应祥.增订花柳指迷.广州:羊城博济医院,1876.
② 徐惟则,顾燮光.增版东西学书录.第4卷(医学).1902:23.

医院的年度报告中辑出,书中所述各症均系医院中的实际病例,仅 1879 年就医治了割砂淋、炙大腿、针子宫瘤、割痔疮等 57 种病症 700 余例。

嘉约翰的系列医学译著发行渠道多,影响很大,多数是在广州出版发行后,告知在上海出版的《教务杂志》,然后由《教务杂志》刊发相关的信息,通过这种方式,嘉约翰的医学著作传播到了全国各地。这些医学著述让中国人对西医的认识更加深入,有利于西医的传播。这些书作为医学教科书和参考书由博济医院出版,促进了中国医学教育的发展。

3. 创办西医报刊

为了在中国广泛传播西医学,嘉约翰编辑西医报刊出版发行。1865 年嘉约翰和 J. Chalmers 牧师一起在广州编辑出版和发行中文《广州新报》(The Conton News),是一种周报,用汉字排印,一英尺见方,主要是介绍西方医药知识,并附带刊登一些当时的国内外新闻。《广州新报》在广州街头公开发售,在广州市民中颇有影响,最高发行量曾经达到 400 份,年定价 0.21 美元。该报共持续办了 6 年,于 1871 年停办。①

1880 年嘉约翰创办《西医新报》(The Medical News)月刊,这是我国最早的西医期刊。《中国评论》曾做介绍:“此系一种医学杂志,专为华人而设。报纸共 8 页,大号杂志格式,有封面及目录,全属中文。在发刊词中,用简洁文言,说明杂志之益,医志尤为重要,并述西医比较中医的优越。第一号有短论文 14 篇目录如下:① 论医院;② 中国行医传道会;③ 内科新说;④ 方便医院之情况;⑤ 烫伤之治法;⑥ 真假金鸡纳霜;⑦ 初起之眼炎;⑧ 大腿截除术;⑨ 上臂截除术;⑩ 肉瘤奇症略述;⑪ 论血瘤;⑫ 癫狂之治法;⑬ 论内痔;⑭ 论外痔。”②目前国内十分罕见,仅在上海中医药大学医史博物馆藏有 1881 年第 4 期,目录有:“论西医公会聚集之益,论止瘟疫传染之法,眼球各肌肉功用图说,西医用药撮要略述,胎产奇症略述,论医痔误药肛门生窄,解热药方,生发药方,风湿药方,消颈病方,论戒鸦片烟良法,论肺内伤成脓疮图说,西国聪耳器具图说,西医眼科广告等”,③可以大致地了解该报的主要内容。

19 世纪 80 年代以后,各个教会派医疗传教士来中国很多,为加强彼此之间的沟通和交流,1886 年在美国传教士布恩的倡议下,在上海成立“中国博医会”,嘉约翰任第一任会长,“中国博医会”是一个全国性的教会医学学术团体,其宗旨是“在中国人之间促进医学科学的发展,交流在华传教医生的经验,促进互相帮助,培养并促进医学科

① Editorial Committee. Records of the general conference of the protest missionaries of China. Shanghai: American Presbyterian Mission Press, 1890: 721.

② 马伯英. 中外医学文化交流史. 上海: 文汇出版社, 1993: 397 - 398.

③ 蔡恩颐. 民国前后之中国医药期刊考[J]. 中华医史杂志, 1953(3): 162 - 164.

学的进展。"①

嘉约翰在两年的任期内,创办了英文医学杂志《博医会报》,在 1887 年 3 月出版发行第 1 卷第 1 期,一年出 4 期。该报由在华传教医生、外籍医生,以及曾在中国工作过现居海外的医生、学者撰稿。《博医会报》是 19 世纪末在中国出版的西医学的重要学术刊物,对于了解中国当时疾病分布与教会传教医生的活动,是一份重要的文献。

《博医会报》刊登内容非常丰富,主要介绍西医在华传播和发展状况,就西医在华发展的方向进行探讨,讨论应该设立什么样的教会医院,如何开展西医教育,怎样解决中西医词汇差异的问题等等。《博医会报》介绍各种疾病治疗方法、治疗药物、诊治经验和研究方法;及时刊登当时世界最前沿的医学知识与发展动态,还介绍医学的历史和中医诊疗,并从医学角度探讨中国的一些社会问题。它使分散在中国各地的西医生之间加强联系、互通信息,起到相互交流的作用。《博医会报》还关注社会卫生问题,从公共卫生学、医学社会学这一角度去探讨中国出现的社会问题。如 19 世纪 80 至 90 年代,《博医会报》讨论禁鸦片问题,集中就禁鸦片烟的可能性,禁烟手段和药方、禁烟效果、烟民素质分析、戒烟所状况等作了一系列的调查、分析和探讨。《博医会报》及时报道反映世界医学最新发展动态,向外籍医生和世界医学界介绍和推荐中国医药文化,是西医传播和中西医交流的媒介,为中国医学界与西医的沟通提供广阔的平台。它使西医事业在华的传播向着更深、更新的层面推进。

清末民国《博医会报》几经变迁,1905 年 1 月 1 日《博医会报》改为双月刊,1907 年改名为《中国博医会报》(China Medical Journal)。自 37 卷起改为月刊,在抗战期间改为双月刊和季刊,分上海版、重庆版及美国版,至抗战胜利后恢复原状。《博医会报》在我国医学杂志中历史最悠久,当时在国际医学界享有很高地位。

嘉约翰的一生大部分的时间是在中国度过的。他以传教医生的身份来华,大部分时间花在医务、教育、翻译和编写医学教科书上,其医疗活动多于传教活动,他把西医学传播到中国,以其精湛的医技获得人们的尊敬。嘉约翰在中国办医院、设医校、建学会、办报纸、创医刊、著医书、设专科、建精神病院、统一和规范医学术语名词,做了大量开创性的工作,在著述、医疗、教学、教育等方面取得了很大成就,体现国际主义和人道主义。嘉约翰的中文助手林湘东高度评价他的医技,认为嘉约翰:"历医各症如砂淋、肉瘤、眼疾、崩口、蛊胀等类,固已称其神技,众口交推。抑知外科既神乎其神,内科尤精益求精乎!"②1876 年嘉约翰短暂回国,其广州的同事,中国医生陈梦南曾叙述过当时的情景:"凡属至交,皆来送别,各会教友,同深依恋不舍之情;学医生徒,均有离别

① 王尊旺. 嘉约翰与西医传入[J]. 中华医史杂志,2003(2).
② [美]嘉约翰,译;林湘东,笔述. 内科阐微序. 博济医局,1889.

可怜之色。"陈梦南并以诗相赠,诗云:"忆从门内习西医,教诲谆谆大有辞。十识吾师多实学,非关疗病独神奇。"又以"刀针药石皆精妙,卢扁原来未足夸"[①]高度评价这位外籍医生的医技与品性。香港报纸在他逝世后曾载文称誉:"在华南传教士中,事业之光大,声名之崇高,未有如嘉医生者。"[②]

嘉约翰在传播医学为代表的西方科学文化过程中,面对来自中国本土文化的阻力,秉承了天主教传教士利马窦的针对中国国情开展传教的传统,态度谨慎,尊重中华传统文化习俗,使他的科学文化传播活动较为顺利。在人体解剖学习方面,博济医校男女有别的授学形式,都体现嘉约翰传播西方文化中突破与妥协并存,谨慎对待中国习俗的特点。对中国当时的进步事业,他比较同情,给予方便。年轻的康广仁、孙中山,在博济医校接受西方先进思想文化教育,对他们后来分别投身维新和革命起了启蒙作用。嘉约翰力荐孙中山到更自由的香港去学医。他听任康有为的弟弟康广仁、民主革命运动的领袖孙中山,利用博济医校从事维新事业、革命活动。嘉约翰是传教士,在以行医授学服务同时,以传播基督教为己任。他的传教行医事业,与西方在中国的殖民联在一起,其影响力具有双重性。西医学的传入客观上对中国近代的进步是有积极作用的。像许多传教士一样,嘉约翰在西医传入中国的过程中,以其高超的医技和高尚的品德为诸多患者解除病痛,在中国赢得广泛的尊重。

表2-2 嘉约翰主要医学著述

出版年份(年)	著作	语种	出版地
1883	西医内科全书	汉文	光绪八年博济医局刊本
1890	割症全书		光绪十六年广州刻本,博济医局刻本
1873	内科阐微		同治十二年博济医局刻本
1888	皮肤新编		光绪十四年博济医局刊本
1889	妇科精蕴图说		光绪十五年博济医局刻本
1880	眼科撮要		光绪六年博济医局刊本
1875	裹扎新法		光绪元年博济医局刻本
1875	增订花柳指迷		博济医局刻本
1875	西药略释		光绪元年博济医局刊本

① 陈梦南.送嘉约翰先生回国序并诗.万国公报,1876.5.27:389.
② 雷雨田.近代来粤传教士评传.上海:百家出版社,2004.

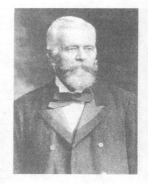

续表 2 - 2

出版年份(年)	著 作	语 种	出 版 地
1883	卫生要旨		上海石印本
1884	体用十章		
1879	奇症略述		
1859	种痘捷法		
1872	裹扎新篇		
	绷带术概要		
	救溺水法		
	炎症		
	论发冷小肠疝两症		
	症候学		

三 德贞与西医传播

1. 德贞生平及活动

德贞(John Dudgeon,1837—1901),英国人,见右图。1837 年 4 月德贞出生于苏格兰埃尔郡,1856 年在苏格兰格拉斯哥大学学医。他立志学医救人,获爱丁堡大学医学博士学位。成为英国基督教新教伦敦会传教士。

根据记载,德贞"1863 年(清同治二年)受伦敦会派遣来中国。1864 年任英国驻华使馆医师,后将使馆诊所迁出,建成北京的第一所西医院。1870 年任北京海关医师。1871 年任京师同文馆首任生理学和医学讲席。1864 年德贞在伦敦会的安排下到达北京,接替由雒魏林(William Lockhart,1811—1896)开创的北京医药传教事业。1871 年起德贞在《万国公报》撰写医学专栏,发表大量医学卫生方面文章,持续近 10 年。"①《万国公报》是教会在中国创办的主要报纸,销售量很大,对维新人士甚至光绪皇帝都产生过相当大影响,在外籍人士与变法改良派中具有很大影响力。德贞在《万国公报》介绍西方医学的最新成果,生理学和临床医学等基本知识,近代医学的方法论和科学思想,比较研究中西医学的差异及其原因。德贞一生传教行医,对于西医的传播与医疗实践贡献甚大,德贞编译《全体

德贞

---

① 丁光训,金鲁贤.上海:基督教大辞典.2010:124.

通考》(见右图)、《西医举隅》(正、续编)、《医学词论》等,主要著作有《中国的治疗艺术》《中国的疾病:起因、状况和流行,同欧洲的对比》《中俄政教志略》等,传播西方医学与科学思想,并向西方介绍中国医学文化和中国人的卫生健康观念,反对鸦片贸易和鼓吹戒烟运动。1901 年德贞在北京去世,为中国的医疗科学事业贡献毕生精力。

《全体通考》

2. 德贞的医疗活动

1863 年 7 月,德贞在伦敦会的安排下作为一名医学传教士前往中国传教。1864年 3 月德贞抵达北京,接替回国的雒魏林的医学传教工作。德贞很快适应了中国的环境和工作,开始主持管理北京施医院,并取得了很好的效果。传教士创办的教会免费救治病人,因此称为施医院,通过医疗救治达到吸引民众传教的目的。不少医师称为医学传教士。1864 年德贞在北京西城的礼拜堂旁边开了一家诊所,更有利于传教布道。1865 年北京施医院从英使馆内迁出,德贞把医院搬到北京哈德门大街。1867 年德贞治愈了内阁大学士贾桢的瘫痪病,救活了总理衙门大臣谭廷襄小儿子的性命,这两件事对西医的传播有很好的宣传作用。谭廷襄登门给德贞送了一块匾,题有"西来和缓"字样,医和、医缓是春秋名医。德贞的医术和品格得到了当时官员们的称赞,德贞与清廷上流社会人士建立密切联系,他给恭亲王奕䜣看过病,与李鸿章交往,曾做曾纪泽的家庭医生,给荣禄做过外科手术,割去腰部溃瘤,"患处日见起色,疮口日见收缩,七十日而平复大愈。"荣禄称道他的医术"精深绝妙,竟克臻此,夫乃叹人之所少见者"。刑部尚书崇实认为德贞是品行高尚的良医,"英国医师,不远数万里来京师,施医十余年间,活人无算,而绝不受一钱,仁人君子之用心在斯乎。"①德贞以医术与品德改变了清廷官员对西医的看法。后来德贞不仅收到了很多病人送的匾,而且还有很多茶叶、古董、玉器等其他物品。德贞把其中的一部分物品出售,把得到的资金用于改善医院环境,更好的服务病人。

德贞主持的教会医院有很大发展,就医的人数不断增长,影响也越来越大。1875年德贞给伦敦会发报告:"医院床位 50 个,两家诊所,医院病人覆盖各阶层,从最高级到最下等的都有,每年约有 60 名病人住院治疗,有约 1 万名病人,共计有 18 894 名。

---

①　英国医生德贞与晚清中国[J]. 天津政协,2010(9).

年度花费为 365 银两,经费主要来源于当地人捐赠,部分来自英国。"直到 1877 年在北京地区,德贞开展医学传教,对于北京地区的医疗事业做出贡献。德贞主持的北京施医院是北京最早的近代化医院,门前竖立有双旗杆,也称双旗杆医院,成为协和医院的前身。

1866 年北京白喉病爆发流行,德贞及其助手进行了大量的手术。1867 年北京流行斑疹伤寒,德贞在抢救病人的过程中感染了肺炎和伤寒,不得不暂停工作,外出休养、考察,至 1868 年回到医院工作。1871 至 1872 年北京再次爆发斑疹伤寒,德贞 5 岁的女儿不幸在这场瘟疫中死去。在行医与传教两项工作中,德贞大量的时间行医,因为有太多的病人需要治疗,他抽不出足够的时间去传教布道。

眼科疾病是德贞他们治疗的较多疾病,主要以外科手术为主。皮肤科疾病是医院收治的另一大类,德贞报道中国人中最常见疾病就是痫。北京施医院外科涉及的疾病有脓肿、撞伤、扭伤、烧伤、割伤、痫、坏疽、梅毒、兔唇、丹毒、息肉、腮腺炎、关节病、溃疡、病气、肿瘤、晚期肿瘤等。外科手术有切除体内异物、太阳穴肿瘤石、疽痫和取出体内子弹等。1867 年德贞在两位俄罗斯医生的帮助下,为病人切除过巨大的纤维息肉。

德贞对中医的脉诊有自己的看法,结合当时哈维的血液理论,德贞指出脉诊的不足,但他并不全盘否定中医。

3. 对西方医学的传播贡献

德贞在华传播西医,开展医学教育,1871 年被聘为京师同文馆生理学与医学教席,他翻译、编著了西医基础治疗等方面的书籍,翻译介绍了大量西医著作,虽然由于资料的零乱难以精确统计,他的西医著作远远多于大多数在华的传教士。

（1）《西医举隅》的医学普及

《西医举隅》(Miscellaneous Essays on Western Medicine)1875 年在北京出版,是一系列介绍西医知识的科普性读物汇编。1873 年起德贞为介绍西医基础知识而编写了一组通俗性医学读物,内容有:运血之隧道、论血之器、论心、脉论、哈维及其发现、论眼、法医学、牛痘考、伪金鸡纳等。陆续发表在美国传教士丁韪良主编《中西闻见录》上,文章浅显通俗、短小精炼,获得中外人士的赞誉,被集结成册,题为《西医举隅》,这时期西方传教士在传授西医中面临中国民众反抗殖民的民族意识与中医的强烈抵制,传教士们希望通过文字向中国介绍西医知识,以使有识之士能够理解并接受西医。此后从 1881 年 4 月至 1882 年 4 月,德贞在《万国公报》上连载"续西医举隅",结集出版题为《续西医举隅》(Continuation of the Eorner of Western Medicine)全书共 100 页,附有 19 张木刻图画。它重新阐述了心、肺的解剖和生理功能,并介绍消化系统、血液循环等内容。当时人们称道德贞的《西医举隅》："这些很粗浅基本的医学知识，即使在很随意的医学读物中，也会提供大量全新的概念和有价值的知识。"①《续西医举隅》主要介绍了大量西医学的专业性知识，医学专业化程度较高，图文并茂，通俗易懂，在教会医院的医学生和医生中颇有市场。

（2）《全体通考》对解剖学传播贡献

《全体通考》是德贞在精选西方先进解剖学研究成果辑译而成的。1886 年同文馆官方出版了《全体通考》（Human Anatomy）在当时就影响很大。全书共 18 卷，分为 12 册，其中有图谱 3 册，计 356 幅。《全体通考》的目录分类与现代解剖学类似，分别是："论骨、论骨节、论肌及夹膜、论脉管、论回管、论津液管、论脑、论脊髓脑筋、论五官具、论消化之具、论胸、论声音呼吸之具、论阳生具、论女生之具、论摺窝庙气外科之解剖、论会阴与直肠部外科之解剖。其中论骨的内容选自英国名医荷尔敦（Holden）的解剖著作，其余是翻译英国解剖学家格雷（Gray）所著的《全体骨论》，为当时英国解剖学先进作品。"②德贞《全体通考》按人体结构的分布，详尽地描述人体结构中各个部位及其名称和功能，各部位相互的关联，是比较完整、严谨的解剖教科书，内容与分类体系都远远超出合信所著的《全体新论》，体现同时代西方解剖学的先进水平。

德贞认为推广解剖学是西医学发展的动力，所以精心选译"解剖学发展史"作为《全体通考》的首章，通过介绍西方解剖学发展的背景和历史进程，探索医学进展的奥秘，这种体例其他汉译解剖学作品中均无此例。19 世纪后期西方解剖学的概念逐渐为部分中国人所接受，但在中国实施解剖的确存在着困难，当时中国人认为解剖尸体是种残忍的行为，德贞提出建立医馆，收集犯重罪的尸体供解剖之用的建议，合信在翻译《全体新论》时就提出设想，虽难以实现，但是对推动中国解剖学的发展起到一定的作用。

《全体通考》是由晚清中国官方在北京出版的第一部系统解剖书，非教会出版物，同文馆聚珍版，作为官方教科书免费赠送给京城官员，许多社会名流为之作了序，其中有荣禄、崇厚、谭宝琦、广寿、陈阑彬等。他们一致认为德贞的翻译是"用意良深，益人匪浅"。《全体通考》的出版有利于西医的传播与发展。

从合信《全体新论》到德贞的《全体通考》，西医解剖学在中国传播经历从人体生理结构知识介绍到科学解剖人体、探究生命医学本质的一个过程，传输近代西医解剖生理学思想观念，是西医在近代中国传播的飞跃。合信《全体新论》问世后，中国知识界

---

①　西医举隅. The Chinese Recorder，1875(6)：239-240.

②　高曦. 德贞的西医学译著[J]. 中华医史杂志，1995(4).

便开始流行一个新术语——"全体学",并以"全体"为名出版的解剖生理著作数 10 种,"全体学"成为西学目录分类。1887 年梁启超编《西学书目表》,特别在"学"类目下新增一栏"全体学",标明为身体知识的学科,与"医学"区别对待。此后中国学术界和清官方一直以"全体学"代指"解剖学","全体学"只介绍人的身体结构,但不涉及人体解剖的基本方法和思想,不崇尚通过解剖人体探求生命的本质。德贞《全体通考》则较早使用"解剖""解剖术""解剖学"和"解剖学之父"等相关术语,阐述解剖学的学术特征,科学研究的方法和观察生命的解剖学思想,阐述通过了解身体的形态、解释生物结构,探究生命规律的科学方法。总之《全体通考》在中国的传输,促使当时中国人对人的身体认知,由"全体"知识迈向"解剖"科学。

(3)《全体功用》及生理学传播

近代生理学与人体解剖学的传输往往是相伴而生,互相有密切联系。德贞著有《全体功用》传播西方生理学知识。1971 年德贞在同文馆担任生理学教习,为教学之用,他根据莫兰特(Morarnt)、贝克(Baker)、柯克(Kirke)的生理学著作编译了生理学教科书,题名为《全体功用》(physiology),附有图解,由同文馆出版,此书现未见。从同文馆学生考核中可见当时德贞传播的生理学知识是比较先进的,1872 年同文馆月课测试,学生罗秀坤所答:"胃脏生液与运动之理",曰:"胃内有嫩膜一层,极其平滑遍有小孔,孔内有管,管内有核,核能生液,其液形似口沫,味似盐酸,其性情亦如口核。或经动感,或经食物,四周之血流注膜内,色即变红,其核遇血,即能化生为液,四周溢出,如汗,混杂浸于食中以酿之,不酸之物,即交感生熟以炙之,胃体舒缩以逼之,三力相加,食化甚速,是以食物消化于外,无液则不灵,无热则不化,不动则不快,皆可为征也。其胃液具有各原质合成之物甚伙,除无力者不计外,内有血之类一物,西名白倍新,最有消化之力,按化学之理计之,内有硝气十七、炭精五十三、轻气一、养气二十二合成之质。现西国用牛之第四胃内之嫩膜,浸水炼制,能得此物,为消化之乐。此即胃生液之由与运动消化之理也。"[①]通过生理学知识的传布,可见当时中国人对生理学内容所掌握的程度有"胃黏膜(嫩膜)""胃消化酶(白倍新)"的概念,且能完整地描述出胃脏运动的生理功能。

1890 年德贞在《万国公报》刊有"论饮食消化之理"文章,详细介绍饮食消化的原理知识。德贞阐述消化饮食的功用在于"一为养身,一为生热",阐述到消化中有化学与非化学之分。他在细述消化过程后,进一步论述饮食消化过程中的吸收原理,食物经化学消化成糖吸收人血,即成人体热量和物质构成的来源。因而合理的饮食是至关重要的。德贞还借助实验数据表述消化吸收原理的,以科学的论据证实所论原理的合

---

① 朱有献. 中国近代学制史料. 上海:华东师范大学出版社,1983:115 - 116.

理和可行性。德贞所介绍生理学知识即使在当时的欧洲也是属于先进,"论饮食消化之理"是属于科普类的文章,但是在当时中国对于生理知识的传播普及具有重要价值。德贞在《西医举隅》和《续西医举隅》中介绍心肺生理功能、哈维和血液循环论、消化系统等生理学内容。

(4)《西医会抄》的临床诊治价值

德贞是北京著名的开业医生,在临床治疗上成就很大,成为能够起死回生的名医。在长期的临床诊疗过程中,他能够正确指出病灶,分析病因,开出病方,并指出预后措施,学生将其做笔录,分门别类编辑成书,视为治疗疾病的秘宝。德贞在审阅后交给《万国公报》连载,自1890年9月起到1993年12月,《万国公报》断断续续地连载《西医汇抄》,全文长达数万字,内容论及面广,"包容临床各科,有内科、外科、皮肤科、流行病、五官科等,具体分为炎症、凜症、痈症、瘫症、论鼻症、耳症、口炎症、牙疼、口症、流血、水症、亏血、风气、疟疾、黄热病、小儿热症、热病、热症等。它比较全面地介绍了西医临床的诊断和治疗方法,具体详细地开出治病方药,标明剂量、服法。一种疾病配有二三副互为配合的方子,如治疗痈疽,他开出的处方:大黄、磺强米尼沙、炭强、清水、薄荷油,是为服剂;樟脑油、酸醋、醋强黑水、鸦片酒、浸绒布贴盖。"①这说明西医药在中国已获得一定地位,传入中国的西药已与当时欧洲市场流行使用的药物相接近。自1894年3月起到1895年4月,德贞在《万国公报》上开医学专栏刊出"医理杂说"共7篇,《同文馆题名录》记翻译书籍中列有《药材通考》,医学教习德贞著。

从《西医举隅》的出版到"医理杂说"的发表,其间将近20余年,德贞翻译传授的内容由浅入深,从通俗普及的基础医学知识到临床诊断的经验方法,从循序渐进的解剖学史到最先进的摄影、幻灯技术,德贞尽其可能地把西方医学知识都介绍给中国知识界。与此同时德贞向中国知识界传授了一种新的医学科学研究方法和思维观念。他在传播介绍西医学知识中作出的贡献,是受中国学者尊敬的,王吉民、伍连德的《中国医史》对此作了适当的评介,"在论及这个时代以中文出版的医学著作,德贞的贡献是显著的"。

(5)中西医的折中交融

在晚清时期西医开始传入中国,不仅西方人士,甚至很多中国人士都推崇西医,贬斥中医的状况下,德贞能够以恢弘宽和的气度,介绍中医及中国人的疾病与生活方式,尤其养生之道,尊重中国的文化习俗,成为东西方医学文化交流的使者,比较难能可贵。德贞对中国医学文化和养生之道充满兴趣,1877年德贞在北京出版英文著作《中国的疾病》(The Disease of China, Their Causes, Condition, and Preval Encecontrasted with Those

① 高曦.德贞的西医学译著[J].中华医史杂志,1995(4).

Europe),介绍中国的生态环境和生活习俗,中国人的疾病观和就诊习惯、治疗原则,认为疾病的发生发展与环境、生活方式相关,食物、住宅、婚姻风俗都会对传染病的防预与控制有所影响,他比较了东西方不同情况,告诫西方医生不可随意将西方的卫生概念运用到中国对付传染病,要借鉴东方的生活方式和养生手段。1884年德贞在英国出版《中国人与健康相关的饮食、服装和住宅》一书,在对北京生活调查的基础上,从中国的食品原料和食物结构、服装面料与舒适度、建筑材料与结构、暖气与通风、城市照明、卫生设施与下水道、葬礼和尸体处置、学校、街道、戏院、消遣娱乐和家庭关系等多重方面,全面展示中国人日常生活的物质基础和保持健康的方法。提出西方人借鉴中国健康生活的观点。德贞晚年对中医文化,中医学很感兴趣,研究中国养生术和气功学,1895年德贞选取《医宗金鉴》的部分章节翻译,刊登在《博医会报》。1895年德贞在《北京东方学会刊》(The Journal of Peking Oriental Society)以"功夫——医学养身术"为名发表文章,介绍中国健身运动和方式,翻译道家《万寿仙术气功图谱》,并复制道家的养生健身操,后更名为《中国的治疗艺术》(The Chinese Arts of Healing)来出版,此书被认为是最早以英语介绍道家养身术的作品之一。[①] 德贞从社会文化角度研究中国人的生活方式和医疗习俗,探究中国人的养生之道,向西方人介绍中国人的健康方式,认为中国的饮食文化和卫生习惯符合健康之道,值得西方人士借鉴。

德贞还对流行病学调查,参与编写《海关医学报告》,向中国人传播近代医学科学与公共卫生学。他从事推广医药卫生保健公益事业,在北京与民间禁烟协会合作开办"鸦片治疗所",从事禁鸦片烟的宣传并收容治疗烟瘾患者。

总之德贞是西医的医疗专家与西医传播者,他将自己的医学知识服务于中国,借助疗效显著的西医技术,德贞展示了西方医学的科学特色,致使晚清士大夫中有人发出西医将超过中医的论调。德贞翻译大量西医著作,促进西医在华传播,尤其是人体解剖与生理学达到当时的医学先进水平,推进了我国医学现代化的进程。德贞用英文撰写大量文章向西方介绍中医学的理论、中医治疗术,著有中国文化方面的书籍,促进东西方医学的交流,为传播推荐中医和中国文化作出贡献。他为无数中国贫穷病人化解病痛、救死扶伤,被誉为京城名医。德贞留下的"施医十余年间,活人无算,而绝不受一钱"的崇高医德与人格精神依然是今人的典范,受到人们的爱戴尊敬。

德贞出版著作和发表文章,见表2-3和表2-4。

---

① 高曦. 德贞——东西方医学文化的交流使者[J]. 自然辩证法通讯,2011(4).

表 2－3 德贞的医学著述

出版年份(年)	著 作	语 种	出 版 地
1855	脱影奇观	英文	英国
1870	施医信录	中文	京都施医院出版,美华印刷馆印刷
1870	关于欧洲和中国的医学、临床治疗和养身笔记	英文	京都施医院出版,美华印刷馆印刷
1875	西医举隅	中文	京施医院
1875	身体骨骼部位腌腑血脉全图	中文	京施医院
1877	中国的疾病	英文	Glasgow Dunn & Wright，176 Buchanan Street and 102 Stirling Road
1885	全体通考(体骨考略)	中文	同文馆
1895	中国治疗术	英文	格拉斯哥
1895	药材通考或英国官方药材	中文	同文馆未刊
1895	人身理论	中文	益智书会(未刊)

表 2－4 德贞文章列表

报 刊 名	论文标题	发表时间
教会新报	施医院信录论种牛痘	1870 年 4 月 30 日
	施医院信录缠足论	1870 年 5 月 15 日
	论种牛痘	1870 年 5 月 21 日
	西国新合麻药	1870 年 7 月 2 日
	论血房血管	1870 年 7 月 16 日
	北京西医治奇症	1871 年 4 月 22 日
	脱影奇观之原序	1873 年 5 月 3 日
	北京来宾馆医院上半年清单略择	1873 年 10 月 11 日
中西闻见录	牛痘考	1873 年 8 月、9 月
	日睛论	1873 年 10 月、11 月
	哈斐论	1873 年 12 月
	论心(附图)	1874 年 3 月
	运血之隧道	1874 年 5 月
	论运血之器	1874 年 7 月
	脉论	1875 年 10 月—12 月、1 月

四　傅兰雅与西医传播

1. 傅兰雅生平概况

傅兰雅(John Fryer,1839—1928)(见下图),1839 年出生于英国肯特郡海斯城的一个牧师家庭,他在少年时阅读了很多关于中国的书籍,对中国产生浓厚的兴趣,在学校写作文时经常以中国为题材,同学们给他起了"傅亲中"的绰号,希望到这个神秘的国度去实现他的理想。1860 年,傅兰雅从海伯雷师范学院毕业后,他如愿以偿,受英国圣公会派遣,选择到香港圣保罗书院任教,当时清政府办理洋务,设立京师同文馆培养英语人才,1863 年傅兰雅开始在京师同文馆任英文教习,并学习汉语。1865 年他到上海任英华学塾校长,1868 年 5 月他辞职后到江南制造总局翻译馆任翻译工作,1874 年傅兰雅参与创办了上海格致书院,1875 年他主编了中国第一份科学期刊《格致汇编》,见下图,1885 年又创办了当时中国唯一的科技书店——格致书室,为中国科技书籍的集中地,傅兰雅还被聘为《上海新报》的编辑,担任过益智书会的委员,创办盲童学校等。1896 年,傅兰雅离开中国,出任美国加利福尼亚大学东方语言文学教授,仍坚持译书,并且捐资 6 万两银子在上海虹口北四川路开办了上海盲童学校。这是我国第一所由美国大学教授创办的盲校。1928 年 7 月 2 日傅兰雅在美国加利福尼亚的公寓逝世。享年 89 岁,葬于美国奥克兰的莽腾墓地。

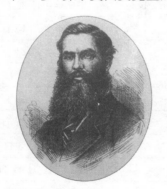

傅兰雅像(选自《格致汇编》)

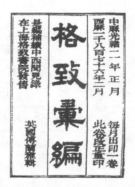

《格致汇编》创刊号重印本封面

2. 傅兰雅在华科技传播活动

傅兰雅在近代中国传播西学的过程中发挥了重要的作用,他创办格致书院,格致书室,《格致汇编》杂志,参加江南制造局翻译馆工作,翻译大量西方自然科学书籍,传播西方科学知识,在中国科学传播普及方面做出很大贡献。

(1)创办格致书院及《格致汇编》。上海格致书院是近代新型的教育机构,在上海的外国人的倡议之下开始筹建的,1874 年 3 月,由麦华佗、徐寿等 5 位热心者组成董事会,制订新的章程明确格致书院的宗旨是:"以最切实可行的方式将西方科学、工艺和制造技术展示给中国人,以引起他们的注意。为此决定在书院内:一、陈列机械设备、科学仪器和工业产品等供人参观;二、举办科学知识讲座和开设培训班;三、设立图书馆和阅览室。"①是一所集教学、阅览、展览和科普等多种功能于一体的新型书院,它为中国人认识并了解西方科技知识及产品提供了良好的环境。

为在中国普及近代科学,傅兰雅认为应该办普及读物,先从浅近者起手,渐积而至见闻广远,自能融会贯通。1876年傅兰雅创办《格致汇编》,开始自编、自译和自己出钱付印。《格致汇编》以介绍近代科技知识为宗旨,内容以译文为主,每期一般由几篇较长的译文或连载译著开头,后是几篇短文,以下是"算学奇题""格物杂说""互相问答"3个专栏。《格致汇编》共计60卷,有1千数百页和数千幅插图,主要内容有自然科学知识、工艺技术、科技人物传记、答记者问等,其中以自然科学基本知识的传播普及为重心。《格致汇编》连续办了8年,成为当时最具影响力的科学杂志。它以介绍近代科技知识为宗旨,内容以翻译西方科技知识为主,涉及的范围很广,既有一般性常识,又有比较先进的科学观点,如生物进化论、牛顿的万有引力定律等。《格致汇编》的发行范围也是很广的,刚创刊时利用"续补"《中西闻见录》的关系,就有24处代销点,到1880年底增加到80处,大多分布在通商口岸18个城市及其他非通商口岸的大小城镇21处,远在新加坡、日本神户和横滨等地也有代销点。作为我国早期出版的科技期刊,《格致汇编》发行量是十分惊人的,创刊号初印3 000份,至当年9、10月售罄,乃于1876年底重印。至1889年,有些卷次已重印两次。1891年再度重印。1892年停刊后,又先后于1893年、1897年几度重印过。王韬曾言:"《格致汇编》搜罗宏富,辩论精深,遐迩传观,奉为圭臬。"梁启超疾呼:"今中国欲为推广民智起见,必宜重兴此举。"《中国评论》评论道:"它为把欧洲科学介绍到中国铺平了道路。"光绪三年的《申报》对它的各卷内容的介绍、评论的文章就有7篇之多,著名传教士李提摩太也说,"《格致汇编》惟论格致最详,凡欲博考世务者,此等报慎勿轻忽也。"②要在中国吸引大众对科技感兴趣,最好的办法是通俗浅近,并和中国的实际相结合,《格致汇编》采取问答的方式,大大拉近了读者与编者的距离,使民众贴近科学,引起相当一部分中国人对科学技术的浓厚兴趣。

《格致汇编》在晚清社会具有重要的科学启蒙意义,产生了重大影响,它开创了在当时封闭、落后的中国进行科学启蒙、普及现代科学知识的先河,促进中国迈向近代化

---

① 冀滨.上海格致书院述论[J].内蒙古师范大学学报,2003(4).
② 孙邦华.寓华传播西学的又一尝试——傅兰雅在上海所编《格致汇编》述论[J].华东师范大学学报,1994(5).

的思想进程。在甲午战争之后,维新运动兴起,学习西学掀起热潮。维新派很多人读《格致汇编》,它所介绍的进化论知识对维新派的影响很大。傅兰雅编辑的《格致汇编》在当时的中国,不仅传播了大量西方科学知识,而且也启发了中国的一些有志之士,促进了维新运动的开展,起到了社会启蒙作用。《格致汇编》对近代中国进行科学普及与科学启蒙,普及现代科学知识,对启发国人的科学思想具有重要的影响。康有为在万木草堂讲学时,称赞《格致汇编》为西学"最佳之书""农桑百学皆有"。《格致汇编》比严复的《天演论》更早介绍西方进化论思想,对维新思想发展起了积极的作用,对后来的科普报刊及杂志产生了一定的影响。

1885 年傅兰雅自筹资金在上海开办了"格致书室",是西洋人在中国开设的第一家书店,专门出售介绍西方科技实用知识的译著和刊物,主要经营"格致之学"和"制器指数"一类的译著和中国人自著的天算、地理和博物类著作,到 1888 年经营的图书达800 余种,售书达 15 万册。[①] 格致书室还先后在北京、天津、汉口、福州、厦门、香港等地增设了分店,这大大地扩大了书室的影响范围,使西学书籍在全国逐渐推广开来。在 19 世纪 90 年代,像梁启超、谭嗣同、王韬等知名人士都是格致书室的常客,他们从格致书室学到了很多西方先进的科学知识,开阔了他们的视野。格致书室成为国人了解西方科学知识的一个重要窗口。1877 年在华新教传教士在上海举行第一次大会,决定成立益智书会(The School and Text Series Committee),主要主持为在华教会学校编写教科书,聘请傅兰雅为董事兼初级教材主编。益智书会出版大量西学方面的书籍以及教材,普及科学知识,促进科学教育。

(2)傅兰雅科技翻译著述

傅兰雅最大的贡献是翻译大量西学书籍,传播西方科技知识。1867 年冬,江南制造局正式附设翻译馆,翻译印行欧洲自然科学图书,对于传播近代自然科学知识起了一定的作用。1868 年 5 月底,傅兰雅正式受聘任江南制造局翻译馆全职译员,在进入翻译馆工作之后,他怀着满腔热忱钻研翻译西方科技,喜悦之情溢于言表,在他写给叔父的信中有反映:"我现在已经获得了一个新的职务,专为中国政府翻译科学技术书籍。在我的一生中,从来没有像今天这样高兴过,我立即开始学习和翻译三个专题,上午翻译关于煤和采掘煤的实用知识,下午钻研化学,到晚上则钻研声学。"[②]傅兰雅辞去其他事务,在翻译馆全力工作,倾注精力向中国介绍西方科技知识,成效斐然。翻译馆翻译的西书,其质量超过了随后半个世纪期间中国翻译的所有西方著作,远比 16 世纪末 17 世纪初西欧耶稣会士向明末清初的中国介绍的西洋技艺高明的多,先后在翻

①　顾长声. 从马礼逊到司徒雷登. 上海:上海书店出版社,2005:221.
②　杨欣. 傅兰雅——致力于中国科学启蒙的传教士[J]. 南方文物,2006(3).

译馆供职的翻译人员还有伟烈亚力、金楷理、林乐知等,但傅兰雅一直是最主要的口译者,傅兰雅注重全方位的向中国人介绍西方科技知识,他与徐寿翻译的《化学鉴原》是最早的无机化学译著之一,他翻译的《法律医学》更是中国最早的法医学译著。在翻译西方科技书的过程中,科学名词的中文译法完全是创举。在中国近代科学技术的许多专业名词中,有许多是傅兰雅和其中国同事在翻译过程中反复推敲陆续确定下来的。例如他与徐寿合译的《化学鉴原》就基本确立了化学元素翻译时的命名原则。傅兰雅曾谈及翻译时的艰辛:"将所译者,西人先熟览胸中而书理已明,则华士同译,乃以西书之义,逐句读成华语,华士以笔述之;若有难言处,则于华士斟酌何法可明;若华士有不明之处,则讲明之。译后,华士将初稿改正润色,令合于中国文法。"①傅兰雅还借益智书会制定统一科学术语译名的计划,把江南制造局积累的几部中英及英中对照的科技词汇工具书出版,为后来汉语技术语学的发展作出了突出的贡献。在傅兰雅口译的译著中,内容十分丰富,涉及数学、物理、化学与化工、矿冶、机械工程、医学、农学、测绘地图、军事兵工以及其他技术等各个方面。在傅兰雅翻译的这些译著中,有些是对已有翻译的学科提供新的更好译本,如《代数术》《微积溯源》等;有些则是对国外有关学科的首次系统介绍,如《化学考质》、《化学求数》、《决疑数学》、H. 诺德(Noad)的《电学》(The Student's Textbook of Electricity)、J. 廷德尔(Tyndall)的《声学》、《化学鉴原续编》(译自 C. L. 布洛克萨姆(Bloxam)的 Chemistry(1867)的有机部分)等。② 1896年,傅兰雅应加利福尼亚大学聘请,出任该校东方语言文学教授,以便培养了解中国历史与文化的高级人才来推动中西文化交流。在 1896 年到 1909 年,他在繁忙的教学任务之余,为江南制造局翻译了 14 本书,在科学翻译方面贡献卓著,主要表现在以下几方面:

首先,傅兰雅译书最多,共译书 77 种,社会科学方面有《佐治刍言》等六种,军事方面有《防海新论》等 11 种,工程技术方面有《机器新制》等 16 种,自然科学方面有《代数术》等 21 种,傅兰雅译书工作的成就由此可见一斑。

其次,傅兰雅对译书馆很多贡献,当时译书馆所用西书,很大一部分是傅兰雅向英国订购的,如果没有傅兰雅出面向英国订购西书,西书的获得翻译将遇到很大的困难。

第三,他确立了一套译书原则,一是沿用中文已有名称,二是设立新名,三是编写《中西名目字汇》,即中西译名对照表。这些翻译原则奠定了以后西书翻译的基础,其命名方法和很多译名至今仍在沿用。傅兰雅认为科技名词的翻译不统一,会造成译名混乱,含义难辨,提出了翻译科技名词的标准,指出"一个名词是否能够使用下去,全看

① [英]傅兰雅. 江南制造总局翻译西书事略[J]. 格致汇编,1880.
② 顾长声. 传教士与近代中国. 上海:上海人民出版社,1981:98.

它在公众评议或使用中优缺点如何。如此名词意义乖误,或易被误解,或使用不便,或表达不当,则终归要被淘汰,而不必问其当初是何人所立的。"①他认为翻译科技名词必须词义正确、表达贴切、使用方便。傅兰雅在制造局时编辑出版了好几种科学术语译名表,计有《金石中西名目表》(1883)、《化学材料中西名目表》(1885)、《西药大成中西名目表》(1887)、《汽机中西名目表》(1890)等,成为现代汉语科技术语学开山之作,其中许多名词的译名一直沿用至今,影响深远。1890年,傅兰雅在新教传教士全国大会上,宣读了专门讨论科技术语翻译的长篇论文,提出了关于科技术语拟定的基本设想,提出无论是意译还是音译都为了便于汉语读者更好地理解科学知识,要建立全国的统一术语机构,并编纂英汉、汉英科技字典。益智书会因此牵头成立了专门的术语审定委员会,出版了《化学名目与命名法》和《术语辞汇》等几种科技术语手册,对于科技名词术语的规范起到很好作用,促进科技翻译的规范化。

傅兰雅一生共译书129种,所译西书范围之广,数目之大,是同时代的任何翻译人员都无法比拟的。傅兰雅和徐寿合译的化学专著,文笔流畅,易于阅读,引有多种版本,流行三、四十年,各地书院、学堂都采用为教材,一直到20世纪初,革命党人试制炸药时,还作为主要参考书。当时在国际上也有影响,日本闻之,派外交官柳原前先购买译本仿行。②

傅兰雅和他的同事们不仅为落后的中国带来了西方新鲜的知识和血液,而且也为中国今后的发展造就了一大批新式人才和科技工作者。他们的译著还为清末的新式学堂,如武备学堂、矿物学堂等提供了教材,直到20世纪初年,其中的某些译著还被有些专门学堂采用,使新的教育形式在全国范围内逐渐推行开来。

3. 傅兰雅翻译、著述的卫生医学著作

近代来华的传教士介绍西医学著述较多,西方卫生类书籍传播较少,传教士英国人傅兰雅翻译一系列卫生学书籍,具有很高的价值。

(1)《化学卫生论》及其价值影响。

傅兰雅译著《化学卫生论》出版于1850年,据美国真司腾原著,英国傅兰雅译,光绪十六年(1890)上海格致书室校订重镌本,除了《格致汇编》的连载本外,尚有上海格致书室重印的木板单行本,1881年上海广学会木板单行本。

《化学卫生论》直译为生命化学,是翻译英国化学家真斯腾原著的《日用化学》,讲述日常生活中的化学现象与知识,空气、饮水、土壤、粮食等,以及工业发展引起的环境污染等,从化学的角度研究呼吸、饮食、抽烟等与人体健康的关系,认为有利于保护生

① 袁锦翔.晚清杰出的科技翻译家傅兰雅[J].中国翻译,1984(2).
② 徐振亚.徐寿父子译著评述.北京:清华大学出版社,1998:367-422.

命,立足于个体的养生健康,不是严格意义上的近代卫生学著作。第一部分第1—3章论空气、水、土壤,论呼吸之气,已有"空气"的说法,介绍了水的化学组成,土壤的形成、种类和相关成分,讨论无机化学知识。第二部分包括第4—6章,主要介绍人类的天然食物资源,讨论植物与土壤关系,进一步阐述植物生长的化学过程。第7—14章,叙述各种饮料和辅助性食品,如中国茶、咖啡、可可类,并介绍墨西哥可可和巴西可可。第15—23章,主要介绍成瘾嗜好品、毒品和它们的毒理作用。第24—28章,主要讨论化学物质的气味。第29—30章,主要讨论消化呼吸和循环的原理。第31—33章论体质归原之理,讨论生命产生和死亡过程的物质循环现象,完全摆脱了神秘主义的愚昧羁绊,近代生物化学和营养学的基础就是用化学方法解读生命现象。1876—1881年《格致汇编》连续刊登此书,后由格致书室木刻重印成册,引起很大反响,受到读者欢迎,流传广泛。

《化学卫生论》是中国近代生物化学和近代营养学的发端,用化学方法解读生命现象,是近代生物化学和营养学的基础。运用科学的分析方法,生命现象被当作一种复杂的化学现象进行研究,论述了人的生命与食物营养和所处环境的关系,论述空气、水、土壤、饮食、饮品茶、酒、鸦片等对于人体的影响,提出工业发展造成的环境污染对人体的危害。傅兰雅提出卫生的概念及与化学的关系,"夫卫生者,最切于人身者也。近之侈谈格致者动曰:'机器之巧,人所宜知,化学之精,人所宜明,声热光电之奥,人当讲求,地矿金石之益,人当讨论。殊不知此皆身外之学,尤其末也,而寻常日用之端无非大道,居处饮食之事,要有至理。由其道则人强而寿,违乎理则人弱而夭。于此,诸事知所趋避,即所谓卫生之道矣。惟卫生之理非由积习俗见人云亦云,非藉忆度虚拟我是则是,要本确凿之据,出乎自然,取诸造化之奇,合乎天性,则卫生之理始信而不虚矣。欲如斯者,非出化学不可。盖化学一道,足泄天地之奇,能发万物之隐。凡起居动作之理,日用饮食之物,莫不可以化学而推其详。是书所论,悉本化学,故曰:《化学卫生论》也。'"[1]《化学卫生论》给当时有识之士形成科学和民主思想起了很大的作用。鲁迅在《鲁迅全集》的自序中记载"终于到N(指南京)去,进K(指江南水师学堂),我才知道世界上还有格致、算学、地理、历史、绘画和体操,生理学并不教,但我们去看到这些木刻的《全体新论》(即人体生理学)和《化学卫生论》之类……"[2]鲁迅著作中多次引用《化学卫生论》中的生化知识,在清政府刚废科举的时候,《化学卫生论》成为有些地方开办新式学堂的教材。

(2)系列卫生著述内容及影响

傅兰雅译著系列西方卫生著作《孩童卫生编》《幼童卫生编》《初学卫生编》《居宅

① 王扬宗.近代科学在中国的传播.上.济南:山东教育出版社,2003:22.
② 鲁迅.鲁迅全集(16卷)自序.北京:人民文学出版社,1981.

卫生论》等,还翻译有《延年益寿论》《治心免病法》等,论述饮食、呼吸、居宅、心理卫生与健康,成为当时较全面重要的近代卫生学著作。《孩童卫生编》《幼童卫生编》是美国中小学卫生教科书,主要论及关于食物、水、烟、酒与健康关系。"《初学卫生编》阐述人体生理知识、饮食、免病良方等,"载护脑、免病各说,皆体贴微密。"①《居宅卫生论》论述居住环境、房屋结构与人体健康的关系,"六章,为图六十有五,其汲汲于造屋事,内却病通气之法讲求摄生,可谓详备。"《延年益寿论》:"论人老之故及天然之死,论人老聚质之根原,论饮食用何重数能致延年,论人与动植物益寿之案,论人生免死之法,论益寿可用之物,其言率取医义而究与医义异,立法近乎卫生又与卫生不同,大旨以免病为主、延年为宗。"②书中内容以免疫为主,论述人衰老的原因,饮食与寿命的关系。《治心免病法》是关于心理卫生的著述,美国精神疗法专家乌特亨利所著,"所言之理与寻常西医书截然不同,一为心灵变化层,二为神灵变化层,三为性始层,分析甚清。"③书中介绍精神卫生与人体健康的关系。主要卫生著述有:

(1)**初学卫生编·一卷,上海益智书会,1896(清光绪二十二)年,一册**

(美)盖乐格著,(英)傅兰雅译。著者为美著名医学家。译著26章,述人体生理、饮食要道、免病良方、害人毒质等。④

(2)**儒门医学·三卷·附一卷,制造局本,四册,排印本**

(英)海得兰著,(英)傅兰雅译,赵元益述。上卷论养生之理,中卷论治病之法,下卷论方药之性,附卷慎疾要言,与前论养生所言甚精详,尤不可不读。书中病名则依脑髓、脏腑内外次第列之;药名则以性之汗、吐、补泻分之,于人身脉络病情转变未及详载。

(3)**脉表诊病论·一卷,《格致汇编》本,一册**

(英)傅兰雅辑译。马利所作之表名曰身内通行血脉医学理以表,置于小臂,每脉一至板必少动,而虚实舒缩诸象可知。书中专论表之用处、造法,并言其弊及改变之法,列为图解以明其说,后附实脉类图说。英散特生论心缩之法与时刻,因与人身发血管有相关之理,故载之。

(4)**泰西本草撮要·一卷,《格致汇编》本,一册**

(英)傅兰雅辑译。西国言药之书不独讲论药品形性,兼论治病理法,此书不能将药品与治病相关之理一一详论,但取植物、动物、金石之品绘图以明之,择要以解之,期其简明也,仅译植物,余皆未备。

---

① 熊月之.晚清新学书目提要.上海:上海书店出版社,2007:134.
② 熊月之.晚清新学书目提要.上海:上海书店出版社,2007:135.
③ 熊月之.晚清新学书目提要.上海:上海书店出版社,2007:136.
④ 张晓.现代汉译西学书目提要.北京大学出版社,2011:4539.

（5）**西药大成·十卷,首一卷,制造局本,十六册**

（英）来拉、海得兰同著,（英）傅兰雅译,赵元益述。屡次增修,造物之机久而愈泄,以割破牲畜试各种药品功用为非是,能集西医之长而不护西医之短。此书从第五次删补印本译出,后哈来重增之。条亦择要译补于内,西药之书此为最备。

（6）**西药大成药品中西名目表·一卷·附人名地名表,制造局本,一册**

（英）傅兰雅译,赵元益述。列以西字对以中文,专为查阅来拉氏《西药大成》而设,惜初译之本兼造名目未能改正,亦是书之弊也,人名、地名凡他书所常见者亦载之。

（7）**孩童卫生论·一卷,益智书会本,一册**

（英）傅兰雅辑译。极言血之功用,尤以饮酒、吸烟为大害人身,书中发明食物之利害独详。

（8）**幼童卫生编·一卷,益智书会本,一册**

（英）傅兰雅辑译。原书为约翰怒及布登所著,而戒烟会中女监督恨得氏复有所增改,大旨与《孩童卫生论》略同,此益加密,后附《学堂要言》、《全身骨数》各一篇。

（9）**初学卫生编·一卷,益智书会本,一册**

（美）盖药格著,（英）傅兰雅译。此较以上二书又加精详,中载护脑、免病各说,皆体贴微密。

（10）**居宅卫生论·一册,附图《格致汇编》本**

（英）傅兰雅辑译。是书六章,为图六十有五,其汲汲于造屋事,内却病通气之法讲求摄生,可谓详备。伦敦大都会层楼高耸,煤气熏蒸,尤易致疾,此编论免煤瘴及通水之法三致意焉。

（11）**化学卫生论·四卷,广学会本,四册;《格致汇编》本,二册**

（英）真司腾著,（英）傅兰雅译。《神农本经》每言轻身延年,知卫生必资食养,以化学卫生能彻食养之利弊。真氏原本有与近时新理未合者,广学会重印本复增新图30余幅。

（12）**延年益寿论·一卷,《格致汇编》本,一册**

（英）爱凡司著,（英）傅兰雅辑译。是书论人老之故及天然之死,论人老死聚质之根原,论饮食用何重数能致延年,论人与动植物益寿之案,论人生免死之法,论益寿可用之物,其言率取医义而究与医义异,立法近乎卫生又与卫生不同,大旨以免病为主、延年为宗,所论平实可听,亦西人养生之要书。

（13）**治心免病法·二卷,益智书会本,一册**

（美）乌特亨利著,（英）傅兰雅译。所言之理与寻常西医书截然不同,其分无形之格致为三级,一为心灵变化层,二为神灵变化层,三为性始层,分析甚清,惟其于治心之要,未能确明其理,7章以后皆讲求性始,西国甚属风尚,书籍甚多,惜中国尚少译本。

（14）**免晕船呕吐说·一卷，《格致汇编》本**

（美）巴次著，（英）傅兰雅译。巴氏久在轮船行医，考悉晕船之根源与治法，虽依其法未能全免，然十验八九。

（15）**全体图说·一册，英傅兰雅撰，益智会本**

《人与微生物争战论》一册，（英）傅兰雅撰，《格致汇编》本论颇奇辟，然观此可悟卫生之法。①

傅兰雅一生翻译、出版西学书籍100多部，促进了西方卫生学、医学在中国的传播。傅兰雅出版主要著述见表2-5。

表 2-5 傅兰雅主要卫生医学著述

著 作	译 者	著作版本	主要内容
儒门医学	傅兰雅，赵元益	1876 年江南制造总局刊版	病症症状及治疗
西药大成	傅兰雅，赵元益	1879 年江南制造总局刊版	西方药物学
西药大成药品中西名目表	傅兰雅，赵元益	1879 年江南制造总局刊版	中西药品名目对照
西药大成补编	傅兰雅，赵元益	1904 年江南制造总局刊版	药品贮存、功用、特性等
法律医学	傅兰雅，赵元益，徐寿	1899 年江南制造总局刊版	西方法律医学、急救和解毒药物介绍
孩童卫生论	傅兰雅	1893 年上海格致书室出版	儿童生理卫生
幼童卫生论	傅兰雅	1894 年益智书会本	儿童生理卫生
初学卫生论	傅兰雅	1913 年上海广学会出版	生理卫生
居宅卫生论	傅兰雅	1880 年格致汇编本	生理卫生
化学卫生论	傅兰雅、栾学谦	1890 年上海格致书室出版	生化、营养学
延年益寿论	傅兰雅	1892 年格致汇编本	营养学
治心免病法	傅兰雅	1896 年益智会本	心理治疗

第四节 晚清传教士传播翻译西医书籍特点

晚清时期的传教士借助医学进行传教活动，在西医学传播方面成效显著，贡献很大。他们翻译的西医书籍指导当时中国的西医医疗活动与西医教育，促进近代社会的变化。

---

① 熊月之.晚清新学书目提要.上海：上海书店出版社，2007：129-136.

一　传教士专业敬业，西医译著质量明显提高

明末清初所译西医医书，大部分为西人所作，由于当时传教士翻译者中文水平不高，口述不能达意，缺乏西医医学专业背景，没有相对应的中文医学名词，故医学著述比较粗浅疏漏，晦涩难懂，往往难以理解，内容也是浅显的解剖生理学知识。自合信、嘉约翰、德贞等教会医师来华后，他们具有较好的中文基础，通西医学，掌握医学术语，请中国人做助手翻译，并进行西医医疗及医学教育活动，使翻译西医书籍质量有明显的提高。传教士通过带徒授业，培养一些中国人学习从业西医，这些中国人掌握一定的西方医学知识后，参加译书定稿，提高译书质量。晚清传教士的西医译著大多采取口述、华人助手笔译的方式，译述语言较为流畅，内容也吸收以前医书的成就。晚清传教士译述西医内容涉及领域广，内容有很多是西方医学较新成就方面，促进西学东输。

二　晚清译著西医书籍的文种增多，数量明显增加

晚清传教士译医书已从明末以拉丁、法、葡萄牙、德文等原著所译，转向以英文原著为主，其中合信、嘉约翰以及傅兰雅等欧美教士引用英文原著翻译。随着日本明治维新的影响，许多人士大批东渡留学。一些人在国内短期学习就笔译，到20世纪初译自日文书的数量已不亚于英美的译著。据统计，至1913年博医会（名词和出版委员会）出版了22种医学书籍，江南制造总局翻译馆和益智书会也翻译了近百种。如仅《译书经眼录》报道1902—1904年中所提的译书目录，其中医书6种，生理书7种，这13种中英文的原著为2种，余11种均译自日文。到晚清医学译文统计已难以一一列出篇名译著。[①] 从翻译的文种变化，数量增减，反映近代不同国家文化科技的发展及影响程度的演变。

三　医学译著发行广泛，一书多版

晚清出版医书的商业馆所，除少数外，规模甚小，甚至个人发行。在当时上海、广州、北京、苏州、杭州、汉口等地均可见自刻自印自销者。常常一本西医译著在多所馆、局刊印。如《全体新论》有惠爱医院本、海山仙馆丛书本、墨海书馆本等。《万国药方》有山东刻本，美华书馆石印本等。译著不同版本有时注明译者为同一人，甚至有时两本书名相同，作者相同，就是用纸、开本、序也相同，内容却不同。清末医学译著出版的另一做法，是将译书先以单本刊行，然后在刊物或丛书发表，如《医理略述》先有广州刻本，后在《格致汇编》1891年春季本起连载发表。反之如《化学卫生论》等先在刊物《格

① 陈永生. 晚清西医学文献翻译特点及出版机构. 中华医学杂志，1997（2）.

致汇编》发表后出单行本。一些翻译西医书籍充当新式学堂教材,影响很大。

四 医学译著具有宗教色彩与文化渗透

由于晚清传教士译述西医书籍目的是借助医学进行传教,很多传教士笃信基督教,在著述中掺入一定宗教内容,他们译述的西医书籍有浓厚宗教气息,主要为了传教目的,反映近代西方对中国的文化渗透。合信在《全体新论》中多次出现"上帝""造物主"字句,是"创造天地之一主宰",人脑是"主宰觉悟之司"。嘉约翰在《花柳指迷》中说夫妇是上帝配合,《圣经》云:"行淫必害其身,凡在夫妇之外私合易生花柳症,是上帝对淫邪的惩罚云云。"传教士译述中宗教内容与医学科学相背离,破坏著述译述西医书籍的科学严谨性。

五 西医翻译机构增多,西医书籍印刷发行规模较大

晚清时期外国出版机构不断出现,印刷出版宗教图书同时,也印刷出版大量科技类书籍。

(1)墨海书馆(London Mission Press) 1843年麦都思(Medhurst,1796—1857)在上海开设。它是中国近代第一个印刷所,也是传教士在中国创办的最早和影响较大的出版机构。麦氏觅王韬、李善兰等来沪参加书馆工作。出版医学译著有《全体新论》等。编译《全体功用问答》等一些医学科普读物。用当地方言编写进行科普宣传,用心良苦、可贵。

(2)博济医院、博医会 是合信、嘉约翰创办,除行医外,亦译西医书籍,黄宽以及尹端模等参与译书。以博济医院(局)具名刊行的有:《体用十章》《内科阐微》《西医内科全书》《炎症略论》《皮肤新编》《妇科精蕴图说》《胎产举要》《儿科撮要》《眼科撮要》《割症全书》《花柳指迷》《增订花柳指迷》《西药略译》《化学初阶》《体质穷源》《实用化学》《内科全书》《病理撮要》《内外科新说》等数10种。1887年成立博医会,出版发行《博医会报》,对传播西医起到重要作用。

(3)美华书馆(American Presbyterian Mission Press) 该馆是长老会出版机构,最初称华经书房,1855年从澳门迁宁波,1860年迁沪,引进当时先进的活字印刷设备,使用了铅字排版,对当时印刷业发展起到推动作用。译刊西医著作有《万国药方》、《眼科证治》等。

(4)益智书会 该书会是1877年成立的"学校教科书委员会"对外的名称,傅兰雅任委员。益智书会所出版的医学卫生书籍中大部是傅兰雅所译医书:《全体图说》《眼科指蒙》《孩童卫生论》《幼童卫生论》《初学卫生编》《卫生学要旨》《治病免病论》等。

(5)广学会(The Christion LiTerature Society for China) 初称同文书会,是基督教的出版机构,1887年在上海成立,主要翻译政史类的译著。广学会出版的医学译著有《化学卫生论》,还在其出版物上登载戒烟、戒酒等卫生科普方面的编译文章。

第三章

近代中国人西医传播著述

第一节　近代中国人西医传播著述概况

一　近代中国人西医翻译者的培养成长

明清之际的中西文化交流形成高潮，当时来华的传教士为了传教，以传播西方科学为手段，传教士翻译大量的西医文献。传教士利玛窦、爱儒略、巴多明、汤若望等人把西方医学传到中国，最早是从人体构造和解剖学知识开始的，他们著作中都有涉及人体构造的内容，介绍人的神经、血液循环、感觉器官和内脏功能等。但是当时西学传播有限，主要在上层社会，中医仍是清朝主流医疗，中下层民众接受西医治疗很少，影响比较有限，由于没有西医院及西医学校，极少有中国人学习西医，参与翻译西医文献的中国人极少，因此主要是外籍人士。到 19 世纪中叶，随着鸦片战争后，国门大开，西学东渐，出现很多通商口岸，传教士等在通商口岸建立教会医院、学校，培养一些中国人学习西医，成为医师，传教士中的医师办医院、行医，在医院建立西医学堂，如广州博济医院，就在 1866 年建有博济医校。1879 年美国基督教圣公会建立，设立圣约翰医学院。1906 年美国雅礼协会在中国建立西医院湖南湘雅医院，1914 年建立湘雅医学校。由于在华教会西医院增多，西医教育的开展，国人就诊逐渐增多，西医在中国的地位不断提高，国人中的西医学人才不断成长。中国学者不但学到西医技术，外文水平也不断提高，在西医书籍翻译著述方面成就不断扩大，改变以传教士外籍人士为主体的局面。早期中国医师尹端模等已能独立翻译医书，有《病理撮要》《儿科撮要》《胎产举要》等。此后，出现华人为主译，西人为校译的趋势，如《医理略述》为尹端模译、嘉约翰校译。随着留学人员回国，促进了国人翻译医书的发展。黄宽获英国医学博士回国，1857 年到博济医院与嘉约翰对一些医学教材和书籍进行讨论和定稿。同文馆、江南制造总局翻译馆相继成立，国内培养的翻译学者和留学回国人员，在与西人合作译医书中,中国人在翻译介绍西医传播中作用逐渐占据主体地位,一批集西医医疗、翻译、著述为一体的中国人士出现,他们热心西医医疗技术与西医书籍文献的翻译,将其作为救国救民的西学介绍到中国,从科学救国到医学救国,将西医作为科学来崇尚。

二 晚清近代国人译述西医书籍概况

晚清民初随着西学传输的深入,国门开放,留学的扩大,国人翻译著述西方自然科学书籍比重不断地增大,已经逐渐改变主要由传教士、外籍人士翻译著述自然科学书籍的状况,出现一批科学家、医学家,如徐寿、华衡芳、赵元益、丁福保等人,具有较强专业知识技能与爱国热情、科学态度,对于西方科学的翻译著述也在此时达到一个新的水平。

根据有关近代书目记载,晚清到民国,中国人翻译著述的西医书籍显著增加。如江南制造局翻译馆翻译出 180 种西方书籍,社会科学 21 种,自然科学 37 种,医学 12 种,农学 11 种,军事科学 41 种,船政、工程、矿学 30 种,工艺制造 28 种,西方医学书籍为《儒门医学》〔(英)海得兰,Fredrick W. 撰,(英)傅兰雅译,赵元益笔述〕、《西药大成》〔(英)来拉、海得兰同著,(英)傅兰雅译,赵元益述〕、《西药大成补编》〔(英)来拉撰,傅兰雅译,赵元益笔述〕、《西药大成中西名目表》〔(英)傅兰雅译,赵元益笔述〕、《新译西药新书》(舒高第口述,赵宏笔述,1912 年)、《内科理法》〔(英)虎伯撰,舒高第译,赵元益笔述〕、《产科》〔(英)密尔撰,舒高第译,郑昌琰述〕、《妇科》〔(英)汤麦斯撰,舒高第译,郑昌琰述〕、《临阵伤科捷要》〔(英)帕托撰,舒高第译,郑昌琰述〕、《济急法》〔(英)舍白辣撰,秀耀春译,赵元益笔述〕、《保全生命法》〔(英)吉兰肥勒撰,秀耀春译,赵元益笔述〕、《法律医学》〔(英)惠连、弗里爱撰,(英)傅兰雅译,徐寿、赵元益笔述〕、《西药大成中西名目表》〔(英)傅兰雅编译,赵元益笔述〕等 12 种著作,[①]比较全面介绍西方医学理论与临床治疗、药物学知识,采取外籍人士翻译、中国人笔述方式,国人在江南制造局翻译馆中译述中地位贡献不断提高,发挥重要作用。晚清徐维则 1902 年《增版东西学书录》记载中国人辑录的西医书籍,包括《医学总说》(舒高第、赵元益,制造局本)、《医理略述》(尹端模辑译,博济医局刻本)、《中西脏腑辨证》(刘廷桢)、《中西脏腑图说六册》(朱少廉,广东刻本)、《中西骨骼辨证》(刘廷桢)、《中西五官经络辨证》(刘廷桢)、《妇科全书》(舒高第译,郑昌琰述)、《眼科书》(舒高第译,赵元益述)、《中西药物表目》(叶意深)、《身理卫生论》(王季烈)、《卫生学问答》(丁福保,常州刻本)、《卫生浅言》(《中国旬报》本)、《卫生汇编》(邹凌沅)、《泰西红十字会年表说略》(孙涂笔述)、《日本

---

① 王韬. 近代译书目. 北京:北京图书馆出版社,2003:722.

赤十字社章程》(罗焕章译)15种①。顾燮光1904年著的《译书经眼录》中记载部分中国人译述的医学书籍20余种,如《生理卫生学》[(日)斋田功太郎著,田吴焌译]、《造化机新论》(出洋学生译)、《妊娠论》(出洋学生编译)、《胎内教育》[(日)伊东琴次郎著,陈毅译]、《生殖器新书》[(美)霍立克著,仇光裕译]、《记忆术》[(日)井上圆了著,梁有耿译]、《中学生生理教科书》[(美)斯起尔原本,何燏时译述]、《高等小学生理卫生教科书》[(日)斋田功太郎著,丁福保译]、《处女卫生》[(美)来曼波斯撒利著,(日)北岛研三译,冯需重译]、《实用卫生自强法》[(日)崛井宗一著,赵必振译]、《高等小学卫生教科书》[(美)项尔构著,章乃炜译]、《齿牙养生法》[(日)四方文吉著,虞泰祺译]、《救急处置》[(日)立宽讲述,王明怀译]等。② 此外中国人高季良译《内科学》《药物学》,汪有龄译《学校卫生学》等,以上书目著录说明晚清民初中国人在西医译述方面已经有一定成就,从依附外籍人士到独立翻译著述,翻译西医书籍的数量与质量不断提高,对于西医在中国的传播发挥较重要作用。

第二节　国人西医著述个案研究

一　西医传播先驱尹端模

华人编译成册刊行的西医著作,首推邱浩川1817年写成的《引痘略》。方以智在1664年著《物理小识》中,曾将西医人体知识专列一章,尹端模是最早独立翻译西医文献的中国医生。尹端模(文楷)是广东人,毕业于晚清李鸿章创设的北洋医学堂,1886年尹端模在广州任美国传教医生、博济医院院长嘉约翰的助手,他在博济医院习医,后任该院助理医师,是近代早期比较有西医造诣的医师。

尹端模曾与孙中山在广州合作行医,孙中山在广州开设东西药局,就以尹文楷之名挂牌行医,发表广告:"敬启者:本东西药局,自敬请孙医生逸仙来省济世以来,甚著成功,以故四乡延聘,日不暇给,本城求诊者,反觉向隅。今特并请尹医文楷来局合办。尹君向在北洋李爵相所设医学堂肄业有年,穷窥阃奥,屡列前茅……凡延请者,祈预到挂号。尹君与孙君,并驾齐驱,皆为国手,久为中外所闻矣。谨此布闻。冼基东西药局谨启。"③孙中山走上反满革命之路,以医术为入世之媒,尹端模独立支撑药局,并

① 熊月之.晚清新学书目提要.上海:上海书店出版社,2007:205-206.
② 熊月之.晚清新学书目提要.上海:上海书店出版社,2007:315-318,322.
③ 王俯民.孙中山详传上册.北京:中国广播电视出版社,1993:41.

支持孙中山的民主革命事业。此后 1895 年因为支持孙中山广州起义失败,尹端模受到牵连避居香港,远赴英国参加考试并取得及格证书,开始在香港执业行医,在香港开设的尹文楷诊所名重当时,办《大光报》宣传支持孙中山的民主革命。辛亥革命后尹端模虽然较早支持孙中山革命事业,与孙中山有同学的深厚友谊,尹端模认为自己是医生,只会看病和教书,始终以治病救人为志向,一生未入政界,淡泊名利,体现那个年代人的志节操守。

尹端模在办报及编译英文医学著作方面贡献卓著。受合信及嘉约翰的影响,尹端模努力学习,译述西书。嘉约翰于 1880 年(光绪六年)创办中国第一种西医学期刊杂志《西医新报》,尹端模在嘉约翰影响支持下,主编《医学报》,在广州博济医局出版发行,是华人自办的第一本医学杂志,对于报导西医学的知识起了重要作用。由于读者少,投稿者稀少,缺乏参考文献,只出了两期便停刊。目前国内已无存刊,据说英国伦敦大英博物馆还存第一期。尹端模出身西医学堂,通西医,熟通中英文,除参与嘉约翰的编译工作外,也独立进行翻译,译有《医理略述》二卷、《病理撮要》二卷(1892)、《儿科撮要》二卷(1892)、《胎产举要》凡二卷(1893)。他还参与嘉约翰《体质穷源》《病症名目》《炎症略论》《皮肤新编》的编写。[①] 成为较早参加西医学文献翻译的中国医生,为西医学理论知识在广东以至中国各地的传播作出了贡献。

尹端模译述以下西医书籍:

(1) **医理略述·二卷;广州博济医局,1892 年(清光绪十八年),一册,格致汇编本;(美)嘉约翰口述,尹端模笔译。**

首综论西医致病原理与治法,次论消化、吐剂与呕吐,小肠上回部消化。[②]

(2) **病理撮要·一卷;光绪十八年博济医局刊本,二册;不著撰人名氏,尹端模译。**

凡有病无名之证,中医概以"瘰疾"名之,此种证候必有依附化生之物,观此可知其要。

(3) **胎产举要·二卷;光绪十九年博济医局刊本;(美)阿庶顿辑,尹端模译。**

上卷论胎,下卷论产,皆设问答以明其理,可谓详备,惜译笔欠显达。

(4) **儿科撮要·二卷;光绪十八年博济医局刊本,二册;不著撰人名氏,尹端模译。**

是书与《病理撮要》俱为岭南尹文楷笔译而未载撰人,盖据各西书撮其要也,书中辨症皆设为问答,间列药方,甚为详便。[③]

尹端模独立翻译的西医书籍,主要偏重临床病理与治疗,尤其是儿科、妇产科方面

① 刘泽生. 早期医史学者尹端模. 中华医史杂志,1998(3).
② 张晓. 近代汉译西学书目提要. 北京:北京大学出版社,2011:550.
③ 熊月之. 晚清新学书目提要. 上海:上海书店出版社,2007:129-132.

的辑要,采用问答形式,简明详备,辨明病症症候,列出对症药方,实用详备,对于当时西医医师临床诊治具有针对性作用。

三　西医著述名医赵元益

赵元益(1840—1902),字静涵,江苏昆山人,出身世代书香之家,藏书丰富,曾在江南乡试考中举人,见右上图。赵元益表兄为数学家华蘅芳,他也向表兄学习算学、医学。因母亲和外祖父先后故去,赵元益立志学医,青年时在一藏医书甚丰的亲戚家读大量医书,研读《内经》等数百种医书,通晓医术,为人治病屡有奇效,后曾到沪开业。

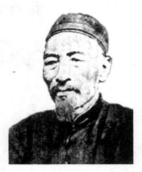

赵元益

1865年曾国藩倡办,李鸿章负责江南机器制造总局附设翻译馆,专门翻译西书,见下图。华蘅芳在翻译馆工作,邀赵元益同往译书,1869年赵元益应聘到江南制造总局工作。翻译馆所译之书主要为关于算学、化学、物理、矿业和军事、医学方面的。赵元益独立及合作翻译了许多科学著作。所译书籍以医学为主,兼及其他方面。江南制造局所译医书大多出自他的笔下,与传教士傅兰雅合译医书较多,约有10余种,影响很大。1890年随清大臣薛福成出使英、法、意、比4国3年多,被派往德国向著名德国细菌学家科赫学习。罗伯特·科赫1876年培养炭疽菌成功,为全世界研究细菌学奠定基础。根据清代薛福成《出使英、法、意、比四国日记》记载:"前因柏林医生寇赫(即科赫)新得疗治痨症之法,系用金锈制成药浆,

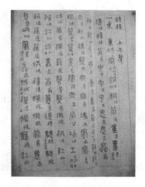

赵元益翻译的医书

可杀痨虫,且能不使此虫复生,各国皆遣医官往习其法。洪文卿星使(本文作者按:指洪钧)来书,谓英、德两馆宜各派一医官往学,并当派一德文翻译为之传话,若果得其秘要,行之中国,从此华人患痨症者,均有起死回生之望。余派医官赵元益静涵,驰往柏林,派翻译学生王丰镐省三伴之往……",①通过历史记录,赵元益是我国第一个会见过科赫的人,可惜未能有更详细记载。他曾任格致书院的书董及教员,出使英、法、意、旅海外期间仍不间断译书工作,在伦敦中华使馆为嘉约翰《割症全书》新刻版作序,为译述西医书籍孜孜不倦辛勤劳作。

赵元益所参加译述的医书质量较高,他笔述的医书主要有《儒门医学》《保全生命

---

①　薛福成. 出使英、法、意、比四国日记. 长沙:岳麓出版社,1985.

论》《法律医学》《内科理法》《济急法》《西药大成》《西药大成药品中西名目表》《医学总论》《眼科书》等等，署名为笔述，实际为成书执笔者，翻译的西医书籍具有较高水平，是当时中国人翻译西医书籍比较专业详备者。

赵元益翻译的西医书籍主要有以下几个方面：

（1）综合性医书，涉及基本医学知识以及治疗方法，比较通俗全面，如《儒门医学》。

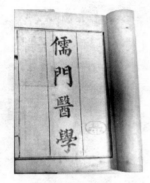

《儒门医学》

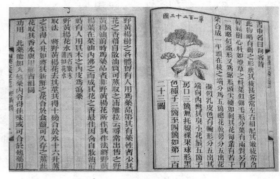

《西药大成》

儒门医学·三卷·附一卷

（英）海得兰（Headland, Fredrick W.）著，（英）傅兰雅译，赵元益笔述，徐华封等校

上海制造局刻本，1876年（清光绪二年），1879年（清光绪五年），四册；上海著易堂清光绪中印本；上海鸿宝书局石印，1902年（清光绪二十八年），二册

原书为英国医生海得兰1876年著 The Medical Handbook（医学袖珍），卷上论养生之理，述及光、热、水、饮食和运动与人的健康的关系；卷中论治病之法，述及中风、脑炎、脑伤风、羊头风、酒狂、肝炎等128种疾病；卷下论方药之理，包括醋酸、硝镪水、碘、鱼肝油、巴豆油等139种。附卷包括"慎疾要言""病症大略""简易良方"三篇专论，以及"中西药物名目表"，列300多条药名称，中英文对照。[①]

《儒门医学》是比较全面的卫生普及性读物，浅显明白，通俗易懂。书分上、中、下三卷，约10余万字。上卷"论培养精神以绝病源"，内容论述空气、水、光、热、饮食、运动为"六要理"。人如果注意这些要理在生活中的正常运用，就可以有效预防疾病，减少疾病的发生。中卷"论治病之法"，主要论选脑伤风、脑炎、中风、痛风、胃不消化、肠炎、便秘、痿、黄疸、肝炎、肺痨、咳嗽、伤风、淋、瘰疬、疟、霍乱吐泻、口疮、喉炎以及乳

---

① 张晓.近代汉译西学书目提要.北京：北京大学出版社，2011：536.

痛、惊痛、白带、水痘、痘疹、疹、痧等95种病症的症状和治法。附13种急救症治,如骨折、流血、狂犬、毒蝎、汤水伤、中毒治法。卷下论方药,计有咸类药,如钾养、炭养等。酸类药,如硫酸、醋酸、果酸、镪水、硝镪水。收敛药,如白矾、铅散、锌等。改血药,如汞、碘、硫黄等。其他有发汗药、吐药、泻药、化痰药、安神药、利小便药、补火药、补药、杂药等。各类药凡药物之有毒者,均加注明,并有附方。该书另有附卷,包括"慎疾要言""病症大略"和"简易良方"几部分。"慎疾要言"主要论述疾病预防,指出:"应懂得自保其身,当有病时请医调治已属下乘,谨慎于无病之时,可无烦求医。"①为此提倡居室、环境要讲卫生,食物饮水要保持清洁,注意营养需要等,《儒门医学》涉及全面,具有卫生普及与医疗的双重性。

(2)关于医疗专科的著述,包括《内科理法前后编》《济急法》《法律医学》。

①《内科理法前后编》,此书专门撰述内科疾病症状根源与治疗方法。

内科理法前编·六卷;内科理法后编十六卷,附药品分类并药方一卷

(英)虎伯著,茹合、哈来参订,赵元益述,舒高第译;制造局本,十二册

脉、因、证、治四者之中,是编于因、治二端最所着意,前编统论病源与医理,后编习练医事,附卷分类三十有三,列方三百有一。② 对于内科诸病症的治疗颇具临床实用性。

《内科理法前后编》,包括总目六卷、"专论病症"十卷、附一卷。署名是"英国虎伯撰,茹合、哈来参订,慈溪舒高第口译,新阳赵元益笔述"。为江南制造总局刊版。全书约40万字。书前有序称:"此为医家常用之书,即将医家应知之事包括于一书之内",又称:"行医最要之事,即一见病人,即知其病之属于何种"。本书《内科理法前编》着重讲述病源与总治法,《内科理法后编》则分论各病及查验法。

《内科理法前编》卷一主要论述"平人与病",记载男女长幼自然生命之理。卷二主要论述"死之根源",论重病危及生命之理。卷三论"全体、功用与病论"。卷四论"察病有分外之证据与兆",主要论述消化、溺、呼吸及尿等症状现象。卷五论"保身法"。卷六为"医道总论",主要论养生之道和用药。全书每讲一问题作为一款,共论一千零九十五款。

《内科理法后编》,卷一论述"身体情形"。卷二论"有界限之病",如血积聚、流血、水肿、皮肤生炎种种。卷三至卷五,论各种发热病与传染病。卷六论不发热类疾病,如瘰疬、骨软曲、风湿、痛风等。每种疾病均分释名、发明、证据、结末、病论、根源、病势、治法、预防法等项,分别讨论。

---

① 赵璞珊.赵元益和他的笔述医书.中国科技史料,1991(1).

② 熊月之.晚清新学书目提要.上海:上海书店出版社,2007:130.

《内科理法后编》卷十专论各种疾病,体例和《后编总目》相似。按分别、证据、结末(预后之意)、病势、决病、根源、治法等项分别叙述,另外各种病症区分则按类分别,如分脑髓之病,心功用之病,总气管之病,口、喉咙、食管之病,内肾之病,以及五官、皮肤、妇女、儿科病等。上述各类病症复加详细分别,如脑髓之病,包括头痛、脑生炎、脑胞膜生炎、脑上有水、中风、脑髓久延病等。值得注意的是该书包括许多流行病或传染病的历史资料,如该书卷三"耐行伤风"条记载体:"证据:与寻常防风之据相等,憔更重耳,忽然极乏力……","根源:向病之根源,男子中年,更多者老年……","时疫之案,在下所记时行伤风之年份则为时疫,西历一千五百十年,一千五百五十七年,一千七百二十九年,一千七百三十三年,一千七百四十三年,一千七百六十二年,一千七百七十五年,一千七百八十二年,一千八百二十年,一千八百三十七年,一千八百四十一年,一千八百四十四年,一千八百四十七年,一千八百五十一年,共发源处似在东方。若干时之后,在欧洲北边显出,从此向西至英国,向东南至法国、西班牙国、意大利国,而后过大西洋至亚美利加。

其经行之路,与亚细亚之霍乱吐泻相等……澳大利亚近时有此疫,每次累及之人甚多,约为四分之三,五分之四,十分之九。有多牲畜亦然,从此而死者甚多。在城内一兆(此处兆指一百万)人数中,先此病而死者之数,在一千八百四十四年内六十五人……一千八百五十一年内一百五十人。在一千八百四十八年内二百九十五人。在一千八百四十七年内五百七十二人。近时城内一年因此病死者有一千二百五十三人。"[1]这一记载"时疫"指的是世界范围的流行性感冒,该书所记录之流行年份、范围、路线、死亡人数,甚至累及牲畜,颇具有参考价值。其他记英国在1831年至1854年流行霍乱吐泻,记录也很详细。

②《济急法》,此书是关于战地救护的医书,具有很强的实用性。

济急法

(英)舍白辣撰,(英)秀耀春译,新阳赵元益笔述,为江南制造总局刊版,约5万言,附图10余幅。

该书内容包括总论、治伤便法、论各种伤与治法、论流血之原由、用止血之法、淤血伤、冻伤与中暑、焚伤与烫伤、论骨断、骨交节脱或扭伤、论各物在咽喉气管之伤、论各种闷死、论真死之确据、一切解毒法、运送受伤人无力之法、行兵应用衣服器具并照应昏晕之兵等,共15章,所论均属战场急救措施。该书序称:"余于往年,屡与武员兵丁相酬酢,常辅助危险不测之伤,思如有一书能发明治伤之理法,岂非有补于材官!继思著书将有益于众人,则用处更为宽大,故又修改重印之。"该书临床急救应用性很强,阐

---

① 赵璞珊. 赵元益和他的笔述医书. 中国科技史料,1991(1).

述战伤流血说:"如有人受伤流血,须即分辨血从何处而来,抑从回血管而来。若发血管破裂,则其血,有喷射之状。此因随心之跳击而来也,其血色为明红色。如回血管受伤,则其血常流而无喷射之状,而为紫殷色……。"①当时外国不断对我国发动侵略战争,我国战场救护无完整西医论述,赵元益译选这部医书,无疑是具有实际意义的。

③《法律医学》

法律医学,为光绪二十五年(1899 年)江南制造总局刊行

此书二十四卷,附一卷,原署(英)该惠连、弗里爱同撰,(英)傅兰雅口译;前四卷署无锡徐寿译,赵元益笔录;后二十卷及附卷均署赵元益笔述。全书约 30 万言。

《法律医学》的撰述,根据 1880 年英国该惠连、弗里要原序称:"该书历经 5 次修订,现本即根据第 5 次修订本译出。"其所以名《法律医学》,其内容类似我国宋代宋慈著《洗冤录》之意,凡涉及医律案件均属之。该书卷首总论称:欧洲有医学结合律法之书,主要从 1597 年开始,法国则始于 1603 年。英国此方面书籍出版较晚,是 1788 年始有人写出《医学律法初阶》。1801 年苏格兰医士开始有在医学院讲授此课。《法律医学》的内容,从察验尸体、辨验人身年纪、男女开始,依次对真死、猝死、溺死、绞死、闷死、奸、杀、假冒疾病、癫、狂、伤害、冻饿、中毒、火焚、雷击等均有论述。后卷论述各类药物,特别是急救药物和解毒药物介绍尤多,附有案例和图数 10 幅,是一部研究近代法律与医学关系的有价值书籍,也是我国第一部介绍西方法医学的书籍。

(3) 关于养生保健、预防疾病的卫生学翻译著述,主要是《保全生命论》、《水师保身法》,通俗详细介绍西方卫生保健科学知识方法,增进我国民众的近代卫生保健意识素养。

①《保全生命论》

保全生命论

此书一卷,附一卷,(英)古兰肥勒撰,(英)秀耀春译,赵元益述,上海制造局刻本,石印本,一册。

"全书大旨以习劳立志、慎忧虑、节饮食、振兴生命力为保全生命之的,故所论分康宁、人情、呼吸、饮食、工夫、生命力若干节,其言颇可取法。附卷所言人之短处及性情而以随时应变为归束,足补前书之阙,盖作者以养心节欲、立志安分为指归,其言足与吾儒修身俟命、克己复礼相合,不仅作卫生书观也。惜译笔太冗,可删其半。"②

全书约 3 万字,是关于人体自我养护的论述,有如下各题:康宁、人情、呼吸、饮食、工夫、调换、生命力等,另有附卷论人之短处、人之性情、随时应变等条,"康宁"条

① 赵璞珊. 赵元益和他的笔述医书. 中国科技史料,1991(1).
② 熊月之. 晚清新学书目提要. 上海:上海书店出版社,2007:322.

旨:"能得康宁者,生命以外之幸事。强加于生命之上,常人之见识。凡人之身体,犹夫自行自保之机器。""保养身体合得康宁,此为人本分内第一要紧事,因人身不平安,则其他本分具不能尽其职,理虽如此,然人之最忌者,时常躁急,烦恼不能保身,不能却病,且其人忧患太过,必于其身有害。""呼吸"条言:"凡人身内所为之事,最要者为呼吸,如生物停止呼吸,其生命必蹶。空气入肺,即是养气入血内,命血内之浊气分出,此等浊气为血内腐烂之质点,大半为炭氧。""生命力"条言:"生命力有多种根源,大概最要者有四种。一为心神力,二为脑筋力,三为筋骨力,四为消化力。人有藉一力以生者,亦有藉二力、三力以生者。如欲完整无缺憾之人,必须四力俱全而后可⋯⋯。"①这些有关吸养(氧气)呼浊,以及有关生命力之概括,在当时是一种新的知识,对增进国人卫生新知识很有启发意义。

②《水师保身法》

水师保身法

此书无卷数,署名(法)勒罗阿撰,(英)伯克雷译,嘉善程螫、新阳赵元益重译。

全书约3万言,共6章,其中主要论海军在船上的卫生注意事项,如饮水食物包括肉、蔬菜类,个人卫生包括洁身、服饰,公共卫生如除去船舱秽气,以及防止身虚,泄血、防铅毒等。这些论述在我国19纪末海军初建之际,运用西方医学知识,对于海军官兵加强战地卫生保健水平、提高战斗力具有重要意义。洋务时期设立北洋医学堂目的是为加强海军医疗卫生。

(4) 关于西药以及名目方面撰述书籍,包括《西药大成》、《西药大成补编》、《西药大成药品中西名目表》等,详尽介绍西方药物学知识。

①《西药大成》

西药大成

此书10卷,首一卷,(英)来拉、海得兰同著,(英)傅兰雅译,赵元益述,江南制造局本十六册。

此书约30万字,附图200余幅,英国哈来序称书:"屡次增修,造物之机久而愈泄,以割破牲畜试各种药品功用为非是,能集西医之长而不护西医之短。此书从第5次删补印本译出,后哈来重增之条亦择要译补于内,西药之书此为最备。"②

书前有英国哈来序,作序时间为1875年12月。序称:"医士海得兰,助医士来拉,成药品书,第5次增修重印,海君独力成之。医学家无不夸奖其才能,又将增删重印此书,惜海君已作古人⋯⋯前印此书约在8年前,而从彼此至今,医学与药品相关

① 赵元益.保全生命论.上海:上海制造局刻本,光绪二十七年.
② 熊月之.晚清新学书目提要.上海:上海书店出版社,2007:133.

之各事,有大才能之医士,多费心考究之……此次增补药品之功用等说,为余试验者,故能深信而不疑。"该书另有光绪十年(1884年)桐城程祖植序,内称:"西人论药多兼化学,苟扩而充之,可以探寻百物之源可以利五行之用,可以知天地之化育,可以辅相天地之益,虽谓其为神农氏之功臣可也。友人赵君静涵,博学好古,兼通岐黄家言,上海制造局设翻译馆译西书也,聘静涵襄其事,今译成《西药大成》十卷,累致书于余,属为之序。"①

该书首卷主要论采药、拣药、存贮药物之方法,其他各卷则分选药品化学、金石药品、草木药品、造酿发酵、动物药品、药性与功用等,并附刊按年龄配药之比例,毒药与解毒药等。书中并记有1858年英国设立医学律法和制药规范,在1864年英国有《大英全药品书》,医士无论何处药肆配药均无差异。此书于1867年重订,全英遵照。此书初印约在1867年,经5次增修重印,赵元益笔述的书,即为第5次修改之本。19世纪下半叶,西方医学正在日新月异的进步,几乎年年都有新药发明制成,故该书也几乎年年都在补充修订,反映了19世纪下半叶西方药物学的发展状况。赵元益译成时间,距离哈来之序将近10年,难以反映当时西方的最新药学成就,但是首次详细介绍到我国的西方药物专书。

②《西药大成补编》

西药大成补编

此书10卷,(英)哈来撰,(英)傅兰雅口译,新阳赵元益笔译。为江南制造总局刊版,约10余万言,此书刊有"光绪甲辰(即1904年)江南制造局刊"的印记,距离译于光绪二年《西药大成》,已有28年。

该书之所以称"补编",并非在药物种类方面进行补充,而是详细记述如何存贮药料,各种药物特性、功用、开方规矩、开方配药等。特别指出:一是"开方写字之时不可与病人及旁人相谈","写毕后必先自己细看一遍,然后交与病人";二是"方上必记其名(病人)与住处、日期";三是"西医开方必用拉丁文,而不可用简写之法";四是"如所定之服数分外大者(本文作者按:指剂量很大之意),则医士应用法指明用大服之故,令配药者放心。"②诸加此类在临床实际上常出现问题的细微地方,本书都有详细论述,因此临床应用性很强。

③《西药大成药品中西名目表》

西药大成药品中西名目表

此书一卷,附人名地名表,(英)傅兰雅译,赵元益述,江南制造局刊本,一册。

① 赵璞珊. 赵元益和他的笔述医书. 中国科技史料,1991(1).
② 西药大成补编,光绪甲辰江南制造局刊.

本书列以西文对以中文，专为查阅《西药大成》而设，人名、地名凡他书所常见者都有记载。此书未记撰著者，共载药品名 3 000 余种，分载中西文字，约 10 万字。本书前有说明称："此表载英国医士来拉著《西药大成》一书内各种药品名目，并有化学料与植物、动物名，其中拉丁与英文具依字母排列，便于用此书查考……初译此书兼造名目，自起手迄今已逾十二载，只为试验故不免有弊……光绪十三年（1887 年）夏四月江南制造总局排印。"①从文字可见是赵元益笔述，《西药大成》时附带记录的。《西药大成》译述时间应在光绪二年（1876 年）左右。这 3 部译著奠定西医药学在中国的传播基础。以 10 余年时间孜孜不倦关注西方医药的变化，赵元益对于西方医药学的了解和勤勉治学精神深可钦佩。

此外赵元益还翻译了许多军事和科学著作，《爆药纪要》六卷、《光学》三卷、《行军测绘》十卷、《冶金录》三卷、《海战指要》一卷、《测绘海图全法》八卷、附录一卷，《数学理》九卷和《临阵管见》等书。赵元益译述 200 多万言，从事翻译 30 多年，对于近代西学传输，尤其是西医传播做出重要贡献。从赵元益译述可见近代我国知识界在"师夷长技"的思想指导下，尽力汲取西方科学知识，赵元益所翻译的医书已经具有较高质量，在医学内容、术语、方法等方面颇有造诣。它反映了十九世纪我国医学之进展，对于促进我国医学和科学进步发生很大作用。

四 西医著述集大成者——丁福保

1. 丁福保生平概述

丁福保（1874—1952），字仲祜，号畴隐，江苏无锡人，为 20 世纪初著名的翻译家，其中以医学及佛学书为主，见右图。他生于清同治十三年（1874 年），1895 年他考入江阴南菁书院，1898 年肄业，随后在无锡俟实学堂任算学教习 3 年，1901 年赴苏州东吴大学学习肄业，又转上海江南制造局工艺学堂学化学，后入洋务派人物盛宣怀所设东文学堂学日文和医学。1903 年丁福保应张之洞之聘赴京任京师大学堂

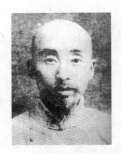

中年时期的丁福保

算学、生理学教习，3 年后辞归上海。此后因病，他向赵元益学习医学，赵精通中西医学，故丁福保亦兼通中西医学。1909 年丁福保应两江总督端方医学考试，获最优等内科医士证书，深获端方与盛宣怀的赏识，被委派赴日本考察医学。在日本，他考察了帝国医科大学及附属医院、青山医院、千叶医学校等，参观了解剖室，X 光室，内、外科室，镜

① 赵璞珊. 赵元益和他的笔述医书. 中国科技史料，1991(1).

检室。归国后,在上海设医学书局,办医院,建疗养院,为人诊病历时 20 余年。52 岁后,乃专心著述,刊印书籍,在医学、文字学、佛学、古钱收藏研究、数学等方面做了大量研究工作,编撰出版了数量惊人的著作,以其渊博的学识,精深的造诣,赢得世人的赞誉。1952 年丁先生在上海平静去世,无疾而终。丁福保集医家与学问家于一身,一生著述等身,成就斐然,在文字学、文献学、钱币学、医学、佛学、道学、校勘学等诸多学科领域里都有着较高的造诣,作出了突出的贡献,因而,被人们称为"百科全书式的学者"。丁福保先生一生事业,主要在著述。共计撰著 300 余种,尤其在医学著述方面成就斐然。

西医传入中国后,合信等人译述 20 余种,对西医学作基础的介绍。20 世纪初年,西学东渐之势更加强劲,甲午战争后兴起通过学习日本而了解西方以自强的风气,留学日本、译述日本的西学书籍形成潮流,合信等译述的西医学书籍显得比较陈旧、粗浅,迫切需要新的译著,反映西医学的新知识与学术成果,丁福保适逢其会,在《丁氏医学丛书》总序曰:"近世东西各国医学之发达,如万马之腾骧,如百川之荟萃,磅礴浩瀚,骎骎乎随大西洋之潮流,渡黄海岸,注入东亚大陆,不才肆其雄心,穷其目力,运其广长之舌,大陈设而吸饮焉,岂非愉快事哉? 然吾人虽如千手观音,向医学各科目,悉张其神臂,无一刹那顷之已时,而各学科光怪陆离之新理新法,一若对万花镜之回转循环,使人应接不暇,虽日写五千言,积以数年之久,犹不足尽译其长,以供医林之参考。"[1]

近代西学传入,影响到学术思想文化的变迁,医学也产生巨大变化,传统中医受到近代西医的强烈冲击。"欧风东渐,中国数千年来哲学的医学,一变而为科学的医学,最近 30 年中,新医学的蓬勃,有一日千里之势,推其缘故,中国自从西洋及日本医学输入以后,国人之思想为之一变……"[2]晚清时期倡言西医者渐多,丁福保为其代表提出颇有见地的医学思想,传播近代医学知识,输入近代医学观念,主要体现在以下几方面:

(1) 反思传统中医。丁福保指出中医的理论思想体系缺乏科学性,混沌迷乱,不可精密测治疾病,明确指出其积弊,不适应近代医学发展:"吾国旧时医籍,大都言阴阳气化,五行五味生克之理,如鼷鼠入郊牛之角,愈入愈深而愈不可出。"[3]认为中医不谙人体构造,强以阴阳五行配以人体五脏,缺乏科学:"吾国医学四千年来,谬种流传,以迄今日,不能生人而适以杀人,肺五叶而医者以为六叶,肝五叶而医者以为七叶,肺

---

①　陈邦贤.中国医学史.北京:商务印书馆.民国丛书,1947:196.

②　丁福保.《历代医学书目提要》序.上海:上海文明书局出版,1910.

③　丁福保.内科学纲要序.上海:上海文明书局,1906.

居中而医者以为居右……以五脏强配五色，凡稍知化学者，皆能知其谬也。"①对于中医的理论、治疗方法等方面提出反思。

（2）积极倡言西医的科学性。他主张引进西医学，以纠中医之谬。他认为西医分科精密、科学，剖析人体应讲解剖学、生理学："夫人骨数仅二百余，童稚略授以生理学者，类能言之……古医以张仲景、孙思邈为最，而仲景伤寒论所称之十二经，考诸西洋解剖之学，始知其误。"②他对于西医持积极传入学习的态度："西方鸿宾，来贡神州，我国民应若何欢迎而拜受之也。奈何一孔之医，斥为未达，墨守旧法，甘为井蛙，坐令病夫盈国，死亡接踵，伤心惨目，有如是耶。"③对于西医传入持积极乐观的态度，并亲自以西医方法行医治疗病人。

（3）中西医学会通。清末民初时，大多数思想保守的人对西医持避而远之甚至采取轻视态度，少数思想进步的人又轻视中医。当时"治国医学者，挟其经验之成绩以傲西医，治西医学者挟其学理之新颖以斥国医，若有不可并立之势。岂知中西医学各有短长，吾人与此正宜择善而从。何必强分国际界限以为必不可以会通也哉。"丁福保"治病多奇效，又深信西医学之可据。数年间译撰新医书30余种，更深信外国医方可以参用，而补我之缺也。"④丁福保的著述中会通中西医学，不仅大力介绍西方医学，而且重视与传统中医结合，发挥中医的优势。他著《历代医学书目提要》即著录历代中医学主要著述，又对翻译的西医著作做提要介绍，是融中西医学著述为一体的医学专科目录。

怀着宽和的心态，丁福保参与中日医学文化交流。近代日本得风气之先，明治维新后大力引进西方科学文化，因此随着国门的打开，从日本学习西方科学文化成为捷径。清政府实行"新政"，引进西方文化教育与医疗卫生先进思想技术。1909年丁福保被端方、盛宣怀派到日本作为医学专员考察日本的医学堂、医院的课程规章、医学改革状况与中医药的运用，考察日本孤儿院、养育院的规章建制等，以对晚清当时办新式医学堂与医院、慈善养育院等提供经验借鉴。丁福保等人1909年6月到日本后，首先参观考察东京养育院，了解经费、人员与规章管理情况。丁福保重点考察日本帝国大学的医科大学，拜访二村领次郎教授，参观医学标本室，有胎儿标本、解剖学标本、内脏五官标本、病理标本等，观看人体解剖过程，考察解剖室、X射线室、内科外科诊疗室等，了解医院的工作情况与规章制度。次后丁福保等人考察日本的青山医院与帝国脑医院，主要了解日本精神病与脑病患者治疗疗养情况，参观诊疗室、电气治疗室、病理

① 丁福保.医学补习科讲义绪言.上海：上海文明书局.
② 陈邦贤.中国医学史.北京：商务印书馆.民国丛书，1947：258.
③ 丁福保.内科学纲要序.上海：上海文明书局，1906.
④ 丁福保.中西医方会通序.上海：上海书局发行，宣统二年初版.

研究室、病房、医局等地,认真考察各个方面,认为"青山病院对于精神病患者之设备,尚可谓其不完全乎哉";"帝国脑病院确为医学上之模范的建筑,非他种之病院可比。"①此后参观胃肠病院,院长长与称吉博士接待参观,丁福保回国后译述其著作《胃肠养生法》。其后丁福保参观日本传染病研究所,参观各部门设施,观看先进仪器,了解新的研究成果。他回国后将志贺洁著《传染病论》部分翻译为《赤痢新论》。此后丁福保考察日本冈山孤儿院,作了详细的调查,了解其规章制度、建筑与办院情况,对于创办慈善养育院具有很大帮助。丁福保的考察活动,在当时引起很大关注,报纸予以隆重的报道。丁福保回国后,目睹日本医学改革成果、发展的状况,撰写《日本医学记》:"开始介绍日本医学的先例,不断将心得传之于书册,行文通畅"。丁福保自述:"考察日本医学,见到它发达的情形,再回头到过去,因自身的病弱而走上学医的途径时,真使我万分的感动,这数十年我所主张与实践的卫生第一,健康第一,也可以说是受这二方面的影响所致。"②他认为借鉴日本经验改良中国医学比较便捷,主张全面引进西方近代医学,了解日本中医学与中药使用情况,促进中日医学文化的交流发展。他创办《中西医学报》,设立中西医学研究会,设立医学书局,编译出版日文西医书籍近百种,介绍系统的西医知识,对西医学在我国的传播贡献很大。

2. 丁福保与《丁氏医学丛书》

丁福保具有先进的学术思想,重视赶上世界先进的医学科技水平,研精覃思于医学,发愤译述日本医学书籍,所译医书多而完备,达到很高水平。丁福保在赴日本考察期间,接触日本之西洋医学书籍,并大量购归,从事翻译。在此前中国已有英国人合信、傅兰雅,美国人嘉约翰,中国人赵元益等翻译西洋医书,但丁福保认为合信等人所译内容浅显、陈旧,仿照日本

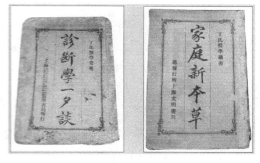

丁福宝译述医书

前野良泽、杉田玄白译过荷兰医学之例,翻译日文西洋医书数十种。1905 年丁福保辞职回无锡致力于译医书,1908 年开始在沪行医并译医书,总共 77 余种。结集为《丁氏医学丛书》,对西医学在中国的传播做出了重大贡献。

丁福保译著西医学丛书,汇集为《丁氏医学丛书》,并作有提要,主要有:

医学通论　《医学指南》《医学指南续编》《医学纲要》,介绍"历代医学之源流,中

---

① 畴隐居士学术史. 诂林精舍出版社,民国三十八年(1949 年):173 - 174.
② 畴隐居士学术史. 诂林精舍出版社,民国三十八年(1949 年):157 - 159.

西医学之分科……欲以医学知识普及齐民"，①《内经通论》《难经通论》《中外医通》《新内经》《内科全书》《内科学纲要》，是学习医学的入门阶梯。

诊断学　《诊断学大成》《诊断学一夕谈》《初等诊断学教科书》《诊断学实地练习法》，介绍西医诊断理论方法，"内容为打诊、听诊、检温、检痰、检粪、检细菌等。"②

医方　《古方通今》《食物新本草》《中西医方会通》《家庭新本草》《化学实验新本草》《药物学纲要》《新万国药方》，主要介绍中西药方及治疗疾病方法。

伤寒胃肠　《胃肠养生法》《赤痢新论》《家庭侍疾法》《新伤寒论》《伤寒论通论》《删定伤寒论》，介绍胃肠疾病与伤寒病治疗理论方法。

儿科妇科　《新纂儿科学》《子之有无法》《育儿谈》《产科学初步》《新译竹氏产婆学》，介绍西医儿科、妇产科学理论与疾病治疗方法。

脑神经科　《脑髓与生殖之大研究》《神经衰弱之大研究》。

生理病理　《生理篇合编》《妊娠生理篇》《蒙学生理教科书》《生理卫生教科书》《生理卫生学讲义》《精印人体生理图五幅》《新撰病理学讲义》《病理学一夕谈》。

传染性疾病　《肺痨病学一夕谈》《肺痨病预防法》《发热之原理》《新脉学一夕谈》《人体寄生虫病编》《花柳病疗法》《喉痧新论》《霍乱新论·疟疾新论合编》《脚气病之原因及治法》。

卫生学　《公民医学必读》《公民卫生必读》《蒙学卫生教科书》《卫生学问答》《实验卫生学讲本》《家庭新医学读本》。

治疗方法　《实扶至里亚血清疗法》《无药疗病法》《身之肥瘦法》《实验却病法》，通过运动锻炼增强体质，增进疾病抵抗力。

医学教科书等：《普通药物学教科书》《医学补习科讲义正续二编》《看护学》《南洋医学考试问题答案》《普通医学新智识》《德国医学丛书》。

此外，丁福保著有《历代医学书目提要》，对《丁氏医学丛书》做详尽提要，对于了解翻译的医书，指导读者学习具有指南作用。

《丁氏医学丛书》通俗易懂，比较全面传播西方医学，具有以下特点：

（1）系统全面。概括西医基础医学理论与临床各科治疗经验成就，集西方医学之大成，西医理论有解剖学、生理学、病理学、诊断学、药物学等；各科有外科学、内科学、妇科学、皮肤病学、精神病学、肺痨病学等；有看护学、传染病学、优生学等；还有关于中西医学会通书籍、医学史等。译述的医书多而完备，他不仅最早系统地引进了西方医学，翻译出版了囊括当时西学的各个医科还包括防疫、保健、营养、护理以及西方医学

---

① 丁福保. 历代医学书目提要. 上海：上海文明书局出版，1910：64.
② 丁福保. 历代医学书目提要. 上海：上海文明书局出版，1910：66.

史、医学教育等西方医学著作 75 种，对传播西医学具有开创之功。

（2）内容新，学术水平高。丁福保选译的西医书籍大多是当时知名医家的新著，体现各科医学发展的新成就，如《梅毒六〇六疗法》是丁福保在 1910 年德国埃利希发明治疗梅毒的特效药物六〇六后不久介绍到中国。他著《喉痧新论》《霍乱新论·疟疾新论合编》介绍西方传染性疾病知识，并对患者防治提供指导。他翻译日人竹中成宽的《肺痨病预防法》（1908 年），撰写《肺痨病一夕谈》（1911 年）和《肺病最经济之疗养法》（1940 年），普及肺病防治知识。

（3）中西医结合。清末民初时出现了西医，大多数思想保守的人采取鄙视态度，少数思想进步的人又因西医而轻视中医。丁福保兼通中西医学，是中西医结合的倡导者，对中医西医不是互相排斥，而是持科学理性的态度，他的译著融中西医学于一书，编制的《中西医方会通》选辑中西医方各半；如治疗小儿口疮：“外国方：硼砂，二分五厘。盐酸加里一分，以水溶解，清试口内。中国方：大青三钱，黄连水煎。”[1]《脚气病之原因及治法》上卷为中医部分，下卷为西医部分。充分体现中西医会通的思想。

（4）实践性强。《丁氏医学丛书》概括西医基础理论知识与临床施治各科，具有较高的实用价值。他所编译书籍较早期传教士的译述更加系统全面，内容新，学术水平高，简要明晰，语言流畅，在介绍普及西医知识，沟通中西医学方面起重要作用。如《实扶至里亚血清疗法》《花柳病疗法》《肺痨病预防法》等，均通俗简明，实用性强。他所译述的医书，获内务部嘉奖及南洋劝业会嘉奖，德国万国卫生会、罗马卫生赛会金牌奖，产生国际影响。

《丁氏医学丛书》在当时评价高，影响很大。同时代人评价认为：“丁氏以前之西医书已有 20 余种，若一一与丁氏书互相比较，则无一可与丁氏书相颉颃者，丁氏书诚空前之巨著也，吾知后世之作医史者，推论医学界改良之巨子，舍仲祜其谁属？”[2]对他作很高的评价。《丁氏医学丛书》系统全面，通俗易懂，简明实用，对于西医学在近代中国的传播以及医疗教育起到重要作用。《丁氏医学丛书》目录，见表 3-1。

表 3-1　《丁氏医学丛书》目录[3]

著　作	著译者	出版年月	出版机构	版　次
新撰解剖学讲义	森田奇次，丁福保	1912		
新内经二编	丁福保	1912		3 版

①　丁福保.中西医方汇通.上海：上海医学书局，1929：27.
②　陈邦贤.中国医学史.北京：商务印书馆.民国丛书，1947：198.
③　无锡史志.2009(5).

著　作	著译者	出版年月	出版机构	版　次
试验卫生学讲本	丁福保	1909		
丁译生理卫生教科书	丁福保	1909		
卫生学问答	丁福保			
学校健康之保护	丁福保			
看护学	丁福保	1933		八版
新撰病理学讲义	丁福保	1910.18		
临床病理学	丁福保	1912.5		
初等诊断学教科书	丁福保	1909		
诊断学大成	桥本节斋,丁福保	1909		
病理学一夕谈	丁福保	1909		
内科学纲要	安腾重次郎,丁福保	1908		
内科全书	河内龙岩,丁福保	1908.7		
近世内科全书	桥本节斋,丁福保	1927		
汉译临床医典	简井八百珠,丁福保	1913.4		
外科学一夕谈	桂秀写,丁福保	1911		
脚气之原因及治法	丁福保	1910.8		
创伤疗法	丁福保			
瘰疬病之原因及治法	丁福保	1911		
皮肤病学	简井八百珠,丁福保	1912.6		
皮肤病学美容法	山田弘伦,丁福保	1916.5		三版
花柳病疗法	丁福保	1909		六版
简明外科学	川村泰次郎	1925.6		四版
传染病之警告	丁福保	1920.10		二版
预防传染病之大研究	丁福保			
急性传染病讲义	丁福保	1910		
免疫学一夕谈	丁福保,徐云	1911		
普通防疫法	川德治郎,丁福保	1929.10		
肺痨病一夕谈	丁福保	1910		

著 作	著译者	出版年月	出版机构	版 次
肺痨病预防法	竹中成宪	1908		
肺痨病救护法	丁福保	1911.2		
新撰虚痨讲义	丁福保	1926		再版
痨虫战争记	丁福保	1912		二版
近世妇人科全书	丁福保	1917.4		二版
竹氏产婆学	竹中成宪,丁福保	1909		
产科学初步	伊庭秀荣,丁福保			
妊娠诊查法	丁福保	1924.8		四版
妊娠生理篇	今渊恒寿,丁福保	1924.8		四版
富氏产科及妇人科学	丁福保	1918.4		
新纂儿科学	伊藤龟治郎,丁福保	1911		
育儿谈	足立宽,丁福保	1909.10		
分娩、产褥生理篇	今渊恒寿,丁福保			
生殖谈	渡边光国,丁福保	1911		
胎生学	丁福保	1913		
药物学纲要	铃木幸太郎,丁福保	1908		三版
药物学一夕谈	丁福保	1908		
增订药物学纲要	丁福保	1914.12		
普通药物学家教科书	系左近,丁福保	1908		
普通药物学教科书续编	丁福保	1909		
西药试验谈	丁福保	1908		
药物学大成	系左近,丁福保	1910		
新万国药方	恩田重信	1914.5		二版
病原细菌学	佐佐木秀一,丁福保	1914.5		
霍乱新论、疟疾新论	丁福保	1909		
人体寄生虫编	小西俊三,丁福保	1911		
赤痢试验谈	丁福保	1910		
近世法医学	田中祐吉,丁福保	1926		

著 作	著译者	出版年月	出版机构	版 次
汉法医典	野津猛男,丁福保	1916		
心理疗法	井上圆了,丁福保			
无药疗病法	系左近,丁福保			
近世催眠术	熊代彦太郎,丁福保	1916		
神经衰弱之大研究	丁福保	1910		
医学指南初续三编	丁福保	1908		
医学纲要三编	丁福保	1908		
新医学六种	丁福保			
医学补习科讲义	丁福保	1908		
德国医学丛书三编	丁福保	1938.7		
中外医通	丁福保	1926		
中西医方汇通	丁福保	1929.5		六版
新伤寒论	宫本叔,丁福保	1911		
组织学总论	二村领次郎,丁福保	1913		
诊断学实地练习法	系左近,丁福保	1909		
临床内分泌病学	横森贤治郎,丁福保	1933		再版
子之有无法	田村化三郎,丁福保	1916		
新本草纲目	小泉荣次郎,丁福保	1933		
医界之铁锥	和田启十郎,丁福保	1911		

3. 丁福保在卫生学方面的主要著述

近代卫生学最早是传教士传播到中国,在近代中国人对西方卫生知识传播过程中,丁福保著述丰富,汇通中西,具有重要的贡献。

(1)丁福保的卫生学著述。丁福保的医学著述有 80 多种,其中大量是介绍西医理论与临床治疗书籍,有部分介绍传播近代卫生学知识。一是关于卫生学知识的普及性著作,其中影响较大是《卫生学问答》,最早是 1900 年由山西武备学堂刻印的,是中国人撰写的第一部卫生学著作。本书依据《保全生命论》《初学卫生编》西方卫生学译著,结合中国中医传统养生与医学著作而写成,书分 9 章,上下两编,上编 7 章,包括总论、全体、饮食、起居、微生物、体操、治心,介绍详尽的个人卫生保健知识;下编 2 章主要论医病浅理和论医学门径,介绍浅近的医学知识。在总论中他开宗明义指出,卫生学是"讲求保养身体之法",阐述简明纲要"脏腑脉络其功用宜略知也,饮食起居其宜忌须研究也,人与微生物终日争战,此物竟之对显也。多用心则脑髓部生长甚速,肉筋部不能耐苦,故体操与治心宜并重也。《素问》曰:'圣人不治已病治未病,不治已乱治未乱',此之谓也,是为上编。既病矣,宜稍知补救,检方书宜稍知门径。韩子曰:'记事者必提其要,纂言者必钩其玄',此之谓也。"①《卫生学问答》以问答形式,浅近通俗介绍近代卫生学知识,附有人体器官图 17 幅,内容将传统中医养生与近代卫生保健相结合,从人的生理、饮食卫生、起居清洁、运动锻炼、心理卫生等方面阐述健康之道,指出养生要旨是重视呼吸、脏腑、皮肤、睡卧、被服、房屋、养心等,主要侧重个人的卫生健康。然而与传统的中医养生书籍不同,《卫生学问答》突破传统养生学的范畴,以西方科学为依据,将西方卫生科学知识纳入养生健康范围,介绍西方医药治疗知识,中西医学入门门径,并提出卫生与国家相关的近代卫生观念:"卫生学与国家大有相关也。美国古兰肥勒所撰之保全生命论曰,没有人具八分精力,因不谨慎而减至五六分,遂不能做八分之功夫,岂不可惜。一家多此等人,则一家穷矣,一国多此等人则一国穷矣。如有人既能保全其八分之精力,又不昏昧度日,不但有益于一身,实则有益于国家。"②他从国家自强的角度阐述卫生的重要性,认为:"有吾身而后有家有国有天下,而后有各种交涉,于是学问兴焉。奢谈平治之学,顾于吾身之生理,先以茫然。是谓本末倒置,故论为学之次第,当以卫生学为首务。欧西各国卫生一门,往往输入学堂功课,家传而曹习之。"故而"广搜博采,辑其精要,设为问答,以授学童。"③此书一版再版,对普及卫生知识影响极大。二是关于卫生学的教材,有 4 种,丁福保译述日本斋田功太郎的《高等小学生理卫生教科书》比较有影响的,光绪三十年初版,全书有 9 章,分骨、筋肉、皮肤、消化器、循环器、呼吸器、排泄器、五官器、神经系,共 36 张图片,把西方生理与卫生结合,指出人体的生理构造与相应的卫生要求,如"筋肉之卫生"包括"适当之食物""适度之使用""压迫之害""烟酒茶咖啡之害""烟酒有大害于筋肉之生长,嗜之者似用以恢复肉之疲劳,其实不然,当用时固能精神亢奋,血液速行,似大得其益,及过后而反受其反动,徒累体力之消耗耳。茶与咖啡其害虽轻于烟酒,然亦以不用为是。"④成为当时影响很大的卫生普及性书籍。

　　丁福保著《蒙学卫生教科书》,以卫生学联系生理学和解剖学,让儿童了解诸如"微生物"之类新名称,将近代卫生知识纳入常识教学,这在中国教育史上具有重要开创意义。三是关于卫生学的专门著述,如食品营养卫生《食物新本草》《家庭新本草》等书,

①　丁福保. 卫生学问答. 北京:文明书局,1900:1.

②　丁福保. 卫生学问答. 文明书局,1900:5.

③　丁福保. 卫生学问答序. 文明书局,1900.

④　丁福保. 高等小学生理卫生教科书. 上海:上海文明书局,1904:14-16.

介绍近代西方营养学与食品卫生的知识,如糖类、脂肪及蛋白质等营养素知识,以及维生素的概念等,较早引入近代食品与卫生的概念知识。养生保健类《用科学来改造中年后之命运法》、《最真确之健康长寿法》等,注重以西方卫生科学进行个人身心保健,改变不良生活习俗方式以求健康。他指出:"我国人何以易于衰老耶,衰老之原因甚多,而由于习惯风气之不良,其大端也。如恃儿孙奉养之习惯,皆为我国所固有,因之皆不思独立自活,不思自己一生劳动生活,此实为使人易于衰老之恶习惯。今之中年以后之人,必须自己奋发,力矫此习。"①主张以冷水浴、运动、饮食、精神调适等方式改善身心。丁福保所著《实验却病法》译自德国体育家都德的《体力养成法》,阐述 19 招哑铃练习法,锻炼筋肉骨骼。总之,丁福保关于卫生健康方面著述很多(详情见表 3 - 2),涉及卫生学原理、预防疾病方法、强身健体的方式等,系统介绍近代卫生科学知识,内容丰富,通俗易懂,多次刻印,影响很大,对于近代卫生学知识的传播,国民卫生观念与行为的改变具有很重要的作用。

表 3 - 2 　丁福保卫生学译著一览表

译著名	译著作者	出版年份	出版者	备注
卫生学问答	丁福保	1900	文明书局	
高等小学生理卫生教科书	斋田功太郎著,丁福保译	1904	文明书局	
普通生理卫生教科书	丁福保	1909	文明书局	
蒙学卫生教科书	丁福保		文明书局	
学校健康之保护	丁福保	1911	译书公会	
化学实验新本草	丁福保	1909	医学书局	
食物新本草	丁福保	1913	医学书局	
胃肠养生法	丁福保	1910	文明书局	
肺痨病预防法	竹中成宪,丁福保	1908	医学书局	
食物疗病法	丁福保	1939	医学书局	
实验却病法	都德著,丁福保译	1909	文明书局	
用科学来改造中年后之命运法	丁福保	1941	医学书局	
卫生延年术	丁福保	1940	医学书局	
怎样创造我的健康生活	丁福保	1942	医学书局	
现代最真确之生命观	丁福保	1942	医学书局	

---

① 　丁福保. 用科学来改造中年后之命运法. 医学书局,1941:1.

续表 3 - 2

译著名	译著作者	出版年份	出版者	备注
最真确之健康长寿法	丁福保	1944	医学书局	
怎样调理使你身体强壮	丁福保	1941	医学书局	
老人延年术	丁福保		医学书局	
衰老之原因及其预防	丁福保	1940	虹桥疗养院	
预防传染病之大研究	丁福保	1911	文明书局	
自然疗法	丁福保	1934	医学书局	

（2）丁福保译著的卫生学书籍的特点。丁福保译著的卫生学书籍具有鲜明特征，一是内容全面，内容浅近，通俗易懂，容易被大众接受，社会普及性较强，价格低廉，出版发行量较大，反映当时卫生学的水平，而且有利于卫生知识的普及教育。如《卫生学问答》出至 16 版，所编《蒙学生理教科书》，更发行达 10 万部，影响很大。与清末传教士等人著述的卫生类著作相比，如英国人傅兰雅译著《化学卫生论》《初学卫生编》《居宅卫生论》，美国人嘉约翰译著《卫生要旨》，中华博医会出版《公众卫生学》等，丁福保译著的卫生学书籍更加通俗浅近，普及性强。二是著述数量多，题材广，既有卫生学原理著述如《卫生学问答》《预防传染病之研究》，有卫生教科书《普通生理卫生教科书》《高等小学生理卫生教科书》，也有卫生保健读物《食物疗病法》《老人延年术》等，形成有系统的卫生学著述，对于社会的近代卫生启蒙教育起到重要作用。三是卫生学著述中西融合，将传统的中医养生学与近代西方卫生学相结合，已经具有近代卫生学的雏形。丁福保在《老人延年术》中指出老人延年，要重视传统中医养生法，求闲适，自足，寄情山水，实行静坐等，修养身心，指出老人饮食："古来养生之法，皆以每食不可太饱为戒，以食止于八分为宜。"①继承发展传统中医养生的思想与方法。《用科学来改造中年后之命运》则主张以西方卫生科学进行中年保健，提出重视荷尔蒙、内分泌器官变化，改善高血压、动脉硬化状况，注意食物热量、维生素对人体影响等，几乎是近代卫生科学知识结构。这既与丁福保兼通中西医，汇通中西的学术经历有密切关系，也反映当时社会转型时期传统文化与近代科学的交融与冲突。在传统与西方文化的碰撞中，当时国人力图调和中西，汇通中西医，丁福保是其中代表，他的卫生学著述力图将传统中医养生与近代西方卫生科学相融合，反映时代的特征。

（3）丁福保卫生学传播的影响。丁福保学贯中西医，他的卫生学著述具有重要的科学普及作用，数量多，内容丰富，通俗易懂，宣传普及卫生科学，促进近代卫生科学教

---

① 丁福保. 老人延年术. 医学书局，1940：3.

育。晚清以来,西方卫生学知识传到中国,传教士嘉约翰《卫生要旨》、傅兰雅《化学卫生论》较早传输西方卫生知识,但不够系统。丁福保著述的《丁氏医学丛书》较之早期传教士的译述不仅内容新、学术水平高,也更系统全面,篇幅简短明晰,行文流畅,通俗易懂,颇受中医及一般社会民众所欢迎,在普及近代西医知识、沟通中西医学方面起到了促进作用。其次丁福保的著述沟通中西,倡导中西医汇通,著述中除介绍卫生知识外,他还强调中西医结合和普及卫生防病、健康长寿的知识,将传统养生之道与现代健身相结合,促进中西医学的发展,尤其是中医的改良。丁福保致力于翻译日文西医书籍及出版卫生科普著作,1906年他在家乡无锡组织了译书公会,1910年自设"上海医学书局"印刷出版他所编的书籍;同年还创建中西医学研究会,创办《中西医学报》期刊,及时输入境外的医学知识成果,推动上海成为近代医学发展的基地,促进卫生教育与卫生事业的进步。

丁福保对卫生科学的传播,促进国人卫生观念的转变,卫生行为方式、社会习俗的变化,促进卫生行政机制建立与卫生活动开展,也更进一步地促进卫生防疫机制的建立发展。清末民初,关于公共卫生的认识逐渐受到重视,反映在舆论中,近代卫生学的观念已经在中国人头脑产生影响,"卫生学,人当无病之时,气体康强,精神充足,然苟起居不加谨慎,二竖即乘之而生。是以居处必通风,饮食必有节,衣服适其中……。"政府开始重视卫生问题,民国初年,上海、南京、武汉、北京等城市设立卫生局或卫生处,发展城市公共卫生事业,促进卫生的近代化。同时设立卫生防疫机构,防治传染性疾病,处理公共卫生事件,如伍连德设立的东北防疫处等,在1911年举行国际鼠疫大会。总之,从传教士到国人,对于公共卫生改善有诸多见解,产生健康观与卫生论,同时将卫生改造与国民性改造、救亡图强的政治诉求结合,家庭、环境的清洁卫生,与人种、国家、民族的生存发展相关联,卫生与国家政治相联系,形成医学救国论,对于中国近代社会的变迁产生很独到的影响力,值得作进一步深入的探讨丁福保医术精良,行医译书均认真勤勉,是高产的医学翻译家,世人公认其译著不仅"数量可观",而且"质量上乘",曾先后获各种协会奖励,如内务部、南洋劝业会、罗马卫生赛会等奖励。吴葆真评述丁氏译业"诚空前之巨著"。在中医学方面,丁先生撰有《内经通论》、《伤寒论通论》等30余种。丁先生原拟编撰一部囊括经史子集四部的目录学著作《四部总录》,由于卷帙浩大,未能全部印出。建国后于1955年由商务印书馆将其中子部医家类提出单印,为《四部总录医药编》,著录医书1 500余种,为中医文献研究的一份宝贵而翔实的资料工具书。丁福保不仅最早系统地引进了西方医学,翻译出版了囊括当时西学的各个医科还包括防疫、保健、营养、护理以及西方医史、医学教育等西方医学著作共75种,加上有关中医理论、中西医学比较等医书达103种。他还是中西医结合的倡导者,组织了我国第一个中西医结合的学术团体——中西医学研究会,创办了第一张《中西医学报》,是我国最早把中西医学相结合研究的学术刊物。他在刊物上发表各类介绍医学文章 150 多篇,主张用西医改良中医,实现中医的科学化转变。丁福保在我国近代医学文献翻译、医疗活动及医学普及中均有重要地位。

表 3-3 丁福保译述主要西医学著作(清末文明书局出版)

序号	著 作	册数	著译者	出版者	出版地	出版年份(年)	定价	备注
	医学指南			文明书局	上海		3角	
	实验却病法		德国山都氏	文明书局	上海		3角	
	诊断学大成		桥本节斋			1909	4元	
	诊断学一夕谈			文明书局	上海	1910	4角	
	初等诊断学教科书					1909	7角	
	诊断学实地练习法					1909	1元	
	新伤寒论	1	寺尾国平	文明书局	上海		5角	
	胃肠养生法	1	长舆称吉	文明书局	上海		7角	
	赤痢新论	1	志贺洁原本	文明书局	上海		4角	
	新纂儿科学	1	伊藤龟治郎	文明书局	上海		1元2角	
	子之有无法	1	田村化三郎	文明书局	上海	1906	3角	
	育儿谈		足立宽	文明书局	上海		4角	
	内科学纲要		安藤重次郎	文明书局	上海	1906	2元5角	
	内科全书			文明书局	上海			
	产科学初步		伊庭秀荣	文明书局	上海		7角	
	新译竹氏产婆学			文明书局	上海		6角	
	喉痧新论			文明书局	上海	1910	2角	
	霍乱新论、疟疾新论			文明书局	上海	1909	2角	
	花柳病疗法			文明书局	上海		7角	
	肺痨病预防法		竹中成宪 寺尾国平	文明书局	上海	1908	5角	
	脚气病之原因及治法			文明书局	上海		6角	
	人体寄生虫病编		小西俊三	文明书局	上海		7角	
	生理篇合编		今渊恒寿	文明书局	上海		8角	

序号	著 作	册数	著译者	出版者	出版地	出版年份(年)	定价	备注
	妊娠生理篇		今渊恒寿	文明书局	上海		7角	
	生理卫生学讲义			文明书局	上海		5角	
	生理卫生教科书		高桥本吉	文明书局	上海		7角	
	脑髓与生殖之大研究		黄森若	文明书局	上海		4角	
	神经衰弱之大研究	1		文明书局	上海		3角	
	病理学一夕谈	1		文明书局	上海		3角	
	新撰病理学讲义	3		文明书局	上海		4元	
	药物学纲要			文明书局	上海		1元5角	
	中西医方会通			文明书局	上海		2元	
	食物新本草			文明书局	上海		6角	
	化学实验新本草			文明书局	上海		1元4角	
	普通药物学教科书			文明书局	上海		1元6角	
	新万国药方			文明书局	上海		3元	
	家庭侍疾法			文明书局	上海		8角	
	看护学			文明书局	上海		7角	
	卫生学问答			文明书局	上海		4角	
	公民医学必读			文明书局	上海		2角	
	蒙学卫生教科书			文明书局	上海		1角	
	实验卫生学讲本			文明书局	上海		1元2角	
	中外医通		赤木氏原	文明书局	上海		2元	
	德国医学丛书			文明书局	上海		2元	
	普通医学新智识			文明书局	上海		4角	
	家庭新医学读本			文明书局	上海		4角	
	身之肥瘦法		田村化三郎	文明书局	上海		6角	
	实扶至里亚血清疗法			文明书局	上海		5角	

（丁福保《历代医学书目提要》，上海：文明书局出版，1910 年）

第三节　近代国人著述西医书籍特点

晚清近代中国人翻译著述西医书籍逐渐增多，对于西医学的传播具有重要贡献。

一　译述西医书籍科学性、实用性

清末民初中国人译述大量西医书籍,已经具有翻译西医书籍的主体地位,从依附、辅助外国医学传教士进行医书翻译,到逐渐独立著述翻译医书,是近代西学东输不断发展的结果。在传播西学、参与教会医院、西医教育等医疗活动中,成长出现一批具有医学造诣的医师、医学家,如尹端模、黄宽、赵元益、丁福保等,他们通中西医学,成为译述传播西医的重要力量。由于他们具有医学专业背景与文字功底,从事医疗活动,了解中国实际,所译述医书往往具有较强的科学性、应用性,对于西医在中国的传播做出重要贡献。他们译述的西医书籍与传教士的翻译相比,一方面注重保持西医的科学性,在译述的医学名词概念、内容等方面都更加规范严谨,译述的西医书籍都采用国外西医著作的概念名词,以及相关内容,具有较强的医学专业性,赵元益笔述医书《内科理法前后编》,撰述各种疾病病症,如肾病、食道、五官、皮肤等,名词概念也源自比较专业的西医书籍,因而较规范科学。另一方面更加突出医书的实用性,注重治疗药物、预防等方面,尹端模《医理略述》、《病理撮要》,赵元益笔述医书《儒门医学》、《内科理法前后编》、《西药大成》、《济急法》等,都是具有较强科学性、应用性的西医书籍,对于传播西医知识、促进临床诊治具有重要价值意义。

二　译述西医书籍范围广、著述多、水平高

近代中国人译述西医书籍的范围逐渐广泛,数量多,种类丰富,有医学专著、教材、词典、科学普及书籍等,从译述著述名称内容来看,不仅有医学基础如人体解剖(全体学)、生理学等,包括临床内、外、妇、儿、眼、五官、皮肤等科目,还涉及急救、护理、卫生预防、药物学、法医学、心理学等方面,比之传教士的医学译述范围更加广泛全面,著述数量也大为增加,仅丁福保译述的《丁氏医学丛书》就达到 77 种之多,包括解剖生理、卫生学、病理学诊断学、内外科学、妇产科儿科学、药物学、细菌学、法医学、神经心理等方面,著述种类丰富,数量多,达到较高水平。医学译述水平较高,专业性强,赵元益翻译的《西药大成》,译自英国来拉、海兰德的著述,反映 19 世纪下半叶西方药物学发展状况,是介绍西方药物学比较首屈一指的医药书籍,翔实完备,反映西方药物学发展的水平。

三　译述西医书籍具有较强的通俗性、普及性

由于了解国情,语言文字功底较好,当时中国人著述的西医书籍通俗浅显,适合中国人的阅读习惯,运用中国人的语言特色,具有很强的普及性,如《儒门医学》《卫生学问答》《普通医学新智识》《家庭新医学读本》等,都是对于西医知识的普及性读物。

由于西医教育的发展,翻译著述不少卫生医学教科书,尤其是人体解剖与生理学,翻译著述的教科书从小学到中学都使用,如丁福保译述《解剖学讲义》《生理卫生教科书》《病理学讲义》《蒙学卫生教科书》等教科书,对于国人加强西医医学教育,进行西医医疗活动,发挥重要的作用。同时国人注重科普医学书籍的译述著述,以及教材的翻译著述,很多译述者汇通中西医学,能够有效结合中国的国情实际,发挥重要的西医科学普及社会作用。

四 具有中西医汇通结合特色

由于当时译述西医书籍的中国人通中医学,如丁福保、赵元益等人,西医知识传播到中国,引起中医界的重视探索,一些人试图把中医与西医学术进行汇通,出现中西医汇通派。早年传教士进行中西医的传播,合信编写《医学新语》词典,在《内科新说》中宣传中医药。把中医与西医专用术语进行对照解释,进行中西医的比较。法国人栗理在广东、上海、北平学习针灸,著有针灸学的著作。英国人伊博恩则用分析化学方法研究本草中的无机药物,译述著《本草纲目》《本草新注》《救荒本草》等。此后中国人在传播西医的同时,比较关注中医的发展,1909 年丁福保到日本考察医学,在日本传播中医药文化。他的著述中有部分中西医学知识交融,尤其是关于卫生养生方面的著述,《卫生学问答》以问答形式,将传统中医养生与近代卫生保健相结合,既谈西医关于饮食卫生、运动锻炼、心理卫生等方面,又指出中医养生要旨呼吸、睡卧、养心等,《老人延年术》指出老人追求长寿延年,要重视传统中医养生法,求闲适自足,寄情山水,实行静坐等,同时也注重介绍西医锻炼养生法,如《实验却病法》,就阐述西方哑铃练习法,可以锻炼筋肉骨骼。总之近代中国人的西医著述糅和中医学知识,反映中医文化的特殊背景,对于西医传播的影响力。

五 译述西医书籍具有爱国自强的目的

与近代传教士译述西医书籍主要为了借医传教的目的不同,近代中国人译述介绍西医科学知识的主要目的是为了救国自强,与近代科学救国、医学救国思想一脉相承。自从魏源在《海国图志》书中提出"师夷人长技以制夷"的思想后,传播西学、学习西方技艺以图自强引起中国社会的共鸣,西医也作为西方科学传播到中国,不仅具有医治疾病的作用,更具有保种强国的爱国目的。尹端模、丁福保、赵元益等人都具有较深的爱国情怀,在译述西医书籍中凝聚他们通过传播引进西方科学,追求国家民族富强的心愿。尹端模积极支持孙中山先生发动辛亥革命,赵元益译述《济急法》《水师保省法》,涉及战地救护与海军的保健卫生、军队救护等医学卫生知识,对我国近代军队的保健、提高战斗力具有重要意义。

第四章

近代中国教会医院医疗活动研究（安徽、广东）

第一节　安徽近代教会医院医疗卫生活动

近代教会举办的医疗机构及其医疗活动，对于西医的传输与近代卫生学的传播，起到重要的影响。教会医院将西方的医学技术、医疗设备以及现代化的医院管理方法引进地方，一定程度上解决民众缺乏医药的问题，丰富了民众的近代医疗卫生知识，传播近代西方医学与文明卫生观念，为地方现代医学的兴起、公共卫生的发展奠定了基础。通过地方资料档案，从地方史的角度探讨近代教会医院的医疗活动状况，分析他们对于近代医学与公共卫生发展的影响，促进卫生医疗事业近代化的作用。

一　安徽近代教会医院概述

近代教会在中国"借医传教"，设立众多的医疗机构，多集中在沿海地区通商口岸，如广州、上海、天津、福州等地，对于传播西方医学，推动中国社会的医疗卫生事业发展作出独特的贡献。美国人伯驾1835年到广州新豆栏开设了中国第一所西医医院眼科医院（博济医院前身）。1848年，英国传教士医生合信在金利埠创办了金利埠医院。1898年，美国传教士医生嘉约翰在芳村创办了中国第一所精神病医院惠爱医院。1901年，美国传教士女医生富马利在逢源中约创办了广东最早的妇产科专科医院柔济医院。1901年，两广浸信会在东山创办了两广浸信会医院。1903年，法国天主教会在长堤创办了中法韬美医院。[①] 福建闽南三公会所创办的教会医院多位于厦门、泉州一带及闽西龙岩地区，主要有惠世医院、爱华医院、永春医院、汀州福音医院、漳州协和医院等。广西的基督教会办有广慈医院、北海普仁医院、梧州西医院、南宁道救医院等。四川教会医院有重庆宽仁医院、成都仁济医院、存仁医院等。早期教会医院，为了

---

① 刘桂奇. 近代广州公共卫生事业的发轫[J]. 历史教学，2009(2).

吸引中国病人,排除他们对西医的抵拒,一律免费治疗,结果上门求诊者络绎不绝。教会医院精湛的医术,也赢得了中国人的认可。西医东传和教会医院的创设,使中国传统医疗体系和医事制度开始发生根本改变,促进西医传播与医学的近代化转型。近代安徽经济文化比较落后,医疗卫生条件相对较差,教会医院的建立发展,其本意是为传教服务,由于部分医院建设比较规范,医疗技术设备较高,一定程度改变人们的观念,促进西医的传播发展。

安徽地处中部地区,经济文化比较落后,基督教、天主教的传播比较晚,教会势力渗入没有沿海地区多,但是在长江沿江城市地区如安庆、芜湖,淮河地区如怀远及合肥等地,也出现很多教会医院,进行医疗活动,传播西医及西方卫生科学知识,促进安徽医疗卫生事业的近代化。20 世纪初年,来安徽的神职人员激增,设立教堂及小型医院,行医传教,据不完全统计,近代教会在安徽境内兴办诊所和医院达 74 所,民国时期的安徽公办医院省立医院约 18 所,县卫生院约 74 所,教会医院在安徽医疗机构方面占相当大的比重。早在鸦片战争后,法国天主教士詹有道在五河县办诊所,是安徽最早的教会医院,此后 19 世纪 80—90 年代,法国、美国、西班牙、意大利等国的天主教会、基督教会在安徽地区开设诊所医院,主要在交通枢纽、江岸港口城市、商业中心开设,如芜湖、安庆、合肥、蚌埠、铜陵、当涂、屯溪、宣城、巢县、寿县、舒城等地,规模较大的教会医院主要有:① 美国教会主办的芜湖弋矶山医院、合肥基督医院、安庆同仁医院、巢县普仁医院、宣城友立医院、宿县民爱医院、亳县济生医院、怀远民望医院、和县基督教诊所、芜湖真光诊所、平民诊所等;② 意大利天主教会主办的蚌埠仁慈医院、天主堂诊所,凤阳西堂诊所、东堂诊所;③ 西班牙教会办的芜湖若瑟诊所、天主堂诊所、圣母院门诊所,繁昌圣心诊所;④ 法国天主教会办的砀山怀仁诊所、舒城天主教诊所等 70 多所,[①]教会医院大多设立在经济较发达地区和城市,教会医院多数人员少,1—3 名医师,设备简陋,少数规模大的医院设备较好,制度规范,医疗技术水平较高。其中教会医院存在时间较长、规模较大、管理制度较全、对安徽近代医学影响较大的有 4 所,即芜湖弋矶山医院、怀远民望医院、安庆同仁医院、合肥基督医院。

教会医院诊所向病人收费低廉,困难者免费治疗。教会医院经费主要来自募捐、业务收入与教会资助。蚌埠仁慈医院 1946—1948 年接受国际红十字会及教友捐助物资 50 吨。安庆同仁医院由美国圣公会每年资助 2 700—3 000 美元,根据 1950 年统计,全年业务收入 4.43 亿元(旧币),支出 5.43 亿元,有圣公会的资助,医院收支基本平衡。

教会医院如安庆同仁医院,在当时待遇收入比较丰厚,医院内中国工作人员,待遇

---

① 安徽卫生志. 合肥:黄山书社,1993:320-321.

比一般社会职员高,中国籍护士月薪38枚银元,满1年加4枚银元,满2年增发8枚银元。医师待遇比护士丰厚。蚌埠仁慈医院为医师提供舒适的居室,膳食由医院供应,有牛奶、肉、蛋类,比较丰富有营养。教会医院往往以优厚的待遇来招揽人才,吸引病人就医。

二 芜湖弋矶山医院

1. 历史发展

芜湖基督教弋矶山医院(即今皖南医学院附属医院)属于卫理公会,1887年,美籍传教士医生赫怀仁在芜湖创办弋矶山医院,在芜湖老城西郊,扬子江边的弋矶山办起了一座简陋医院,取名芜湖医院,英文称为 Wuhu General Hospital(缩写 W. G. H),也是安徽省近代史上最早的一座教会医院,见右图。1888年建院初期曾建有一幢两层砖

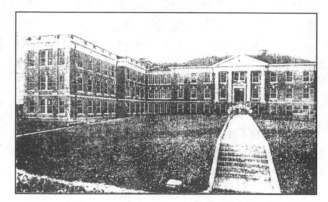

Wuhu General Hospital. M. E. F. B(芜湖中心医院)

木结构的病房小楼,设床位45张,收治男女病人并进行传教活动。由于芜湖当时缺乏西医,所以来就医的人特别多。当时弋矶山医院有几幢平房,医务人员也不多。除了赫医师外,还有著名华人医师钟寿芝。芜湖弋矶山医院创办之初是治病兼传教。因此医院二楼一进门便是医院礼拜堂,每逢星期日,凡医院医师、护士、工友、病员以及院外前后居民自愿参加礼拜,医院大院内除住有医护人员和工友外,还住有中外教士和牧师。后来,南京卫理公会又派来一位美籍江医师接替院长职务。江医师看到就诊病人日益增多,所有平房不够使用,于是向中国煤油公司募集大宗款项,准备建造楼房。约在1910年前后即开始建造医院大楼,后因款项不足,大楼工程只完成了三分之二就停止了。1914年赫氏病逝,由传教士及医学博士、公共卫生硕士包让(Robert E. Brown)接任院长之职。根据传教士记载:"在1888年,安徽第一家医院在这个地方建成,命名为芜湖总医院。它建造得很好,一直被认为是一家很好的医院。它包含了45张床,作者发现它一直接收着各种群体包括妇女儿童以及男人。在1916年,对于新病房的需求变得紧张了起来。了解新病房的需求以及准备工作的预案开始实施。这是全省金融中心以及港口城市中的唯一医院,有发达的轮渡运输,并且濒临长江,这些重要的

地理环境,使它会变成一个近代化产业。因此,中华医学基金会给这个项目投资援助。没有这些资助和建议,现在这个计划的施行会变得很困难。"①1923年,原医院被一场大火彻底摧毁。包氏筹得14万美元,于1927年在弋矶山巅建成一座六层病房大楼,是当时规模比较大的西医院。

医院附设护士学校。院长让上任后做的第一件事就是完成了医院大楼未完成的工程。同时成立了护士学校,定名芜湖怀让护士学校,设有专人负责,并正式加入了中华护士学会。包让任院长时期,设立了医院董事会。郭兴仁、华尔敦(美籍)、李卓吾、万树庸、崔亮功等都是当时的董事。约在1920年前后,美国卫理公会派来一位女外科专家华蔼兰医师到弋矶山医院协助医务工作。华医师医术高超,远近闻名,曾任安徽省立人民医院院长余志义和现任芜湖长航医院内科主任陈耀庭皆出其门下。1980年,已年逾90的华蔼兰医师还从美国专程来到芜湖,她仔细参观了两天,看到医院的规模比她当年在此工作期间扩大了数倍,感到非常满意。②

1937年包让到重庆,传教士、医学博士慕庚扬任院长。抗战时期芜湖沦陷,1942年弋矶山医院被日军占领,改为陆军医院,赶走非日本籍医护人员,专门治疗日军伤病员。内战时期医院有所恢复发展,1946年,医院又归教会接管,联合国救济署调拨一批物资充实医院。1946年南京卫理公会委托芜湖华人中学校长华尔敦代理院长,1949年新中国成立后由皖南人民政府行政公署接管。

2. 医院医疗卫生活动

近代安徽地区医疗教育比较落后,教会医院是建立比较规范的西医院,具有较强的医疗设施与技术水平,管理比较严格,主要对病人进行西医诊治,效果较好,逐渐赢得民众的信任。芜湖弋矶山医院建院初期医疗条件很差,"往时至病院也,夏日则蚊虫满室,冬日则冷气袭人,害症病人以经过露天而得肺炎,以煤炉作为消毒用。"③医院收费低廉,对贫困就医的病人施行免费治疗,受到当时社会中平民的青睐。

弋矶山距芜湖城区较远,四周均系荒野,居民前来看病颇感不便,为了方便居民看病,1917年医院在陶塘南首柳春园附近开设了一个诊疗所,每日下午医院派专车接送医生到诊所诊病。因为这所房子是用铁皮制作,居民称之为"铁房子诊所"。

1923年医院原有的两层病房楼因火灾而全部焚毁,传教及医疗活动受到极大的影响。院长包让筹款于1927年春在弋矶山建成一座六层病房大楼。"每层设床位25张,共75张。第一、二层为普通病房、第三层为特别病房。医院内部有发电机、电梯、

---

① Robert E. Brown, M. S. P. H. The Wuhu General Hospital. 芜湖:弋矶山医院档案室.
② 胡铸人. 芜湖基督教历史的片断回忆[J]. 芜湖文史资料. 第一辑.
③ 弋矶山医院档案室. 芜湖医院报告. 华中年会议录,1931:39.

供暖、自来水及 X 线机。"①拥有 X-射线机等大型医疗器械和条件良好的手术室；开设内、外、妇、儿等临床科室和药房、化验、供应室等医技科室，成为当时省内一流的综合性教会医院。

民国时期的教会医院，除主要从事医疗活动之外，还关注卫生防疫，对于灾害中的传染病控制、疾病防治与教育多有贡献，传播近代卫生观念与知识，开展公共预防治疗救灾活动。1931 年夏季芜湖及周边发大水，遍地灾民。弋矶山医院在芜湖大来公司堆栈及观音寺设临时性的水灾救济医院，医生、护士外出开展防疫注射。收治住院病人 423 人次，门诊 13 379 人次，注射防疫针 14 000 人次，接种牛痘 1 653 人次。1932年夏季芜湖霍乱流行，医院在外面设立临时霍乱医院，收治霍乱病人 262 人次，死亡32 人，开展霍乱预防注射超过万人。②

教会医院开展医疗活动同时注重卫生知识的教育宣传，根据芜湖《大江日报》记载，弋矶山医院比较重视对民众进行卫生防疫知识教育，参加医师 50 余人。1948 年 2月聘请北平协和医学院赖斗岩讲授"结核病之预防"。此后举行"肺结核之治疗"等讲座，③传播医学卫生知识，提高医疗水平。教会医院注重慈善事业，弋矶山医院赫怀仁在 1899 年利用给李鸿章在芜湖的族人治病的机会，向李的侄子李经畬提出想在医院附近李家属地建一义冢，得到李经畬的赞助，把李府所属的弋矶山南坡一块土地赠给医院，设立义冢，以收葬因病死亡而无亲属认领的尸体，从而博得了当时社会的赞誉。

20 世纪 30 年代医院设备和医疗技术等各个方面发展很快，许多刚从国外留学归来的著名中国医生、护士都曾在这所医院工作过，中外医务人员合作，救治不少病人，致使弋矶山医院成为当时一所颇具名气的西医院。日本发动侵华战争后，芜湖教会医院成为沦陷区的"孤岛"，许多居民逃避来院，暂时栖身，医院的业务工作更加繁忙。据1940 年资料统计，全年住院病人 4 000 名，门诊数达 7 万人次。1941 年 12 月 8 日凌晨，日本侵略军来院骚扰，荷枪实弹，封锁所有通道，对医院的中外职工强行训话一下午。④ 珍珠港事件后，日军强占弋矶山医院，改名为陆军医院，收治日本侵略军伤病员，长达 3 年 6 个月，医院破坏惨重。日本投降后医院经过恢复整顿，有所好转。联合国救济署又调拨来一批物资，增加了床位和一些主要设备，1947 年设有床位 250 张，有正式医师 24 人，护士 20 人，护生 46 人，助护 13 人，技术员 8 人，职员 12 人，备有

---

① 弋矶山医院档案室.弋矶山医院志,1985：157.
② 弋矶山医院档案室.弋矶山医院志.//芜湖医院：本院一年来关于水灾之工作.华中年会议录,1932：66.
③ 弋矶山医院档案室.弋矶山医院志,1985：15－16.
④ 弋矶山医院档案室.弋矶山医院发展简史.

200 毫安大型 X-射线 1 台,小型 X-射线机 2 台,显微镜及其他仪器等。全年收治住院病人 2 554 人次,门诊病人 24 519 人次,大手术 216 次,小手术 712 次,输血 108 次,化验标本 17 003 件。[①] 开展有效的医疗活动。

3. 医院建设管理与人才

弋矶山医院在当时皖南长江流域是比较先进、规模较大的教会医院,具有严格规范的管理制度,医疗设施制度比较健全。根据记载,医院设施安排比较合理方便,"大楼的整体形状是字母 E 的样子,中间的部分向后延伸,指向西北。主要的入口以及两端的部分指向南方,稍微偏向东方。两翼中的一个在当时建设,并为 75 个病者提供床位。从正前方看,房屋有 3 层,但是从北边的侧翼看,房屋有 6 层。厨房,洗衣房,机械房在北边侧翼在正前方看到的楼层之下。他们在山边建设,以便三面都有好的光线和通风。

救护车和黄包车在一楼负责接送任务。在入口里面有一个前厅,有很多的座位。病者从前厅右侧的办事处挂号。医生检查室、紧急手术室等在前厅的另一侧。这些房间都有特殊的加热蒸汽管道,所以房间都很暖和。这里病人找医生看病,会立即得到相应的治疗。他会洗浴然后穿上干净的医院服,自己的衣服寄存在对面的过道。电梯也面对着前厅,病者乘电梯到要去的楼层,然后被带到病房。私人病房里的病者通常拥有一个病床和一个浴盆。

在业务办公室和一个通道之后是英文商务办公室,面向一个来访大厅,有两个小的接待参观者和特殊病者的房间,旁边便是医生检查室。整个前厅所展示的就是一种不受约束的场景。这里更像是宾馆和家一样,让病者们很愉悦。芜湖总医院需要更多环境更好的私人房间,这些需求不仅来自中国人同时来自很多外国人。这些病者比普通病房的病者有更多的特权以及更长的探视时间。管理人员会将他们放在一个楼层里。这层病房空间的安排十分复杂,并满足高级住宿条件。每个区域都有帘子隔成独立的空间,有独自的灯光、护士呼叫器,这些是普通病房不具备的。通过以上这些安排更多的病者可以在这样的区域里治病,收入也大大增加。这种安排可以满足一些中产阶级的人士来就医,能够住在比普通病房好的地方。

另一个和常规安排不同的便是提供一个小型的病者厨房。这些设施可以使这些不同的需求在医护人员监视的情况下得到满足。这层楼像其他楼层一样有阳光浴和门廊,其中西边是开放式的,南边是围封的,同时还有便捷通道抵达楼顶花园。

---

① 弋矶山医院档案室.弋矶山医院发展简史.

在外国一些公司的帮助下，芜湖总医院设置了几间特殊的私人病房，像国外大医院一样的装饰环境，配有单独的淋浴间、盥洗室和带有冲刷设施坐便器的厕所以及护士站。每个床边上还有专门联通护士站的呼叫灯和电话。房间里的床、床垫、床单、窗帘以及很多装饰品的选择都使这些病房看上去像个家一般。服务室几乎设置在每层楼最中间的地方。常规的食品提供都来自主要的食堂供给，一些小的食堂则提供特殊的小吃饮料等物品。

护士站包括了护士台、医生办公表、病人图表、电话和护士呼叫指示灯。

穿过走廊的杂物间里有座便器的排水槽、厨房水槽、工作表、器具货架、消毒和换药车。

在大楼很多相同的区域都留有大量的空间来存放床单等。厨房对面的墙上设有大面积窗户，为存放床单的架子提供足够照明。

甚至厕所也刻意设计，"在公共病房和员工厕所来试用下去掉木质座椅的儿童厕所。斯隆冲水阀代替了冲洗水箱。自从安装了 10 寸高的儿童厕所，我们变得很喜欢这个设计，也发现安装了这些的厕所很令人满意。"医疗服务呼叫系统比较完善，"15部电话被装在了大楼的不同角落，方便了各个部门的联系。城市电话线路连通进入了医院开关板，复合区域也有连通的规定。护士呼叫系统通过病者床头的开关控制。病者通过拉亮自己病房门上的一盏灯，同时护士站和走廊里的每个转角处的灯都会亮起。护士通过走道的亮灯找到亮灯的门，从而发现那个病人需要帮助。如有需要，护士站还会增设蜂鸣器。"

手术室设计科学规范、便捷，"手术室位于北边区域 6 层很便捷的地方。大小手术室提供了很多便利。大面积的窗户和斜吊顶保证了从北面的采光，4 个有可调支架和反射器的灯提供了电子光线。两个房间的连接处有仪表柜、暖毯和电源柜。这些对两个手术室同时开放。仪表柜有玻璃门可以让监管护士看到每个房间的进程。每个手术室都有擦洗水槽，因为外科手术要经常监察病人的情况，这样在擦洗的时候可以节约大量时间去观察病人情况。冷热无菌的水通过管道从阁楼的水箱中流入擦洗水槽内。房间加热蒸汽管道和消毒器的管道一样。这里装有普通工具的消毒器，当然对于消毒器具和餐具，规定要求高压消毒。医生的更衣室有厕所，盥洗室和淋浴室，这在夏天是很有必要的。"病房经过特殊的设计规划，"病房的相对宽高比是值得研究的一门课。在参观过的一些医院里，有些病房显得很宽但是很平，还有些病房却显得很高但是很窄。较宽的病房需要较重的主梁，这样显得房子更加扁平。对于一个非教学用的房间来说，一个宽 7 米（21 尺）到 7.33 米（22 尺），到天花板 3.5 米（10.5 尺）的房间让人感觉很宽敞，是一个赏心悦目的比例。"

具有独立良好的加热系统，"整个大楼为蒸汽加热系统。放射器的数量是预先估算好的，所以大楼的部分区域可以达到更高的温度。慈善病房，走道和一些相似的病房温度在 60 华氏摄氏度，私人病房和行政办公室的温度大约在 70 华氏摄氏度。这将节约大量的蒸汽和加热放射器。"

在建筑方面关注医院的需要，"建筑的外墙采用的是红砖，楼面板和楼梯间采用钢筋混凝土结构，所有的楼面板都是水磨石铺设并设有对比边框。所有的门廊都用一种防止刺眼的颜色。水磨石铺层被打磨光滑，墙面也用石膏抹平，这可以防止灰尘的沉积。在中国看到的普通水泥用作表面涂层性能不佳，而且很容易有污点等，不容易保持整洁。拥有金属硬化剂的水泥比普通水泥贵 1/3，使用水磨石成本增加，但是这样很符合医院的地面需求。"①

通过以上当时对于医院设施的记载，可以看出这是当时比较先进的西医院，设施规模在当时堪称一流，芜湖属长江下游比较有影响的医院，其设施设计科学合理，从医疗与病人需要出发，对于今天医院的建筑设计仍有一定的借鉴价值。

医院医疗设施技术比较全面先进，吸纳一批优秀的医学人才，芜湖弋矶山医院聘请著名外科学医师，提高医院的声誉。他们医术精湛，工作负责，深受病人欢迎。同仁医院聘请的孙国玺医生是上海圣约翰大学医学博士，热带病理学专家，后任医院院长。此外美籍医生有华蔼兰、慕赓扬，中国医生有丁永安、陈耀庭等人。医院盛时有中外医生 24 人，护士 20 人，床位 250 张，收治病人 2 500 多人次。开展食道镜、膀胱镜检查，胃、肠、胆、脾脏等手术。② 由于中外医务人员的合作努力，弋矶山医院成为当时颇有名气的医院，救治很多病人。

芜湖医生钟寿芝(1877—1959)于 1904 年毕业于南京金陵大学，1906 年来弋矶山医院与赫怀仁配合行医，他是芜湖地区第一个正式的外科西医。钟寿芝积极从事医疗活动，医德高尚，如在 1923 年春季，医院病房失火，钟氏正在给一个阑尾炎病人进行手术，当时人们纷纷逃离火灾区，而钟氏不顾安危，坚持为病人做完手术才与病人一道离开，刚离开不久，房屋焚毁倒塌。我国著名的医生，肺病学家吴绍青 1922—1924 年在芜湖医院担任内科医师二年余，虽然当时医院设备条件较差，但他还是坚持医疗活动。③

1928 年，芜湖弋矶山医院设立护士学校，由留学美国归来的护士潘景芝任学校校

---

① Robert E. Brown，M. S. P. H. The Wuhu General Hospital. 芜湖：弋矶山医院档案室.

② 弋矶山医院档案室. 弋矶山医院志，1985：161.

③ 弋矶山医院档案室. 弋矶山医院发展简史.

长,有四班学生,约 30 多人,培养医院急需的护理人员。1937 年,护校改名为"怀让高级护士职业学校",以纪念医院的创办人、第一任院长赫怀仁和第二任院长包让。自 1929 年第一届学生毕业,至 1950 年止,持有该校毕业证书的学生总计 18 届,共 147 人。[①]

芜湖弋矶山医院成为安徽民国时期教会医院的典范,无论从医疗设备、技术与建筑、管理、人才,在当时都堪称是一流的西医院,具有人道主义与慈善思想观念,虽然建立医院是为了更好地传播基督教的福音,但在实际上弋矶山医院传播西医的知识、技术与人道观念,影响到中国人对于西医的认识与就医观,促进西医科学在中国的发展。

三　怀远民望医院

1. 民望医院历史发展

怀远民望医院是基督教会医院,1909 年美国基督教长老会美国牧师罗耀南之父维廉先生,以其已故夫人罗巴氏所遗留的资金,在安徽怀远县创办民望医院,见右图。民望医院的建立与怀远近代基督教会发展有密切关系。

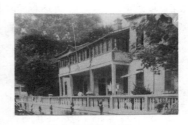

民望医院病房楼

1894 年美国驻南京的传教士就派基督教会的教士沙光亮、陈君、长老会的贺子椿、鲁士清等四人到皖北一带调查风土人情,选择传教地点。经过实地考察,认为怀远县城交通方便,环境幽雅,风景秀丽,以怀远为皖北教会中心点,以便传播福音。怀远成为美国北长老会传教的范围。1897 年初,鲁士清夫妇被南京派驻怀远布道,他们租五间怀远引凤街的迎街门面,门头悬挂一"福音堂"匾额,有十余条长凳,一个简陋的讲台,开始传教。有位中医师刘云锦,原信仰佛教,因常到布道所听道,改

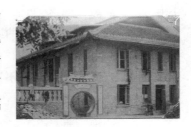

民望医院门诊楼

信基督教。1901 年柯德仁医师、罗炳生、明慕理同董乐亭牧师在怀远建立城关教堂,1902 年 2 月柯德仁主持在引凤街开一个诊所,把布道所、医疗所迁过来,建立怀远教会,举行布道和医疗工作。1903 年 3 月柯德义开办含美学堂,淮西中学的前身。为了发展教会,扩大医院和学校,传教士们在怀远西门和南门外购置大片土地,建筑教堂、医院和学校。1909 年建成小礼拜堂和民望医院,又陆续建起民康医院以及大礼拜堂

---

① 胡铸人. 芜湖基督教历史的片断回忆[J]. 芜湖文史资料,第一辑.

等。怀远基督教会的每处建筑都体现对传教士的纪念意义,民望医院是纪念罗炳生母亲而建的,民康医院纪念中心教堂宣教事工委员会首任主席是顾雷根。以怀远为中心,传教士积极向四面八方传教,1902年传入凤阳,1904年传入宿县,继而蒙城、风台、寿县、蚌埠、五河、嘉山、定远、灵璧、泗县等地,范围影响到整个皖北地区。

怀远的传教士通过学校和医院进行传教活动,教会开办了民望、民康和望康等3所医院,1902年在涡河北岸引凤街首次开办教会医院,不久即迁往县城南门外何云舫的住宅。1909年正式在西门岗建成两层楼房,名为"民望医院",意即为人民所望。日后又逐渐发展,就在楼前又建一座两层楼作门诊部,原楼改为住院部。为使成年男子与妇女儿童分开就医,又在民望医院对门路东建筑一所专收妇女、儿童的"民康医院",两院共置近百张病床,是皖北影响较大的西医院。随着医疗范围的扩大,病号的增多,病床不够容纳,又在民康医院北首买了王姓一处住宅,开办了一所"望康医院",专门收治地方病患者。每所医院都设有专任传道员,每天上午在门诊候诊室向求医者传教宣传一小时,然后开诊。下午到病房,个别向病人传道。如病人接受宗教信仰,医院即把他们的姓名、住址记下,介绍给其附近的教堂负责人,成为教友。民望医院坐落在怀远城西门岗路西,以收治男病人为主,院长先后是美国人柯德仁、叶天德、康良弼、史福来和中国人刘世逊、王锡珍。医院分为东、西、北三个分院。路东是"民康医院"(建于1913年),专治妇女儿童病人,院长是美国人慕淑媛(通称三小姐),东西两院有天桥可通。北院是观察院,称"望康医院",实际是两院的简易病房,负责观察不够住院条件的轻微病人,痊愈便回家,病情严重就转入"民望"或"民康"住院治疗。三院合称"民望医院",统一管理。民望、民康两医院的院长,一直由柯德仁、慕淑媛分别担任,两医院的护士长也一直由慕的妹妹淑姝担任。医院虽成立了院董会,实权仍操在西方人手中,名义上由中国人任董事长,不过为西人办事而已。[①]

民望医院建立的碑文曰:"民望二字,见于商书,医院留取之以为名哉。盖生人之苦,无逾于病罹之者,望治孔殷甚于大旱云霓之想,而医院以吾主救人之心为心,如其望以诊治之刀圭药石,因病而施,病者之望,于是大慰,此民望之名所自来也。院为西式楼两层,高而安,深而明,夏凉而冬温,病者居之,适合卫生之旨。作院者为大美国罗牧师耀南之父维廉先生,盖是款,为其故夫人罗巴氏所遗,欲籍是以作身后之纪念,并为其子留永久之孝思云。时公历一千零九年怀远长老会渤。"[②]成为民望医院的由来,民望医院大门对联,上联:上医医国,下联:己达达人;民康医院大门对联,上联:如保赤子,下联:惠及妇人,体现西医救治民众的人道思想。

---

① 安徽卫生志. 合肥:黄山书社,1993:318-319.

② 陈超勋. 民望医院[J]. 荆涂春秋(怀远文史),第一辑.

民国时期民望医院有所发展,太平洋战争爆发后,日美关系恶化,原民望医院的美籍人员撤离怀远,中国的医护员工不愿为日军卖命,也纷纷离院另谋出路。1943年日军接管医院,更名为大和医院。1943年秋,日本社团"天理教"以教会的名义,在怀远"民望医院"的旧址设立大和医院分院,派到怀远的有10多个日本人,医院廉价雇用一些中国人,大和医院设内、外、妇三科及药房、化验等,门诊、住院对外一律收费。群众对日本人存有戒心,除了万不得已,大家是不愿上大和医院求诊。1945年8月14日日本宣布无条件投降,"大和医院"也在怀远消失,"民望医院"重新恢复开诊。1949年初怀远解放时,民望医院的美籍人员全部撤离,保留设备药品及各种资产,中国员工大部留在医院继续工作。1949年12月,上海私立东南医学院迁至怀远。民望医院并入该学院,成为其附属医院。

2. 医疗卫生活动

民国时期安徽卫生机构很少,卫生面貌比较落后,民谣云"茆塘集,柳沟村。卫生落后无人问。蛆成堆,蝇成群,臭虫跳蚤咬死人,瘟神赶不走,疾病不离身。"民望医院建立后,因为技术设备较好,城乡及外地病人多来就医,在地方产生一定影响。民望医院建院初期只有几十张床位,经多年经营建设,到1935年已成为具有120张床位、设有内、外、妇产、儿、五官等临床科室和检验、放射、动物实验等医技、辅助科室的综合性医院。医疗设备有:X-射线机、显微镜、各种手术器械,自己发电。这些器械多是由美国运来,药品也较齐全。前来就诊的病人大部分来自皖北的宿县、阜阳及苏北、豫东等地。院里有工作人员30—50人,其中三分之一是美国人。应聘在该院工作比较有名望的中国医生有:谢洪思、朱观亭、余春涛、侯保璋等。[1]根据记载,民望医院"日门诊量300—500人次,院部病床经常满员。内科病人以黑热病为主,由于该院在治疗黑热病方面疗效显著,各地病人便慕名而来。外科手术病人多是膀胱结石(尿砂),此外还能做肺切除、阑尾炎和一般小手术。"[2]医院门诊实行挂号就诊,分红、蓝两种牌号,蓝号收费,红号不收费,如果住了院,挂红号的住院费、用药、吃饭,甚至连衣服都免费。红号不多,约占挂号人数的5%—6%,享受对象主要是院内职工家属和一些穷苦的群众。民望医院借助医疗与慈善事业达到基督教传教目的,设备精良,医术较高,成为皖北很有影响的西医院,对于传播西医,救治病人,解决皖北缺少医药的现状有很大作用。医院财务上实行独立核算,不足由上海基督教长老会直接汇款补助。

怀远的民望医院医疗技术水平较高,对于当地传染性疾病的控制治疗起很大作用。安徽督军倪嗣冲统治时期(约1938年),凤阳地区爆发"鼠疫"传染病,当地死亡

---

①　怀远县卫生局. 怀远卫生志,1986: 12 - 13.

②　陈超勋. 民望医院[J]. 荆涂春秋(怀远文史),第一辑.

100 多人。当时凤阳乡下一名病人高烧不退,有大量血痰,抬到蚌埠普济医院求诊,由于蚌埠掌握不好显微镜检查技术,只得将病者的痰液送到怀远民望医院化验,结果是鼠疫病。怀远美籍医生当即直接拍电报给北京段祺瑞政府。段祺瑞指示下面转电安徽政府迅妥处置。一时蚌埠满城风雨,人心惶惶。安徽督军倪嗣冲不得不请怀远民望医院派人去蚌埠协助进行了 3 个星期的消毒隔离工作。为此,民望医院向北洋政府报销约 16 万元,①有效治疗控制传染性疾病的蔓延。

3. 医院管理与人才

近代安徽地区的教会医院大多具有规范的制度,民望医院设备齐全,医疗技术水平较高,内、外、妇、儿、眼等科齐全,根据记载,"医院对中国医护人员实行聘任制,每年圣诞节发聘书,接到者留,没接到者解聘。"医院员工按月支取工资。因物价不稳,便以小麦做标准,工人 6 斗(每斗 25 斤),护士 1 石,大夫 2—3 石。职员全部在医院食堂就餐,每月缴伙食费 3 元 6 角(大夫缴伙食费要多些,伙食也好些)。医院住院部有大、小两种房间,小房间(单房间)比大房间收费要高几倍。此外对住院有规定,"住院病人每人交 20 元,为住院期间全部费用,后因物价上涨,改为取保入院,出院结算,无力付款者,由保人承担。"②医院成立了院董会,由中国人任董事长,但实权仍操在西人手中,民望医院在当时是比较规范的西医医院,皖北 20 余州县的病人,多来怀远治病。在民望医院内附设护士学校,它是在日本投降后传教士重返怀远时才开办的。当时只办两个班,学生毕业时已接近怀远解放。

当时教会医院注重吸纳优秀的中外医学人才,医疗技术水平较高。民望医院招聘有名望的中国医生,有谢洪恩、朱观亭、余春涛、侯保璋等,他们均毕业于山东齐鲁医学院,受到正规的医学教育,侯保璋曾就任中国医科大学副校长,在国际医学界很有影响力。③

谢洪恩,字锡三,祖籍山东昌邑,1913 年考取著名的齐鲁大学医学院深造,1921 年毕业后受聘于民望医院,先当医生,后晋升为主任大夫,工作长达 20 年。1943 年秋,日军强行接管医院,并改名大和重新开业,谢洪恩怀着民族义愤,离院去蚌埠市济民医院另谋工作,表现出爱国情操。他还掩护救治抗日志士。抗战期间,我军一位侦察员进怀远县城不幸被敌人岗哨察觉,开枪击中腿部,他逃到民望医院门口,守门人收容并向谢大夫禀告,谢大夫立即为侦察员包扎伤口,并帮助化装隐藏。次日日军在全城搜查,并到医院追问,大家均说不知。日军还在大夫住宅周围布置岗哨,并借故进大夫家

---

① 怀远县志. 上海:上海社会科学院出版社,1990:12 - 13.
② 怀远县卫生局. 怀远县卫生志(内部稿),1986:13.
③ 陈超勋. 民望医院[J]. 荆涂春秋(怀远文史),第一辑.

察看数次,结果徒劳往返。后来几经周折,侦察员安全离开虎口。谢大夫还曾掩护过3名从山东出发、途经蚌怀去寻找抗日部队的青年。[①] 谢洪恩是虔诚的基督教徒,1914年加入基督教,1933年为怀远基督教长老会长老。他具有高超的医术,是怀远西医中的名医,既看内科也看外科病人,凡有手术他都亲自主刀,对膀胱结石手术有独到之处。谢洪恩开设恩华诊所,任县西医公会理事。他医德高尚,对病人精心治疗,不辞劳苦,在当地具有较高的声望。[②]

总之民望医院是在基督教传教过程中传教士建立的颇具规模的西医院,设施技术及医疗人员比较齐备,对于皖北地区民众认识并接受西医治疗、改变卫生面貌发挥一定作用。

四　安庆同仁医院

1. 历史发展

1901年美国基督教圣公会为配合在安庆的传教活动在安庆创办同仁医院,初办时的规模较小,第一任院长情况不详。第二任院长为美国外科医学博士戴世璜。他于1905年2月来院就职,并扩建新医院,建有10幢两层高的楼房,是具有较大规模的西医院。同仁医院由美国圣公会每年资助2 700—3 000美元。1931年中国籍医师孙国玺(1892—1989)担任医院院长,孙国玺是湖北宜昌人,基督教徒,

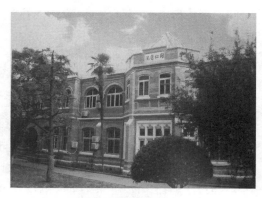

同仁医院病房楼

1915年就读于上海圣约翰大学理科,毕业后在该校医科学习3年,获医学博士学位。1922年来同仁医院担任医师,1930年曾到英国利物浦大学专修热带病理学,为英国皇家热带病理学学会会员。1931年回安庆同仁医院担任院长。抗战期间曾任国际救济总署安徽分署卫生组主任。孙氏医术高超,擅长内、外科,且医德好,深受当地百姓的尊敬。1942年日军占领医院,作为日军司令部抗战胜利后,孙国玺回到医院,带回一些医疗设备、药品等救济物资,恢复并维持着医院工作。1949年人民政府接管医院,并将同仁医院改并为解放军医院,后成为解放军海军116医院。

---

① 盛名传淮上医学贯中西[J].荆涂春秋(怀远文史),第一辑.
② 怀远县卫生局.怀远县卫生志(内部稿),1986：196-197.

2. 医疗卫生活动

创办在安庆的教会医院同仁医院 1901 年初办时的规模较小，第二任院长戴世璜，将医院扩建。新医院总面积 1 980 平方米，设有 4 个等级的床位共 100 张；有 X-射线机一台，设内、外、小儿、妇产等科，门诊人数每天在 200 人次左右。职工有百余人。[①] 同仁医院在安庆是医疗水平较高的医院，擅长外科。戴世璜曾跋涉百里为桐城中学的创始人吴汝纶先生治疗急性阑尾炎，使其转危为安。1907 年革命党人徐锡麟刺杀安徽总督恩铭，当时戴世璜为恩铭手术救治，恩铭因伤势过重而死，戴世璜受到恩铭幕僚家人的迁怒怪罪而惶惶不安，以至英国人派军舰来营救保护。[②]

根据戴世璜自传记载（见右图），恩铭受伤后被抬到医院抢救，"那个年代不能输血也没有抗生素，我们的医院只是一个规模很小、人手不足的教会医院。我没有时间去考虑所有的事情，一大群仆人被派遣到医院准备好手术必需的所有东西。他们带来手术台、仪器、手术衣、消毒设备，我在伤者的家属与官员面前就开始工作。他被射穿肝脏。我缝合了伤口，流血停止了，腹部被缝合，就在那时他死去了。

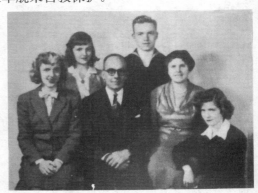

医学博士戴世璜院长一家

官员开始虚伪地嚎叫，他的妻子开始诅咒我，我听不懂，医院的中国医生带我去另一个房间。"[③] 总督就是恩铭，被徐锡麟刺杀。戴世璜因为没有救活恩铭而惶恐不安。

同仁医院在 1938 年 6 月日军进入安庆后，收容难民达 650 多人，院长戴世璜让医院只开一扇大门，日本人进出要先行过问，他腾出 10 多间大房子和礼堂让难民居住，派人四处购买粮食和蔬菜供难民们食用，又派人到胡玉美酱园买来几缸酱菜。直到珍珠港事件爆发，他被日军先拘禁后驱逐出境，救助难民的工作才停止。[④] 他的正直善良赢得安庆民众的尊敬。

3. 医院管理与人才

安庆同仁医院有齐备的内、外、妇产等科，维持较高的卫生标准，设备先进，医术精湛，尤其外科医疗水平较高，深得民众信任及士绅的认同，见下页图。1925 年五卅惨

---

① 安庆市志. 安庆：方志出版社，1997：1599.
② 戴世璜自传(英文版). 安庆：安庆档案馆藏.
③ 戴世璜自传(英文版). 安庆：安庆档案馆藏.
④ 戴世璜自传. Copyright 1968 by Harry B. Taylor, 安庆：安庆档案馆藏.

案发生后,几位青年学生鼓动,提议烧毁包括同仁医院的外国设施,遭到安庆民众的反对,说:"我们不能这样做,这些美国人在这里很多年了,如果这个城市没有同仁医院怎么行?"①使得学生的鼓动没有实行,反映民众对于教会医院的信任认同。当时的教会医院医务人员缺乏,注重引进与培养医疗人才,安徽几家教会医院大多设立护士学校,培养护理人才。1924年,安庆同仁医院附设护士学校,学制4年,招收半工半读的学生,毕业生有的留在本院担任护士,有的被介绍到其他教会医院工作。② 教会的医疗活动对该地区医疗卫生事业的发展乃至社会观念的变迁起到了重要的推动作用。同仁医院和一些天主教诊所中聘有外国女医生及中外女护士,这在一定程度上改变了当地妇女的就业观念和社会态度。同仁医院所开办的护士学校为安庆第一所女子学校,开了该地区女子教育先风。女护士收入丰厚,由于工作繁忙往往不能过早结婚,这为更新当地女子的职业观念和婚姻,推动女子的自立自强起到了很好的示范作用。

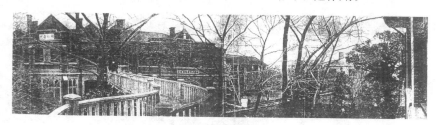

安庆同仁医院旧址

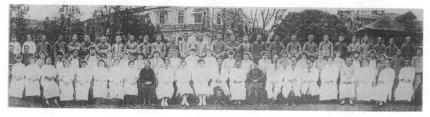

安庆同仁医院员工合影

五　合肥基督医院

1. 历史发展

1898年中华基督教会南京总会派遣的美国传教士、眼科医生柏贯之创办合肥基督医院,见下页图。1914年柏贯之调南京金陵医科大学任教授,传教士韦格非接任院

---

① 戴世璜自传. Copyright 1968 by Harry B. Taylor. 安庆:安庆档案馆藏.
② 戴世璜自传. Copyright 1968 by Harry B. Taylor. 安庆:安庆档案馆藏.

长。1918年韦氏与博医会联系,得罗氏基金会支持,添置一些医疗器械,自备了发电机,并使床位增至70张。1919年韦氏调离合肥,医院由中国医师汤任生管理。抗战期间,医院被日军占领,成为日军官住地。医疗设备遭到毁坏。1946年,柯普仁携眷由美国返回医院,带回药品与医疗器械,医院得以恢复医疗活动。1951年皖北行署卫生处接办医院,成为今天安徽省立医院的前身。外科专家余志义先生就读于著名的北京燕京大学医学预科,合肥基督医院刚被皖北行署卫生处正式接管不久,1952年,余志义先生调任医院院长,并负责着手筹建省立医院,出任省立医院首任院长。

安徽省内早期的教会诊所是由多个西方宗教团体所办,19世纪末至20世纪前半叶的教会医院是以美国的宗教团体为主开办的,传播宗教是大批传教士医生来皖的主要目的。然而,教会医院在传播宗教文化的同时,毕竟也带来了西方较先进的医学知识,提供了可借鉴的西医医疗模式及较为成功的办院经验。

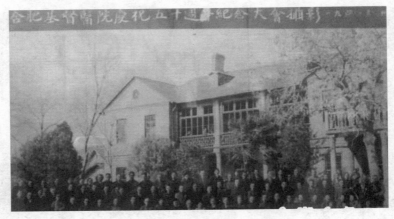

合肥基督医院

2. 医疗卫生活动

合肥基督医院成立于1898年,柏贯之在城内东门大街杜家巷内租赁12间房屋,办诊所兼作教堂。由于医术精湛,收费低廉,应诊病人日渐增多,柏氏提出兴建新医院。向各界人士募捐筹款,在宿州路南段购地基16 000多平方米,建立新医院。1903年新医院建立,取名柏贯之医院,由一幢二层西式病房楼、一幢西式平房门诊部、三幢二层西式职工住宅楼以及附属用房等组成。设床位50张,分内、外、妇产等科;装备有一台气冷式X-射线机等。时有医师6人,护士10余人。外科能进行阑尾切除等一般性腹部手术;内科可诊治一般常见病及较疑难病症;妇产科能做剖腹产及子宫卵巢肿瘤切除等手术治疗。平均日门诊为200人次。医院的日常工作及发展较稳定,对社会及百姓做了不少有益的事情。先后有中国著名医师陈道生、汤任生、刘梦九、郑信坚等在此供职。中外医务人员共同合作,使合肥基督医院成为皖北地区颇有名气的西医院。

合肥基督医院在当时属于少数规模较大的医院,设备相对较好,也有 X-射线机诊断机和妇产科、外科手术器械,医疗技术水平在整个安徽省都算高的,能施行胆囊切除等。1946 年,柯氏带来美国红十字会捐赠的小型 X-射线机一台,使医院能做复杂的外科手术。[①] 医院一般只向病人收取低廉的费用,确有困难的还可免费施医药。

抗战前医院的日常工作及发展较稳定,从表 4-1 医院 4 年工作统计资料可以清楚说明。[②]

表 4-1　医院 4 年工作统计资料汇总

年份	全年门诊量(人次)	收治住院病人(例)	手术治疗(例)	种牛痘(人次)	出诊治疗
1932	19 825	1 175	389	550	
1933	13 200	871	293	1 222	
1934	14 627	784	283	663	681
1935	16 297	761	222	423	460

3. 医院管理与人才

医院经费主要有三部分,募捐、教会资助和自身业务收入。医院管理制度严格,技术设备较好,1929 年合肥基督医院附设一所护士学校,由中国护士长韩玉梅任校长,是年开始招生(男、女兼收),学员边工作边学习,学制 3 年,不收学费及伙食费。当时基督医院的中国籍工作人员,待遇较社会一般职员为优。比如中国籍护士月薪是 30 多块银元,满一年月薪增发 4 块银元。医生的待遇比护士丰厚,医院还为他们提供住房,每日膳食均有医院供应的牛奶和肉、蛋。西医传入合肥,不仅使这块土地上的部分居民得到了有效的治疗,还接触到了不一样的西方生活方式。一是牛奶。庐州城里以前是没有牛奶的,1932 年,美籍澳大利亚人葛思巍从美国带来了几头荷兰黑白花奶牛和美国短角红牛,产的奶主要供合肥基督医院医生和病人饮用,多余的出售给合肥居民。1942 年,日军占领基督医院,奶牛悉数被国民党安徽省参议员路吉奎和日伪合肥合作社副理事长王平波占有。抗战胜利以后,葛思巍从上海回到合肥,要回了全部奶牛,饲养于官盐巷葛思巍自家的住宅院内。后来葛思巍离开了合肥,奶牛移交给合肥基督教乡村服务协会。可以说,合肥人习惯喝牛奶是从基督医院开始的。二是咖啡。

---

① 张诗文.合肥基督医院回顾[J].安徽卫生志通讯,1986(8):23.
② 合肥基督医院四年来工作统计表,1936.

当基督医院的外籍医生们端着黑乎乎的饮料时,庐州的老百姓是避之唯恐不及的,有胆大的尝过,立马吐到地上,感觉就像中药一样。不过,那些接受过西医教育的中国医生们,整天和洋人医生待在一起,早已习惯这些"中药汤子",讲究的还自备研磨器,在闲暇的时候,邀约几个知己,自己煮咖啡。这在当时的合肥,是摩登生活的象征。① 教会医院在传播宗教文化的同时,传播科学尤其是医学知识,提供了可借鉴的西医医疗管理模式及较为成功的办院经验,为近代安徽的卫生医疗事业作出了贡献。

六 近代教会医院对西医传播的影响

1. 以规范制度、精湛医术赢得民众对西医的信任

西学东渐的潮流在近代中国成为不可逆转的发展趋势,然而近代西医传入中国,最初受到民众的疑忌与抵制,传统的中医药仍占据主导地位。教会医院成为近代中国西医传入的主要渠道,虽然目的是为了传教,但是教会医院资金较充足,设备较完备先进,采用规范的西医制度,医护人员大多受过正规的西医教育与医疗训练,医术比较精良,是西医传播到中国的重要窗口,以其规范的医疗制度、精湛的医术开始赢得中国民众的信任。近代安徽地区的教会医院大多具有规范的制度,如民望医院设备齐全,医疗技术水平较高,内、外、妇、儿、眼等科齐全,医院成立了院董会,由中国人任董事长,民望医院采用西方的医疗制度,在当时是比较规范的西医医院。安庆同仁医院有齐备的内、外、妇产等科,维持较高的卫生标准,病人入医院要洗澡,换病人服,设备先进,医术精湛,尤其外科医疗水平较高,深得民众信任及士绅的认同。

2. 举办西医护士学校,吸收培养西医人才

当时的教会医院医务人员缺乏,注重引进与培养医疗人才,安徽几家教会医院大多设立护士学校,培养护理人才。1924 年,安庆同仁医院附设护士学校,学制 4 年,招收半工半读的学生,毕业生有的留在本院担任护士,有的被介绍到其他教会医院工作。② 1928 年,芜湖弋矶山医院设立护士学校,是比较正规的护士学校,培养医院急需的护理人员,1929—1950 年培养 147 人。③ 1929 年合肥基督医院附设一所护士学校,由中国护士长韩玉梅任校长,是年开始招生(男、女兼收),学员边工作边学习,学制三年,不收学费及伙食费。当时教会医院注重吸纳优秀的中外医学人才,民望医院招聘有名望的中国医生,有谢洪恩、朱观亭、余春涛、侯保璋等,他们均受到正规的医学教

---

① 李云胜. 安徽省立医院的变迁. 江淮晨报,2011-08-03.
② 戴世璜自传. Copyright 1968 by Harry B. Taylor. 安庆:安庆档案馆藏.
③ 胡铸人. 芜湖基督教历史的片断回忆. 芜湖:芜湖文史资料,第一辑.

育,在医学界很有影响力。[1] 同仁医院聘请的孙国玺医生是上海圣约翰大学医学博士,热带病理学专家,后任医院院长。总之当时安徽的几家教会医院经费比较充裕,设备先进齐备,医护人员技术比较精良,医疗技术水平较高,受到民众的信任认同,促进近代西医在安徽的传播,对于改善安徽地区的医疗起到有效的作用。

3. 开展卫生宣教与慈善活动,扩大西医影响

教会医院开展医疗活动同时注重卫生知识的教育宣传,根据芜湖《大江日报》记载,1948 年 1 月在弋矶山医院举行中华医学会芜湖分会学术演讲会,美籍专家华蔼兰演讲"怎样治盲肠炎",参加医师 50 余人。[2] 传播医学卫生知识,提高医疗水平。教会医院注重慈善事业,弋矶山医院赫怀仁在 1899 年设立义冢,以收葬因病死亡而无亲属认领的尸体,从而博得了当时社会的赞誉。同仁医院在 1938 年 6 月日军进入安庆后,收容难民达 650 多人,救助大量难民。[3] 他的正直善良赢得安庆民众的尊敬,扩大教会以及西医的影响。教会的医疗活动对该地区医疗卫生事业的发展乃至社会观念的变迁起到了重要的推动作用。同仁医院和一些天主教诊所中聘有外国女医生及中外女护士,这在一定程度上改变了当地妇女的就业观念和社会态度。对推动女子的自立起到了很好的示范作用。

总之,近代教会的医疗活动,主要目的是为了争取中国民众,传播基督教,为传教服务,充当西方文化渗入中国的先导。教会在华建立学校、医院,形成以学校、医院为阵地的基督教活动中心。教会的传教活动,往往以医疗作为媒介争取民众的认同,客观上对于西医的传播与近代卫生知识的传入起到一定作用。安徽地区的近代教会医院,随着基督教在安徽地区的传入而产生,设备制度齐备,比较规范,医术精良,提供可资借鉴的西医医疗模式与西医医院的制度经验,推动安徽近代医疗卫生体系的多元化变化和发展。教会医院面向民众,低价或免费给贫困的患者诊治,一定程度改善了安徽地区缺医少药的卫生状况,向中国民众传播西方较先进的医学卫生知识,对于争取民众对西医的信任认同,破除对西医的成见,促进近代医学在安徽地区的发展,客观起到积极的推动作用。西方一些传教士、医生在医疗与慈善事业中发挥一定作用,如包让、戴世璜、柏贯之等,赢得民众的信任。另外教会医院中活跃一批中国医护人员,他们经过一定的医学正规教育,辛勤努力为安徽民众治疗疾病、传播医学知识,为促进近代医学发展作出卓著的贡献。教会医院传播西方医学,促进了当地民众观念的变革,其积极意义是值得肯定的。医疗卫生事业与政治、社会、经济、传统风俗和教育状况是

---

① 陈超勋. 民望医院[J]. 荆涂春秋(怀远文史),第一辑.

② 弋矶山医院志(内部资料). 弋矶山医院档案室藏,1985:15 - 16.

③ 戴世璜自传. Copyright 1968 by Harry B. Taylor,安庆档案馆藏.

密切联系在一起,安徽地区经济文化比较落后,教会医院的影响力比较有限,主要局限在一些通商口岸城市,并且由外国人占据主导地位,主要为宗教传教服务,具有一定的局限性,反映近代社会转型期的复杂特性。

西学东渐的潮流在近代中国成为不可逆转的发展趋势,教会医院成为近代中国西医传入的主要渠道,对于西医传播起到示范作用。教会医院在传播宗教的同时,带来了西方较先进的医学知识,为当时卫生保健作出贡献,促进西医在安徽的传播发展。

第二节　清末民初广州教会医院

一　清末民初广东教会医院概述

近代广东得风气之先,明末清初中国虽实行海禁,闭关自守,但广州有十三洋行,通过商贸保持对外联系。西方医学作为科学的一部分率先传入广东,孕育近代西医在中国的发展。在鸦片战争后国门打开,近代西方医学从广州开始传入中国,从教会医院的建立发展开始,西医与西医教育体系传布到中国。由于长期的对外经济贸易,出现了一部分受到西方影响的商人群体,比较容易接受包括西医在内的西方科学技术,并努力促进西方科学文化的输入。中国最早的西医院新豆栏街医局,就是在十三行首富伍敦元捐助巨资购置的地皮上兴建的。广州对外贸易发达,形成独特的商业文化,容易接受先进的西医医术,伯驾开设的眼科医局开业时,当时中国人虽然对西医心存疑虑,还是有病人前去就诊。尽管广州人民抵抗殖民侵略很激烈,但是并不排斥西医技术。广州较早地聚集教会医院与医学校,对于西医的传播影响很大。

在清代中叶西方牛痘种痘术传到中国,清嘉庆十年(1805年),英国东印度公司医生皮尔逊(A. Pearsn),从澳门到广州传授牛痘接种术,南海人邱嬉(浩川)学得种痘术后,曾在广州十三行一会馆应聘,专职施种痘术10多年,很多人因此种痘,免除天花疾病。邱嬉编著《引痘略》,推广种痘术,引起国内各地重视,相继将此书翻刻印行。道光八年(1828),广州府人将痘苗送至北京,于米市胡同南海会馆开设"京都种痘公局",公开施种,并传授种痘技术,从此牛痘接种术逐步向全国各地推广。

由于清政府实行海禁政策,广州是通商口岸,成为清政府与海外联系的主要地区。广州很早出现教会医院。道光八年(1828年)英国传教医生郭雷枢(Thomas R. Colledge)由澳门到广州,与美国传教医生伯福氏合作,开设一间赠医所。道光十五年(1835年),美国传教医生伯驾(Peter Parker)受美国海外传道部派遣,经新加坡到达广州,在十三行路新豆栏设立眼科医局,又称新豆栏街医局,是中国首家西医院,此后不断发展成为综合性医院，即博济医院，成为外国教会在中国内地开设的第一间教会医院，也是中国第一间西医医院。鸦片战争后，随着一系列不平等条约的签订，中国门户大开，外国人在广州设立的医院增多。光绪二十三年（1897年），博济医院院长嘉约翰（John Clasgowkerr）在芳村建立专门收容精神病人的惠爱医院，成为中国第一间精神病院。光绪二十五年（1899年），美国长老会委派女医生富马利（原博济医院医生）在广州西关逢源中约创办广东女医学校和道济医院（改称夏葛医学校和柔济医院）。光绪二十七年（1901年），两广浸信会在广州南关开设宏济医院（改称两广浸信会医院，并迁至东山）。光绪二十九年（1903年），法国天主教会在广州长堤创立中法韬美医院。据《中华归主——中国基督教事业统计（1901—1919年）》一书统计，到1919年时，广州共有教会医院5所，它们是博济医院、柔济医院、两广浸信会医院、惠爱医局、广州惠爱医院。

西方医学的传入促进广州以至中国近代医疗事业的发展，西医治疗技术使得人们耳目一新。博济医院在道光二十四年（1844年）就开始施行割治"淋石"（泌尿道结石）手术；道光二十七（1847年）、二十八（1848年）相继在外科手术中用"乙醚"和"氯仿"麻醉；光绪元年（1875年）开始施行剖腹手术、院长嘉约翰首次施行卵巢肿瘤切除术；光绪二十七年（1901年）购置了第一台X-射线机等，均属中国内地的首创。博济医院、柔济医院和中法韬美医院都曾开办医校，培养出了中国第一批掌握西方医学的医生。曾在广州开设金利埠医院的英国传教医生合信（Benja Hobson）和博济医院院长嘉约翰，在咸丰元年（1851年）至光绪十二年（1886年）的36年中，曾先后在广州将西方医学书籍16种译成中文印行。博济医院华人医生尹端模译述9种医学书籍。这些译著对当时在中国内地传播西医理论和治疗方法，起到很大作用。

二　博济医院及影响

1. 创建发展

博济医院的前身是广州眼科医局，1835年11月由来华的传教医生伯驾（Peter Parker）创办。伯驾在广州十三行内新豆栏街上的丰太行租了一些房间作为诊所，当时人称该院为"新豆栏医局"即广州眼科医局。1838年初，伯驾筹设医药传道会，又忙于在澳门开设医院，故眼科医局停办。1840年7月，因鸦片战争爆发，伯驾返回美国，1842年11月重新恢复医局业务。广州眼科医局被称为"中国西医院之鼻祖"。

博济医院开办于1835年，目的是为了治疗各种眼疾，内外科受到重视，治疗中国人常患的疾病和常遇到的伤害事故。根据记载当时"医院坐落在面向珠江的一大片外国商馆之中。门口开在新豆栏街（Hog Lane）。经过这条拥挤而肮脏的大街，走进门来,是一个大厅,铺着石头地面,两侧各有几个通内部的门。在广州,外国人只能在很狭窄的限定范围内活动,想要找到一块土地来造一座新的医院大楼是不可能的;所以这个医院只能是那么一座房子,它构成这众多的'行'当中的一个'行'的一部分。除了底层之外,只有二楼和三楼两层,每层最多只有三四个房间。二楼是接待室,大小还可以,家具布置也不错。四周墙上挂着许多油画或水彩画的人像,都是一些曾在这里求医的值得称道的病人,画出了他们在这里做手术前和做手术后的外貌","有两个较小的房间跟这个大房间相通。其中一间用作诊察室给病人做检查用的,另一间则布置成药房,配制和管理所需的各种药物。医院里聘用了两三个本地医生,其中一个担任药剂师之职。三楼是做外科手术的房间。还有两三个房间设有留院病人的病床。"①这个诊所给当时的广州病人带来很大便利。

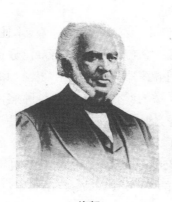

伯驾

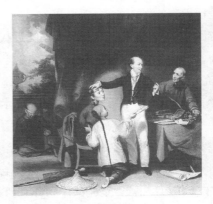

郭雷枢医生

　　开设医局开始是传教士试图获得中国人认同、顺利传教的一个方式。他们设想通过医疗取得中国人的信任好感,扩大影响。伯驾认为选择眼科疾病治疗比较有效,"选择眼科疾病是因为这类疾病在中国极为普遍,而本地的开业医生对这类病又最无能为力,而一旦治愈这类的病,能够跟治好任何别的疾病得到一样的好评。预期只要一种病的病人就能够满足一个医生的工作量,这一点很快就被证实;还有为数众多的病人被打发走,因为当时实在容纳不下了。"眼科医院的名声很快大噪,"医院的名声很可能将沿着交通的主渠道帝国大运河而传播出去。现在它的名声已经传到古代的首都南京。我们希望这名声最终能扩展到北京,也许有一天,那些满洲大官们,或者甚至皇帝本人,会被列入求医者的名单,那样的话,这个医院将被证实是合适的方法,可以把我们跟天朝帝国的关系置于一个与现在很不相同的基础之上。为数众多的各个层次的

---

① [美]嘉惠霖,琼斯;沈正邦,译.博济医院百年.广州:广东人民出版社,2009:44-45.

中国人到过这个医院，来看看它到底是个怎样的地方。自从开业以来，已经有 7 000—
8 000 人在不同时间来过医院，这肯定大有好处，因为这些人回到他们居住的地方后，
会把在这里的情况告诉患病的亲友。在广州时，已经有超过 2 000 人在这里得到医
治，大多数治好病。"①

　　医局逐渐受到欢迎，不少中西人士前往就医，"在六个星期的时间里，我们看到有
450 名病人得到了一个外国人的医治"，"社会各阶层的人们，甚至这一地区的最高政
府官员们，都到这儿来接受过内科、外科的治疗"。② 1838 年，林则徐曾因患疝气由伯
驾医治，后对该院比较嘉许。1855 年 4 月，伯驾医生提议由嘉约翰医生掌管医院。嘉
约翰医生管理博济医院的同时，还管理着惠济医局，医局属于长老会，嘉约翰医生进博
济医院，医院开始与长老会长期密切合作。他的助手是迪克森（Dickson）医生，还有关
韬（Kwan Ato）和另一位中国人林忠（Lam Tsung）。

　　由于 1856—1858 年的第二次鸦片战争中反洋教的民众斗争影响，博济医院被迫
关闭，惠济医局被焚毁。1859 年嘉约翰将广州眼科医局改名为博济医局，在广州南郊
江边的增沙街上找到一座相当满意的房屋，取名为博济医院，广施善行的意思。嘉约
翰医生在 1859 年建立一个疫苗部，提供免费的防疫接种。黄宽（Wong Fun）医生成为
重要手术中的助手。1860 年黄宽医生为一个中国妇女施行了第一例碎胎术。医院扩
建，有 7 间病房，可容纳约 60 名病人和照料他们的人住院，并且将男女病区完全分隔
开来。医学会向中国政府要求对医院的损失进行赔偿，最终得到每年 128 元的一
笔钱。

　　由于房屋规模一直不能满足医院要求，1863 年嘉约翰医生提出请求为医院迁移，
对于一个医院的运作需要 3 个必不可少的条件：要容易到达，通风排水好，水的供应
要充足。嘉约翰提出："在珠江边上，坐北朝南，建造得当的一座医院，可以完全满足这
些条件。目前（医院）仍停留在小规模，住宿条件也很不完善。如今中外交往迅速增
加，正是一个合适的时机，应该增进这个机构的效率，它曾经施惠于千千万万穷人和患
者，在打破千百年拒绝对外交往的坚壁中起过作用。疯人院、盲人收容所、济贫院和孤
儿院，无疑都是这里将要建立的机构，花上区区几千元钱，在广州为一所很有发展前途
的、永久性的医院打下一个基础，是首位的最有价值的投资。"③嘉约翰的报告呼吁起
到作用，教会医学会举行特别会议，通过报告，以 5 000 元的永久基金投资购置地皮，
以库存的基金 2 900 元启动医院所需建筑物，发动社会捐助。

①　［美］嘉惠霖，琼斯；沈正邦，译. 博济医院百年. 广州：广东人民出版社，2009：46 - 47.
②　广州市宗教志编纂委员会. 广州宗教志资料汇编第五册（基督教）. 1995，12：150.
③　［美］嘉惠霖，琼斯；沈正邦，译. 博济医院百年. 广州：广东人民出版社，2009：124.

嘉约翰于 1863 年在广州毂埠找到一块地皮,通过多方筹资始建新博济医院,到 1866 年完工,开诊收治病人。1865 年迁广州仁济大街海房地,正式改名为博济医院。(The Canton Hospital)。1866 年 10 月 1 日,新医院竣工交付使用。人们发现它"达到了所有预期的效果,是诊治病人的合适的地方。大楼设计完全不强调建筑的装饰性,造得很朴素,它适当地注意了必需的坚固性、通风和排水性能。嘉约翰医生希望公众的慷慨能使教士医学会拨款完成整个设计,大致上准备再建造一座楼房作为医生的住宅;还要在后部建一座礼拜堂和一间药剂室,以便将现有的这座大楼完全供留医的病人住院之用。"①医院建筑还包括一个礼拜堂、药剂室和一个临时病区。1867 年 4 月,嘉约翰医生因健康问题离开中国,医院在黄宽医生的管理之下,医院的全体工作人员完全是中国人,那一段时间内所作的外科手术数量比任何相同时期都多。申请参加医学培训的学生人数增加了。

嘉约翰共主持博济医院 45 年,对医院的发展壮大起到了至关重要的作用。嘉约翰在 1860 至 1870 这 10 年间,他捐献超过 4 000 元,目的是为中国人服务,呼吁教会与公众为博济医院承担起责任。博济医院是我国乃至远东最早建立的综合性西医院,后设妇女部,是广州医务界有专门妇科之始,也是中国最早施行割治"淋石"(泌尿道结石)手术的医院(1844 年)。它在中国近代医学史上占有重要的地位,对于西医的传播影响很大。

2. 医疗活动及成效。

博济医院初期制定简明的诊疗规则,奠定西医院的基础。根据记载,当时博济医院很幽静,病人直接从街上进出,不会惊动外国商行与当地人。医院二楼有一个大房间,可以容纳 200 人候诊,可以安排至少 40 名病人临时住宿。并设计了特殊病症时接纳额外病人的能力。同时博济医院设立简明的门诊诊疗规则:"医院的规则不多,也很简单。门房那里各有一些用中英文标明号数的竹牌。一枚竹牌就是一张通行证,可以上到二楼的房间,病人在那里按照先来后到的次序看病。每位初诊病人的姓名、病症、编号(从医院开办起计算)、就诊时间等等,都记录在案。每位病人都发有一张记录着这些资料的卡片,由病人保存,直到不再来医院看病为止。持有这种卡片的人可以随时在门房取得一枚竹牌。药方写在一张纸条上,按编号入档;病人下次来看病的时候,出示他的卡片,就可以找到记录,知道上次诊治的情况,增添上新的治疗意见。用这样的方法,每天给大约 200 个病人开出处方。每个星期的星期四是专门留出来做白内障、眼睑内翻、翼状胬肉等病症的外科手术。医院医生不向病人收取任何费用,病人有礼物送给医生,也会由医生立即转赠给医院。第一个季度的费用为 545.84 元……

---

① [美]嘉惠霖,琼斯;沈正邦,译. 博济医院百年. 广州:广东人民出版社,2009:126.

医院要永久办下去,而且随着岁月增长,作用将越来越大。一旦医生治好了病人,神奇医术的各种报道广为传播,怀疑也就渐渐消解了。"①同时初期博济医院对病人实行免费治疗,医师不收费用与礼物,赢得当地民众的好感。

当时广州眼病患者较多,中医难以很快奏效,因此伯驾的眼科医局很受欢迎,不少民众恢复视力得见光明。根据记载:"《中国丛报》有一篇社论说:'不久前我们从一份官方的记录确认,这个城市及其四周共有 4 750 个盲人。据我们估计,这个数字包括了患眼疾的人数的一半。'涌向医院求医的人数要超过伯驾医生的想象了。他说他在一个下午给 8 个病人除去了白内障;其中 5 人立即恢复了视力,其余 3 人的视力随后也逐渐恢复。"②尽管不是每个手术都成功,但即使视力不能完全恢复,许多人还是恢复了部分视力,这样他们已经非常感激了。本地知府的私人秘书马师爷(Maszeyay)患了白内障,经过手术视力完全恢复。出院的时候,他派一名画师去画下伯驾医生的肖像,以便他'日日礼拜于前'。然后他写了一篇颂词,在一个小小的仪式上郑重地献给伯驾医生:"伯驾医生渡海来到广州,在此开办医院,发挥医学奇才,无偿地为人治病。每日有数以百计的病人从他手中得到解救。不吝资费,不辞辛劳;从早到晚以一片慈悲之心面对受苦受难的患者。其时我左目丧失视力已经 7 年,右眼随后失明也已 3 年多。一切治疗方法都不奏效,没有一个医生能解除我的痛苦。由他指引,我住进了他的医院。他最初给我服用一些药粉,药效持续 3 天后他用一根银针给我的眼睛做手术,手术完后用一块布蒙住我的眼睛。5 天后,当这块布被除去,几道光线便透了进来,10 天之后我已能清楚地分辨一切。然后他又给我的右眼做同样的手术。临走时,我想向他表示谢意,但是他断然拒绝说:回去感谢上天吧,我哪有什么功劳? 我们就拿他的品格跟许多名医比较一下吧,那些人常索取重酬,为人治病往往迁延累月,最后并不见效。"③眼科治疗技术不断在提高,伯驾医生治疗倒睫,使用郭雷枢医生发明的一些镊子来进行。这些镊子是用一些弯曲的金属片制作的,弯度跟眼球的凸面一致。进入医院的患白内障的病人比以往更多了,对于能够得到治疗,人们增加谢意和信心。当地民众因此对于伯驾非常感激,他与医院获得较高的声誉。

博济医院所做的除了眼和耳之外的第一例外科手术,是 1836 年 1 月对一个 13 岁的女孩,她脸上长了一个肉瘤,从右边的太阳穴凸出,向下延伸到面颊,直到嘴巴,这使她的面部完全变了形,医院先让孩子的父母签订了一份书面声明,表示他们希望孩子接受手术,如果病人在手术中死亡,将不会追究医生的责任,伯驾医生只花了八分钟就

①　[美]嘉惠霖,琼斯;沈正邦,译.博济医院百年.广州:广东人民出版社,2009:48-49.

②　[美]嘉惠霖,琼斯;沈正邦,译.博济医院百年.广州:广东人民出版社,2009:50-51.

③　[美]嘉惠霖,琼斯;沈正邦,译.博济医院百年.广州:广东人民出版社,2009:51,56.

摘掉了这个肿瘤,同时还摘除了眉毛下方一个较小的肿瘤。病人被蒙上眼睛,手脚固定在桌上,手术前15分钟使用了麻醉剂,18天之后,她完全康复出院了。①

由于就诊者越来越多,人手不足,医院不得不拒收更多的病人。博济医院已经吸引了各种政府官员的注意。他们到医院来看病,对医院为他们解除了痛苦非常感激,如林则徐、李鸿章等人,由于他们手握权柄,在他们的影响下,带动了更多的人到医院来求医,这使医院的声誉得到增长,来就医的病人更多。有的病人甚至在伯驾医生到医院或回家的路上截住他,恳求他给他们治病。有些病人在被告知医院没有空位时,还跟着伯驾医生到他的住处去。一位地方官由于常常在昏暗的灯光下阅读公文到深夜,双目失明,在医院医治了4个月,还做了手术,但并没有效果;最后他只好流着泪出院了。后来他给伯驾医生写来一封感谢信,表扬他"每日医治数百人,态度慈和,历久而无倦意。我双目虽未能复明,然而受到医生的悉心照料,离开时同样有依依不舍之情。对他的感激确实是难以忘怀。"②

伯驾医局诊治病人颇见成效,在1836年8月4日至11月4日这一季度的医院报告中,提供了第一年度全年的病人数字为2 152人。来过医院,亲眼见过手术的进行,看到治病效果的人数,则可能达六七千人之多。在第一季度诊治的病例中,仅眼病就有47种不同的疾病,此外还有23种各种各样的疾病。第三季度收治了一名患尿结石的病人。这种病有3例,结石都被除去。全年收治了5名患乳癌的妇女。捐助人主动的慷慨捐赠,总额达1 800元。在1837年春天,来看病的人有时达到一天两三百人。有一次一天内有多达600个病人。博济医院名声继续扩大,1848—1849年报告说清前钦差大臣耆英回北京后,曾派人专门到广州请教医疗问题,继任徐广缙也对博济医院有所称赞。太平天国初期,"满族将军乌兰泰守卫桂林。他在城墙上作战时,遭遇叛军猛烈攻击,腿部中了一弹。由于认为伤势危急,中医无法应付,所以派专差到广州向伯驾医生求教……伯驾表示他极愿意亲自到伤员那里去,取出他身上的弹丸,但是他的提议没有被接受,因为任何外国人都不能进入中国的内地,那样做是违反皇帝的法律的。于是乌兰泰只好动身来广州以便接受伯驾医生的治疗,由于他此前接受的治疗太差,伤口产生了坏疽,他死在了途中。"③

1849年11月24日,1例结石手术在氯仿麻醉下进行,这是氯仿的首次使用。到1850年之前,医院共做了两例尸体解剖,第一例的病人是5月18日死于结石,他的亲属在他死后同意解剖。伯驾医生一直为来医院求医的妇女诊治,她们除了患眼病、耳

① [美]嘉惠霖,琼斯;沈正邦,译.博济医院百年.广州:广东人民出版社,2009:52.
② [美]嘉惠霖,琼斯;沈正邦,译.博济医院百年.广州:广东人民出版社,2009:60.
③ [美]嘉惠霖,琼斯;沈正邦,译.博济医院百年.广州:广东人民出版社,2009:86.

病和肿瘤之外,仍然不愿找外国医生看病。在这期间,伯驾培养了一些中国助手,其中有一位总药剂师王瑞(Wang Asui)任职12年。他们当中不少人在离开医院后随即成私人开业的外科医生,陆续在广东省内一些偏远的地方行医。

行医与传教是密切联系的,伯驾把解除人们肉体上的痛苦看做是增进精神上福祉的事情。他希望工作能得到主的嘉许和祝福,探索在怎样更加有利的条件下,对患者们宣讲福音的真理,幸运地得到华人福音传教士梁发的服务:"他号召他的听众崇拜和感谢上帝,感谢上帝为他们所做的一切。他以令人愉快的效果娓娓讲述救世主的生平和榜样,一边指点着挂在医院吁堂四周的描绘治愈各种病例的图画和说明,告诉听众,这些手术都是在神的保佑下进行的,是符合他的教诲和榜样的;同时向大家宣布对他们关系更加重大的真理,就是他们的灵魂是有病的,这病只有耶稣基督能够医治。"他常说:"我在街上或村子里遇见乡亲们时,给他们讲耶稣的事情,他们都笑我。他们的心是硬的,但是那些到这里来的人们,他们的病医好了,他们的心是软的。"①他自己曾经患病,在医院里得到成功的治疗,梁发对伯驾医生的工作产生兴趣,经常到医院来做事,想参与医院的慈善传教工作。

1855年,嘉约翰医师执掌博济医院,规模迅速扩大,因为难以满足病人住院需求,附近的民房和礼拜堂也被当做临时住院处。由于嘉约翰的推动,博济医院得到各方的赞助。美国传教士创办的广州医学传道会在美国募捐赞助博济医院。英国教会及英商也为博济捐款。随着医院的治疗效果日益显著,中国的官僚包括两广总督在内也纷纷解囊捐助,中国民间更不乏赞助。多方资助使博济医院不断扩展,成为颇具规模的西医院。

博济医院采取受富济贫的方式,1873年又建成了两个新的病区,使病区总数达到14个,鼓励有地位的人士享用医院提供的方便,只要交一点房租,就可以安排住单独的房间,租金每月一两银子。其目的为救济穷人鼓励有能力者捐赠。在1877年,医院安排了一个病区专门接收鸦片吸食者,接收治疗250名病人。嘉约翰提出帮助中国人解除鸦片,"戒除这种恶习的强烈愿望在受害者中是普遍存在的。他们愿意尝试任何方法,只要有希望把他们从毒瘾的束缚中解放出来。所有人都希望采用舒舒服服没有痛苦的方法,也有些人愿意忍受可怕的方法;但是大多数人就是因为害怕这些方法而继续充当这种恶习的终身奴隶。多年的观察告诉我,中国人吸食鸦片的习惯一旦形成,在绝大多数情况下,肯定就会伴随受害者终身。有钱的时候作为奢侈品染上的鸦片烟瘾,到了贫穷的时候,甚至当了乞丐,仍然无法摆脱。因此,慈善家们的努力方向应该是设法阻止年轻人染上这种恶习。"②

---

① [美]嘉惠霖,琼斯;沈正邦,译. 博济医院百年. 广州:广东人民出版社,2009:89-90.
② [美]嘉惠霖,琼斯;沈正邦,译. 博济医院百年. 广州:广东人民出版社,2009:129.

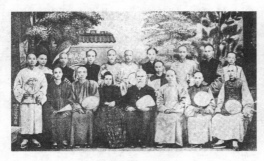
博济医院人员

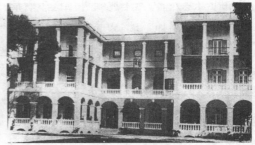
博济医院楼

在嘉约翰努力经营下,博济医院迅猛发展。1860 年以 1 300 元改建了医院,有 7 间病房,60 张病床,男女病人分开两处,医院门诊部每周开诊一次。同时他又到佛山与肇庆两地开设诊所和门诊部,开展医疗工作。到 1874 年,博济医院床位增加到 120 张,医治的病人包括各个阶层。1875 年,接受了 1 000 个住院病人,门诊病人数达到 18 000 人。至 1891 年,开院 36 年,医治 52 万人,出版了 27 部关于医疗和手术方面的书籍,培养了 100 名助手。到 1935 年博济百年为止,该院治疗病人 200 多万,施行外科手术 20 多万例。①

博济医院是中国近代第一所综合性多功能的医院,除擅长的眼科和外科,还精通内科、妇科、儿科、产科等,该院内外科医疗水平俱优,早期尤以外科手术闻名。1855 年用碎石术替代了膀胱结石开刀切除的手术,是中国第一例成功的碎石术。医院做过一些出色手术,1870 年摘除了最大的一颗结石,有半磅重。像这样的手术病例数量在增加,1859 年是 2 例,而 1870 年是 49 例。手术的技术在同类医院中居于前列,以结石手术而知名,到 1882 年在博济医院做过手术的有 669 例。其他在福州、厦门、上海、宁波、汉口和北京的教会医院都从未有这方面的手术报告。

博济医院因为嘉约翰医术精良,声名鹊起。嘉约翰对外科和内科都很精通,历医各症如砂淋、肉瘤、眼疾、蛊胀等类,人皆"称其神技,众口交推",尤其擅长治疗结石病,在华数十年,他亲自治愈 1 300 余例。在嘉约翰主持下,至 1874 年医院共做过 368 例结石手术,其中 301 例膀胱结石,有 67 例采用碎石术。1880 年,嘉约翰成功施行了卵巢截除手术,对于肿瘤切除术做了很大改进。1892 年博济医院报道了我国第一例剖宫产案例。1875 年 7 月 1 日,嘉约翰医生列举他这一天所作的手术以显示这个医院一天的工作量:

---

① CADBURY W W, JONES M H. At the point of a lancet-100 years of canton hospital (1835—1935). Shanghai:Kelly and Walsh Limited Hongkong Singapore, 1935(29):168 - 186.

（1）2 例摘除白内障手术。

（2）1 例膀胱结石切除手术。

（3）1 例因癌症切除眼球。

（4）1 例瘘管手术。

（5）1 例因皮肤肿块而割除包皮。

（6）1 例皮质白内障手术。

（7）1 例取出大腿内坏死骨头的手术。①

在 1880 年医学会的会议上，嘉约翰提出："为了达到使医院更有效率、更令人满意的目标，有几件事是需要做到的：① 纯净水的供应；② 改善排水功能；③ 培训男女护士；④ 现代的内外科医疗设备；⑤ 改善食宿条件。医院的宗旨是要使中国人得益于西方科学发明在防病治病方面的最新进步。""对于防止传染病的蔓延和减少瘟疫的破坏，人们完全漠不关心。为了唤起人们对这个重大问题的关注，正在编印一本有关卫生科学的手册；希望日本在建立卫生学校和打造卫生教育方面的榜样可以对中国的统治者产生一些影响。"②1882 年，赖马西医生来华，1885 年她掌管了医院的女部。她是协助嘉约翰医生工作的第一位西方同事，关约翰（Swan）医生到 1887 年成为他的助手。

1883 年发生中法战争，到医院求医的人数大为减少。博济医院庆祝它 50 年典礼，庆典在 1885 年 12 月 31 日举行，皮尔斯牧师演讲，高度评价博济医院的成就，"外国人为中国人谋福利的各种方案中，没有一种是执行的比这更为有力、更为热情，也更为无私的了。外国人开办的医院有助于打破偏见和恶意的屏障，同时为西方的科学和发现开启了通衢大道……嘉约翰医生不需要我的表扬，但是我们必须把他看做是整个教会医院的一部分，医院如果没有了他，就会变得有点像一个不同的地方了。"③

嘉约翰关注卫生工作与医学人才的培养，1887 年组建了中国传教医师协会，嘉约翰医生是这个协会的首任主席。1890 年 5 月他和老谭约瑟医生、富马利医生一起，出席在上海举行的医学大会。他宣读了两篇论文：一篇题为《传教医师与医学专业的关系》，指出医疗人员适合在传教领域服务。论文也以一定篇幅谈到社会丑恶现象和吸食鸦片的问题。另一篇论文题为《培训医学学生》。老谭约瑟医生提供了三篇论文：《中国药物学及其对传教医师的价值》、《结石病在中国》和《本地的医术和开业医生》。开始关注中国的西医教育与社会卫生。

① ［美］嘉惠霖，琼斯；沈正邦，译. 博济医院百年. 广州：广东人民出版社，2009：131.

② ［美］嘉惠霖，琼斯；沈正邦，译. 博济医院百年. 广州：广东人民出版社，2009：132－133.

③ ［美］嘉惠霖，琼斯；沈正邦，译. 博济医院百年. 广州：广东人民出版社，2009：134－135.

　　1887—1888 年,广东地区发生时疫,博济医院投入救治疫病。1887 年 1 例天花病人被送到医院。1888 年天花、霍乱流行。对瘟疫的恐惧影响了民众,谣言传说香港的外国人野蛮对待染瘟疫的外国人,拿人的脑子做药。外国传教士与医生受到攻击。总督命令停止一切施药行动,博济医院也受命停止施药。时疫越来越严重,当地民众不让任何外国医生诊治病人。但是当他们发现外国医生能够治疗痊愈,转变态度去就医。嘉约翰医生和赖马西医生在瘟疫期间日夜操劳,他们租用了一艘小船,停泊在江里,充当他们的"隔离病院"。在这个临时凑合的医院里,共医治了 24 例患者,但只有 10 个人康复。有一个女人协助他们工作,这名妇女在这年的早些时候(瘟疫发生在 5 月)曾由赖马西医生为其做过卵巢切开手术;她负责照料女病人。另有一个在医院当苦力的男人负责照料男病人。①

　　博济医院在困难中发展,医院设备与技术不断提高。1891 年在礼拜堂北面病区加盖二楼,建成 4 个新病区。1896 年布置外科手术室。两个房间布置好供欧洲病人使用。1898 年,加建了洗衣房和浴室。五座主要楼房的二楼与外科手术室之间全部建起了游廊连接起来。1900 年医院东面的房屋扩大了,以便厨房和仆人生活区可以迁到那里,享有足够的空间。1901 年医院里开始有电灯。一些中国人筹资购买医疗设备,一台 X-射线机在医院投入使用,许多人跑来看伦琴射线揭示的奇观,得到一套用于碎石洗出术的外科仪器。医院做了更多难度大的手术,施行了第三例成功的卵巢切开手术,1900 年为一个病人摘除了甲状腺。

　　随着医院发展,完全免费提供医疗服务难以维持,收费已成必然趋势。博济医院对穷人仍然免费诊病,对穷人以外人士的医疗收费很低。博济医院对于富人收费,以支持医院的发展。博济医院延续慈善性质,支持需要帮助的穷人,大量病人得到免费医治,常常还为病人提供食物和衣服。博济医院宗旨是,"凡来求助的人,没有一个因为付不起钱而被拒绝的;相反,我们认为对富人和环境舒适的人扩大慈善工作是不明智和不必要的。"②

　　博济医院具有浓厚的宗教色彩,目的是通过医学传教引导人们信仰基督教。从开始办医院起,就不仅强调要医治人的身体,而且强调要使人们获得基督教知识。伯驾、嘉约翰医生很关心使中国人认识和相信基督的教导。在医院里举行的宗教仪式达到的人数要大于那些健康得到恢复的人数。1859 年美国长老会的丕思业(C. F. Prestn)牧师接管了医院福音传教工作,星期日的仪式和每个诊病日的仪式由他负责。住院病人每日的仪式由嘉约翰医生负责。一位华人福音传教士宋宜道给门诊病人讲道并主

---

① [美]嘉惠霖,琼斯;沈正邦,译.博济医院百年.广州:广东人民出版社,2009:140.
② [美]嘉惠霖,琼斯;沈正邦,译.博济医院百年.广州:广东人民出版社,2009:142.

持其他的仪式。1883 年建立丕思业纪念礼拜堂,成为传播指导病人的宗教场所。

1930 年,随着国人对于教育权的争取,博济医院移交于岭南大学董事会,嘉惠林为院长,1933 年博济医院与夏葛医学院、岭南大学合并,成为岭南大学医学院。

嘉约翰在中国引进西方医疗技术及近代医院管理模式获得成功,他管理的博济医院,成为中国近代第一所综合性多功能的医院,为中国医界树立一个现代医学样板,创立了适合中国的现代医院科学管理的规章与方法,展示以现代科学基础的西医模式成效,引发中国医坛风气变化。西医医院在中国纷纷出现,这对广东乃至中国认识西方科学文化的先进起到很大的作用。

三　柔济医院及发展

1. 医院创立历史

广州柔济医院是美国长老会女医生富马利在 1899 年创立。当时嘉约翰建立博济医院与医校,创设芳村癫狂病院,不少人追随受业,然只限于男生,不接受女生。北美长老会富马利(Fulton)医生引以为憾,乃毅然创办广东女子医校,设立附属医院。她(Mary Fulton)精力旺盛的、忠诚可爱,加入教会。1884 年下半年,富马利医生到达广州。她的兄长富利敦牧师夫妇,作为传教士已经在这里生活了 4 年。富马利一到广州就被介绍给了赖马西医生,赖马西医生是唯一的一位女医生,到博济医院去参与一些重要的外科手术。当时处于中法战争的动荡时期,外国教会与教会医院受到中国人的反对与破坏,外国居民都被迫到英国船只寻求保护,传教工作近于瘫痪。富马利医生是一个非常勇敢果断的女人,陪同她的兄嫂和他们的小女儿前往桂平,在桂平富利敦租房,借助行医进行传教。当地人们对他们怀有敌意,为了去除偏见,他们给当地人看病,根据记载:"有一户人家有一个小男孩,是个残疾人,很憔悴,虚弱得连手都几乎无力抬起来。我开始给他看病。由于孩子的病有好转,他的父亲很感激,愿意把建好的砖屋出租。地方长官的一个代表来了,带来两只鸭子,两只鸡,四包面粉。我们得到正式承认感到很高兴。"①他们租房屋作为诊所,得到一位中国人梅阿桂做助手,给当地人治疗疾病,做 1 例白内障手术,引来很多盲人来就医。她还帮助接生孩子。他们面临当地人的敌意与疑虑,"这里的人们非常迷信。我们一言一行都得非常小心。如果我们停下步来看看墓碑上的碑文,就会有人说我们想要盗墓。很多人相信我们拿小孩眼睛来制药。还有一些人则打听我们的眼睛能看透地底多远。"不久在当地建立新的医院,富马利医生给家里写信说:"当你收到这封信的时候,你可以想象我们正在干干

---

① 〔美〕嘉惠霖,琼斯;沈正邦,译. 博济医院百年. 广州:广东人民出版社,2009:154.

净净的新医院里,风景优美,有山有水有平地,病区里住满了病人,有人在给那些从来没有听到过福音的人们宣讲。"①但是好景不长,当地发生驱赶反对外国人的斗争,富利敦兄妹等人受到冲击,人们冲破房屋周围的竹篱笆,把柴捆堆积起来放火焚烧。富利敦先生出外求救,富马利医生带上小女孩,富利敦夫人收拾起能收拾的文件细软,3个人从侧门出逃,离开桂平。新建的医院则完全烧毁了。富马利医生于1887年在广州三牌楼和同德街开办了两间诊所。1891年她又在赖马西医生帮助下在花地再开了一间诊所。富马利医生在1897年接管了博济医院女病区的工作之后,一直在那里工作到1900年。她越来越感觉到应该有一所妇女医院,从此开始为建立妇女医院而奋斗。

1899年富马利购进广州逢源西街美长老会一支会礼拜堂地,创办广东夏葛医学校和柔济医院。医校得夏葛氏鼎力资助,遂名为夏葛医学校,而医院又得美国人柔济民的资助,因名为柔济女医院以纪念,见右图。1912年一支会将礼拜堂让与柔济医院,医院治疗妇科疾病及妇孺疗养,广州闺阁名媛妇人不少前去就医者,在当地小有名望。医院早期在华南享有盛誉,1912年5月

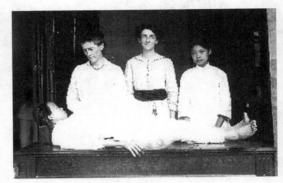

富马利诊治病人

15日,孙中山先生视察柔济医院。柔济医院建立初期是用于夏葛女医学校实习与妇孺疗养,作为教学医院而建立。根据记载:"本院设立之宗旨一则为医校实习场一则为妇孺疗养所。凡院舍及药石仪器等设置均由简略渐臻完善。而柔济药剂学校、端拿护士学校并先后增设,以助医务之进行。"②医院与学校领导是一体的,学院的院长兼任医院院长,而教员亦多兼医生工作。柔济医院在当时医疗技术水平颇高,"当时能够运用现代化医疗技术和有较高治疗水平的医院,在华南地区屈指可数,而该院就是其中一所。例如该院外科在1910年起已能作肾脏切除术,输尿管取石术"。③民国十九年(1930年),在反帝风潮影响下,美教会为尊重我国教育权,将医校及附属医院等机关移交中国人办理。民国二十一年(1932年)夏葛医校呈奉教育部核准立案,而柔济医院则于民国十七年(1928年)及二十年(1931年)先后呈广州市社会局及卫生局批准

① [美]嘉惠霖,琼斯;沈正邦,译.博济医院百年.广州:广东人民出版社,2009:155.
② 柔济医院史略.广州档案馆全宗号:18.目录号:5.案卷号:43.
③ 广州文史资料.第45辑,1993:150.

立案。民国二十三年(1934 年)起夏葛学校及药剂学校兼收男生,柔济医院留医亦开始收男病人。从教会医院学校变为国人自营之事业。

2. 柔济医院的医疗活动

柔济医院建立以来,主要有内科、外科、妇科、儿科,其中以妇科为主,注重采用西医技术助产保生,改变人们的生育观念。根据资料记载,柔济医院的医疗活动主要包括以下几方面:

"(1)诊治病人。病人来院就医由各科医师分别诊治,留医者早午晚三次巡回诊视,并派定各护士轮流看护。计自创办至今,留医者总数达五十余万人,平均每年外科四百余人,内科六百余人,产科八百余人,妇科四百余人,儿科六百余人。

(2)保生助产。妇女在孕期内来院诊验者,随时指导养胎方法;临产时来院留产者,由产科医师妥为助产,以保妇孺之安全。

(3)卫生门诊。每星期一日设卫生门诊,不论曾否在本院留产或经治愈之婴孩,由一岁至五岁者皆得加入,俾为母者得领育儿常识与卫生方法。至若儿童体格于健康上有欠缺者,则加以改正,于发育期内获良好之调理,保持健康及预防疾病于未然。平均计之每年本院门诊病者达三十余人。

(4)出诊或救急。凡患病须延医诊治者本院医师即随同出诊,因急诊延医者即驰往救治。

(5)赠医门诊。本院以济世为怀,特设赠医门诊,以应社会贫乏者之需求,由内外科妇儿科产科及眼耳鼻喉等专科医师,分科诊治。平均计之每年赠诊人数约两万余人,而以妇孺尤多,药费徒廉微收或酌免。"①

早期的柔济医院自成体系,有实验室,妇产科是强项,1914 年富马利与中国女医生罗秀云为一名中年女病人切除 105 磅的盆腔肿物,手术引起社会很大反响,摘除的肿物制成标本送到南京展览引起轰动。医院到 1930 年有 14 栋房屋,1937 年新建病房"林护堂",是广东省新会县人士林护先生后裔捐资兴建一幢近 2000 平方米的住院大楼,古色古香,建筑精美,孙中山之子孙科亲笔题匾"林护堂",极为大气。② 现为广州市第二人民医院,见下页图。

---

① 柔济医院史略. 广州档案馆全宗号:18. 目录号:5. 案卷号:43.
② 大屋顶老虎窗,见证柔济历史. 广州日报,2013. 11. 13.

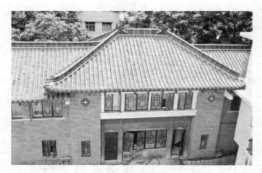

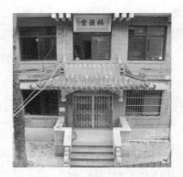

柔济医院"大屋顶"建筑 　　　　　　　　　　　柔济医院林护堂

同时柔济医院进行社会公共卫生工作，首创公共卫生护士人才，开设卫生门诊，协助政府办理公共卫生事务，传播西方卫生思想方法。

"本院觉于社会公共卫生之重要，故首倡培植公共卫生护士人才，特派端拿之毕业护士往北平协和医院研究。凡曾在本院留产或留医，若出院后仍需护士之料理者，则由公共卫生护士亲到病家料理，按病者家庭之经济状况而收善之，概不收费。

凡遇政府或社团举行公众卫生事宜，本院派遣医师护士分赴各地义务助理，促进公众卫生。凡本市各校须本院检验学生体格者，即委派医师分赴各校义务代为检验。创练人才。

本院为夏葛医学校、柔济医学校、端拿护士学校生实习场所，由各诊科教授指导，随时实习，借以训练医药及看护等专门人才。现统计医学毕业生凡二百二十一人，药剂毕业生二十余人，护士毕业人一百七十一人。出而开设医业或服务国内各医院者，足迹遍十三省，散处英美法奥。"①医院在广东西医医疗技术传播与人才培养方面发挥了很大作用。

柔济医院从创办起，即十分重视实验诊断。1905年就开设了实验室，见右图，一方面为医院诊治病人服务，如验血、验尿、验粪，另一方面为夏葛医学院学生提供实验场所。根据"不惜重金，置办各国的仪器"之宗旨，医院实验室购置了很多设备。按1914年记载，有显微镜、蒸馏器、消毒器、高压蒸锅、

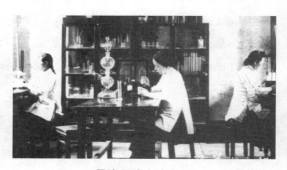

柔济医院实验室

---

① 柔济医院史略.广州档案馆全宗号：18.目录号：5.案卷号：43.

孵育箱、切片机等。1920 年医院已能开展多项化验检查,对当时的多发病如梅毒、结核、伤寒、脑膜炎、霍乱、麻风等的诊断提供了正确依据。1922 年统计资料显示,当年医院检验达 4 583 宗,所做的检验项目和仪器接近当时美国医院的水平。1922 年开始有病理解剖,1928 年共进行 17 例死亡儿童病理解剖。

3. 柔济医院制度章程

柔济医院建立比较规范的医院制度章程,已经具有西医院的规范体系。医院建立诊疗制度,明确规定收费标准及相关要求。从医院有关会议记录可以看出一斑。"民国二十三年五月二十五日下午七时半,在富马利堂开医院院务第三次会议,到会有十七人。记录事项如下:

(一) 提议传教士及其妻子留医房租给予折半。

(二) 提议岭南教职员留医如经请求见面房租,准予照原价减二成,即百粉之二十。

(三) 提议本院内各校卒业生或其子女留医房租准予折中。

(四) 提议各种注射药每楼需有一定之数目,在每月一日向药房领取,注射时由经手人签字并将病人姓名及所用药名登记部内,以便月终核计,知用去多少。

(五) 提议选出委办调查他院各种办法,古察、张伯瑶、王怀清、林蔚为委办。

(六) 提议 X 光镜照片费概无免收,由古察医生列出收费规则。

A. 照胸部大号照片每张十五元。

B. 照胸部中号照片每张八元。

C. 照牙每双二元。

D. 照牙全副二十元。

(七) 门诊及租房病人用光考察者(指无片)收费五元。

(八) 如留医病者再要用照片法考查或属附带病之考查,该收费若干或全免,均随考验者医师之意而定。

(九) 凡医生或校友照光费准予折半。

(十) 门者费在下列修改情形内可随主任医生之意而征收之。

(1)特诊三元。(2)门诊二元。(3)在一月内同症之复诊一元。(4)特诊之复诊二元。"[①]从医院民国三十年代的记录可见,当时已经采用比较先进的医疗技术设备,并建立规范的医疗收费制度标准,标志着从慈善性教会医院开始向社会性西医院过渡转变。

---

① 柔济医院董事会记录.广州档案馆.全宗号:18.目录号:5.案卷号:31.

柔济医院建立住院费用标准规范,明确规定诊疗规则,以及患者就诊的要求等,逐渐形成章程,使得医疗活动更加有保障。

柔济医院章程明确规定诊疗的规则程序及相关费用。

"**诊症规则**:凡病者欲到本院诊症,随时均可。唯须缴纳诊金一元或二元,药费另外酌收。

本院逢礼拜二、五两日为赠医期,礼拜三、日为脱牙期,均由上午十一点起,至十二点半终止。医期初到诊,收挂号取签费五元。以后复诊携原签,收取签费二元。脱牙收签费二毫,药费另外酌收。贫者赠药。礼拜一为婴儿卫生医期,目的专助乳母如何保养婴儿、防避生病之原。每逢星期一十点半至十二点半之内,凡初生婴儿及至五岁者均可挂号,费每三个月收五毫,上期交足在医期时到诊,如需服药者只收药费。凡请本院医生出外诊症者,诊金由三元至十元,药费较资另给。到诊:欲到本院诊症随时均可,诊金由一元至三元。唯由上午七时以前下午七时以后诊金加倍,药费另议。外诊:诊金十元,药费加诊金另计。若上午七时以前下午七时以后诊金加倍。出外接生费由五元至二十元,施手术者另计。特别费:割症手术及接生费另议,注射及贵重药品论值酌收,各种检验除花柳外一概不收,留院特诊费十元,除应缴纳费用外不需另给其他款项,若有索取等情,务希立行通告医生。"[①]还对于住院租房等费用详细规定:"凡就医者入院须先缴费两星期,以后每星期缴纳,出院时如有余款核计发还。挂号费一元,衣服费每月一元,新产儿照收(不满一月者亦作一月计)。租房:

第一等　每月一百三十元按日计,每日六元可带陪人两位。

第二等　每月一百元按日计,每日五元可带陪人两位。

第三等　每月九十元按日计,每日四元可带陪人一位。

第四等　每月六十元按日计,每日三元可带陪人一位。

第五等　每月四十元按日计,每日二元。

第六等　每月三十元按日计,每日一元半。

第七等　每月二十元按日计,每日一元。

电灯费每夜一毫,陪人衣服及杂费每人每月三元(不满一月者亦作一月计)。

众房每日五毫,房租膳费在内,陪人衣服费每月两元(不满一月者亦作一月计)。

膳费分三等,一等每日一元三毫,二等每日九毫,三等每日五毫,任人自选。

陪人搭诊须缴纳挂号费,新产儿五日后食奶粉者每日三毫,两星期以后每日四毫,婴儿食母乳者纳杂费每日三毫,惟食牛乳粉每日六毫。

夜间之专看护可不睡眠以料理之。病人辞退专看护须在专看护服务未满之时间,

---

① 柔济医院章程. 广州档案馆. 全宗号:18. 目录号. 案卷号:41-60.页号:140.

预先告知护长。若逾期不告,专看护已到服务,临时不用者,仍须缴纳费用。"①

柔济医院不断有所发展,在抗战胜利后由于内战物价上涨,社会动荡,对于医院有所影响,通过医院一份董事会记录可以看出这些问题:

"柔济医院董事会第三次会议记录。

日期:民国三十五年十月二日下午五时(1946年)。

地点:本院。

出席:伍籍盘区牧师李延安,老医生廖奉云、关相和。到席:王怀乐、梁毅文。

报告事项:一、医院工作

(一)现留医病人众多,走廊亦住满,而到院求医之病者,仍纷至沓来,因床位缺乏,应付困难,现拟定先收容患急症之病者,非急症之病者则轮次收容。

(二)辅民堂林护堂照当日建筑工程师计算,各可加建一层,如各加建一层则可容病床百余张。唯以目前物价之激涨,加建手续之麻烦似不宜急于建筑。

(三)现请钟姑娘回院复任司库,胡先生则专任宗教部工作。

(四)护士原定招收二十五至三十人,现已招收四十,连同旧生约有七十余人,再加上院内毕业护士,共有百余人之多,以之护理病人似嫌过多,不过想造就看护人才以为社会服务。

二、盛先生已结束在美事业候船来华,并代医院买有仪器及救护车等,Newman医生或亦能一同来院,本院实获助不少。

三、调整委员会报告——为加强本院工作,各职工专诚为本院服务计建议如下:

(一)各职工人员之薪金须体察社会生活程度,照物价之增减情形,随时调整之。

(二)凡在本院任职七年以上者,得由本院务会议提名及董事会同意时,可给例假一年或者派往他处再深造,其薪金及津贴办法由董事会决定之。

(三)职工分为高级及初级两种,曾在本院任职若干年以上或由本院特聘者为高级职员。

(四)凡曾在本院任职三十五年者当可退休,或因身体有病或因年龄关系得由董事会同意时亦可退休。

(五)退休时之规定办法由董事会随时决议。

(六)家属津贴及儿女教育费。

讨论事项:关于医院存款应如何处置案。**议决:**由王院长随机处置。"②

---

① 柔济医院章程.广州档案馆.全宗号:18.目录号:5.案卷号:41 - 60.页号:141.

② 柔济医院董事会记录.广州档案馆.全宗号:18.目录号:5.案卷号:28.

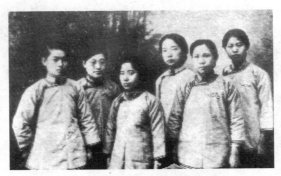

早期柔济医院医护人员

从这份董事会记录可见,柔济医院在当时困难条件下,通过教会支持,组织医护人员及医疗设备,竭力进行医疗救治活动,开展社会卫生慈善工作,为广东民众服务,发挥一定的社会作用。柔济医院促进西医妇科医疗发展,引入西方科学的妇产科生育技术、育儿方法,改变广东妇女的就医育儿观念,促进西医科学的传播影响。

四　广州芳村惠爱精神病医院

1. 医院创办发展

惠爱精神病医院是近代中国最早的精神病院,也是亚洲当时的专门病院。惠爱精神病医院的创立得自嘉约翰的不懈努力。执掌博济医院一段时间后,嘉约翰深切关注疯人的医疗,期望博济医院收治疯癫患者,受到教会及医院的反对。1872年虎门诊所花之安报告一例疯癫患者,引起嘉约翰的关注,在医院报告中专门提到疯癫病人问题:"这个疯癫病例……说明中国人对待患了这种可怕疾病是采取什么办法的。这种病在任何环境下都是可怕的,但是在中国这样的国家就十倍地可怕。我在博济医院工作期间,有好几个疯癫病人在我这里就医,他们都是被亲友遗弃的。此外还有人来向我咨询一些病例,但我没有见到那些病人。由于缺乏合适的住院病区,我一直不敢接收这样的病人,但我一直感到迫切需要提供一个疯人院来收治这种疾病。有人认为,疯癫病在中国人中很少发生,这可以有好几种解释。首先,他们一般都被锁在家中,行动范围受到限制;其次,他们常常自杀;第三,他们的生命常常因亲人的粗暴对待而缩短;第四,他们往往被有意地除掉。建立疯人院是解除这一类病人痛苦的唯一办法。我常常向中国的富人提出建议,也曾促请那些对香港和广州本地人新近建立医院感兴趣的人们,希望他们来办这件事。但是看来除非来自基督教国家的外国人来开个头,否则什么都做不成。我一直不太敢于向教士医学会的朋友提出这件事情,因为需要他们做的慈善事情实在太多了。"①教会医学会委员会的意见认为,收治精神病患者会在博济医院原有的工作责任之外,增加太大的负担。

基于西方现代精神病理论、收治病人的疗效和中国疯人的特殊处境,嘉约翰深信中国有建立精神病院的必要。1872年中国医务传道会的报告中,嘉约翰提到无助疯人的生存状况,呼吁教会注意并拯救这一群体,他身体力行积极筹办精神病院。

1890年,嘉约翰筹备设立精神病医院,自任筹委会主席。1892年嘉约翰拿出自己所有的积蓄,自费出资购得广州芳村一块三英亩地皮,以后又得到一些人资助,建立中国第一家精神病医院,嘉约翰的学生叶芳圃记述了广州疯人医院的筹建经过,他说:"1895年一位在远东传教的医学传教士路过广州,参观博济医院,钦佩嘉约翰的奉献和敬业精神。两年后他给嘉约翰寄来3 000元,声明嘉约翰可以自由支配这笔资金,用于广东的医疗慈善事业。嘉约翰非常高兴,回信询问是否可以用这笔资金修建广州疯人医院建筑。这位传教士回复同意并对嘉约翰的义举加以称赞。嘉约翰自己在报告中记载,1897年用2 091.53美元在芳村建起第一栋楼房,后此人又捐献了3 576.66美元用于医院运行成本。嘉约翰又利用其他渠道募集资金,建了第二栋楼房。"②形成医院规模。

芳村惠爱精神病医院于1894年开始建院,到1897年全部竣工。1898年惠爱精神病医院落成,位于广州市珠江南岸,白鹅潭畔,是中国第一间精神病专科医院,见右图。惠爱医院设30—40张病床,次年正式收住院病人。嘉约翰亲自为病人治疗,使不少精神病人治愈出院。他还撰述出版小册子,宣传精神病人住院的重要意义。嘉约翰为中国精神病治疗费尽心血。这所精神病医院影响很大,"芳村"成了广州当

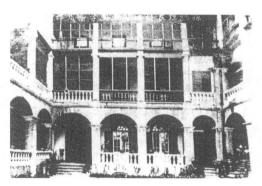

早期的惠爱医院

地对精神病与精神病医院的隐喻指代,讥讽某人精神不正常时,常说:"从芳村跑出来的"。此后惠爱医院住院、出院人数不断增加达到每年200多人,常年经费能自给,受到当地政府的嘉许,也被教会组织视为传播"福音"的有力见证。

嘉约翰为治疗护理疯癫患者顶住很大压力,付出艰辛劳动,与患者住在一起,根据他记载:"我们搬进了医院庭院里两座新楼之一的上层。当时那里有11名病人。我

①　[美]嘉惠霖;琼斯;沈正邦,译.博济医院百年.广州:广东人民出版社,2009:110-111.
②　王芳.对"疯癫"的认知与嘉约翰创办广州疯人医院[J].海南师范大学学报(社会科学版),2012(3).

们发现我们跟病人们接触很密切,因为两层之间的楼梯是开在游廊里的,大家要走共同的楼梯。所以有时候我们的房间就会被这些不速之客占领。很少有一个晚上我们是不用被助手们叫醒的。还要进行一系列的改装。因为铺设在床架上的床板被抓起来当做打架的攻防武器。所以要赶紧把床用螺丝钉固定在地板上;用监狱式的门代替原来更合我们品味的门;漂亮的绿百叶窗换成了平面的护窗板,原想美化一下游廊,放了一些盆栽的鲜花。谁知道,这些盆花在疯癫病人的手里变成了危险的来源,他们最喜欢做的事就是抢起花盆砸向楼下走过的人……花盆马上被撤走,以后再也不敢摆了。因为没有前人给我们指出道路,经验是我们唯一的老师。"①

1900 年 9 月建好了一所住房,嘉约翰医生夫妇才得以从与病人共住的生活区搬出来,住进新居。嘉约翰医生离开博济医院的时候,带走了他教的医学班的学生,有他们帮助,他才得以开展了疯人院的工作,为时一年半,他于 1901 年 8 月 10 日去世。嘉约翰医生把疯人院的责任托付给了能干的塞尔登(Chatles Solden)医生。1904 年一名警察带来一个疯癫病人,要求医院收治这名病人,同时附上第一个月的费用五元钱。政府与医院之间的关系就此开始。到 1927 年,广州政府完全接管了疯人院。

传统中国社会对精神病人基本是以禁锢方式处置,家庭或宗族承担责任。精神癫狂者常被家人锁进幽暗房间长期禁锢,得不到治疗。嘉约翰夫人写道:"1895 年 2 月 28 日,一个男人身背一个精神病人站在了医院门前,这是中国历史上第一个入院治疗的精神病患者。"②他在家里已被锁在一块巨石旁三年,丧失了步行的能力。嘉约翰顶住来自当地官方与世俗对精神病患者歧视的压力,承受着收治精神病患者特有的困难,在人力物力极匮乏的条件下,创办精神病医院获巨大成功。1898 年 2 月,一个下着凄冷小雨的早晨,嘉约翰雇请一位劳力背上精神病人,带上他的父亲共同乘坐一艘小船渡过珠江抵达芳村,标志着中国第一间疯人医院的成立,开始接纳疯人群体。即使大多数患者送来时,已奄奄一息,医院依然接其入院。这所精神病医院越办越好,解决精神病给当地社会与家庭带来的种种问题,为当地精神病患者带来福音,并蜚声世界,成为国际医学界在贫穷国家地区开展诊治精神病患之范本。1881 年嘉约翰在《西医新报》第 1 期上发表《论医癫狂症》一文,他呼吁中国人应当关注这一问题,"凡人怪异之病殊多,为最酷烈难治者莫如癫狂之症,有缓有急,或初起而操刀杀人,或病后而妄言谵语,或哭或笑,其状难以尽述"。③嘉约翰专心治疗精神病人,直到他逝世。嘉约翰兴办精神病医院,不仅给中国带来一种治疗疾病的方式,还将来自西方的人道主

① [美]嘉惠霖,琼斯;沈正邦,译. 博济医院百年. 广州:广东人民出版社,2009:112-113.
② 陈小卡. 近代中国西医传播的奠基人——嘉约翰的中国生涯[J]. 神州民俗,2013(200).
③ MMS. MMS Report for 1872[Z]. Hongkong:China Mail Office:17.

义精神,通过精神病医院这类具体的形式,传输给中国各阶层,改变着中国人与健康生活相悖的传统习惯与文化习俗。

2. 惠爱医院医疗及影响

惠爱精神病医院建立特殊优厚的环境,适合精神病人的治疗生活,见右图。医院建在远离城市喧扰的乡间,花草葱茂,环境幽静,病舍设计成分散式的家居建筑,吵闹的病人与安静的病人可互相隔离,亦可参与种植花草蔬菜,自食其力。为免给病人以牢狱之感,医院周围只是简单围起了一人高的篱笆,连窗户上的铁条也制成弯曲带花的图案。

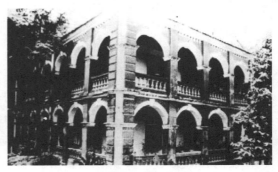

惠爱精神病院楼

嘉约翰规定治疗精神病人要遵循三个原则:"第一,凡入院者皆为病人,如果他们的言行表现出非理性的特征,那并非他们的过错;第二,医院不是监狱;第三,尽管完全处于疯癫状态,但他们仍旧是男人和女人,而不是野兽。"①有了这三条原则作为指导,嘉约翰进一步提出灵活的治疗方法:"首先是劝说病人,尽量运用语言劝说,在必要的情况下使用强制管理;第二是给予病人自由,在必要的情况下才实施监禁管束;第三是给予病人适当休息、热水浴、户外活动、身体锻炼和职业劳动,在必要的情况下实行药物治疗,嘉约翰的目标是采用理性手段治疗精神病症。"至嘉约翰去世时,医院先后诊治接待超过150位精神病人,他们来自各行各业,有衙门的官员,有从街上捡回来的普通人,有的来自很远的地方,从上海、浙江,最远的是来自北部吉林。嘉约翰医生善待中国疯病人,医治他们的疾病,逐渐恢复他们的健康,恢复理智,能够过正常人的生活。嘉约翰将医院的工作公开,接受病人家属和官员们的监督,允许亲属在任何时间来看望病人。嘉约翰创办的疯人院为中国精神病人提供了关爱和照顾,精神病人得到专业治疗,传播西医关于精神卫生及精神疾病方面治疗知识,受到民众的认同。

广州成立的疯人医院是中国第一间专业性的精神病院,它打破了中国传统监管疯人的做法,改变了精神病人的待遇,使中国医学界开始关注脑病的研究和治疗,推动了中国精神病学的发展。当地的百姓对这所医院很惊奇,病人治愈出院使他们感到不可思议。他们说:"在所有的外国传教士开办的事业中,这一项工作是最好的! 嘉约翰

---

① SELDEN C C, JOHN G. Kerr refuge for insane:The opening of a hospital for insane[J]. The China Medical Journal,1909(3):82-91.

把无人理睬的病人带到人道主义医疗世界,友善地对待他们,并不允许其他人粗暴地对待病人。当他自己的病情非常危险的时候,仍旧将病人视为自己的孩子,万分惦记。正如嘉约翰的学生们评价:'他的爱人之心是如此伟大,是人们无法丈量的。'"①

此外传教士还举办很多教会医院,1847 年合信医生在广州金利埠开办"惠爱医院",目的是通过治疗疾病与人们友好交流,努力得到广州的中国人认同,为其他英国传教士来此定居开辟途径。两广浸信会医院是 1900 年杨海峰等人创办的一所小规模的医院,借用东石角浸信会福音堂,因地

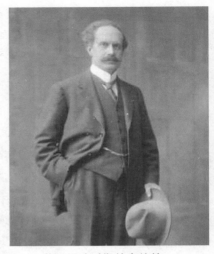

芳村医院时期的嘉约翰

僻人稀,半年后停办。1909 年 9 月张新基医生借东石角福音堂一楼开办东石医院,不久迁往东山木棉岗南。1917 年张氏将东石医院献于两广浸信会,1918 年将东山神道的宿舍辟为留医所。1919 年 7 月取消东石医院的称号,改称两广浸信会医院,张氏为院长,夏查理医生在该院服务 25 年(1918—1943)。教会医院将西医先进设备、医疗技术、科学管理方法,展示给中国人,对中国人认识西方科学文化的先进性起到很大的作用。

第三节　安徽、广东教会医院发展特点及影响

近代教会医院是由西方宗教团体所办,在传播西方宗教的同时,也带来了西方较先进的医学知识,提供了较为成功的办医院经验,近代教会所办的医院应用西医技术进行诊治,引进西方的医院管理模式,传布基督教的"博爱"人道精神。

一　近代安徽、广东教会医院发展特点

1. 教会医院是西方传教与文化渗透的重要工具

近代中国教会医院几乎都是为了传播基督教而创立的,教会医院通过医疗传教,传布西方宗教文化。教会医院主要通过免费或收取低廉费用给中国人治病,对病人施

---

①　王芳. 对"疯癫"的认知与嘉约翰创办广州疯人医院[J]. 海南师范大学学报(社会科学版),2012(3).

以人道关怀，来博得中国人的好感，使中国人信奉基督教。而这种发展教学医院的思想理念重要体现以下几方面：

一是传教士阐述医务传教的思想，将传教作为教会医院医疗的终极目的。他们认为通过西医技术不仅医治中国人的身体，更重要的是改变他们的思想。1835 年冬天郭雷枢医生撰写《任用医生在华传教商榷书》，呼吁基督教会"为了改善中国人世俗的和社会的状况，请医药界的善士们前来中国行好事，以获取人们的信任，由此而为逐渐接受那纯洁美妙的基督教义开辟道路"，"向他们宣扬上帝的救世福音，消除在他们脑子里的迷信思想。"①此后，外国教会派遣大量医学传教士来华。教会医院医生大都是基督徒，受到宗教教育与传教训练，"他们的目的，不但要减少人身体上的痛苦，更是要拯救人的灵魂。他们的责任，是要向病人宣传'福音'，使大多数就医的病人在离开医院的时候，得到一种宗教上的影响……所以医院在宗教方面的设施，非常的注重，一般看护士及职员，大都施以宗教上的训练，特别在每个医院之中，有专门的传道人员或牧师，担任向病人讲道及分发布道传单等工作。"②

二是教会医院在医疗过程中渗透宗教宣传与宗教仪式，促使当时中国人在医疗中受到基督教的影响。不少中国人经过教会医院的医疗活动，信仰基督教，成为教众。如广州眼科医局的伯驾医生在医务报告中称：医院每星期举行礼拜，伯驾、裨治文等传教士都参加，向与会病人散发传教小册子，要病人下跪祈祷，感谢外国医生为他们免费治疗，劝诫他们入教。伯驾医生在为人施行手术前，常把基督教的小册子送给患者向他们传教，动完手术之后继续向病人说教。③ 柔济医院的办院宗旨是：一为治疗疾病；二为引导病人信奉基督；三为教学提供实习场所。当时教会医院遵守的原则之一是："口头的布道在基督教医院里也有其地位，身体的病患有时与灵性有密切之关系；聪明的医士如果对病者相机诱导，则不难使病者明了其自身所未感到之需要。所以医生的服务并不止有关于肉体，同时能给病者心灵的慰安和希望，那才是极大的贡献。"《中华归主》讲到基督教医疗事业的目的时说："表证基督徒对于人类的疾苦不分宗教种族，均同样关怀，并尊重低级的服务。"④充分说明当时教会医院是把医疗与传教结合为一体，教会医院在传教工作上取得了一定成就，1912 年广东省官员中基督徒竟占65％，平民百姓因为医疗而信教者日众。雒魏林曾夸耀医疗传教的成效："真理找到了通向那些若无医院将从不知福音之人心灵的道路……任何其他手段都无法取得如

①　The Chinese Repository Vol. 7：388，371 - 372.

②　王治新. 中国基督教史纲. 青年协会书局. 青年丛书（第 2 集），1949：324.

③　［美]嘉惠霖，琼斯. 博济医院百年史. 1935：78.

④　来会理；孙恩三，译. 美国平信徒调查团报告及其与中国基督教运动之关系. 中华全国基督教协进会：中华归主. 132：11.

此有效的成就。"①

三是教会医院的医护人员是传教的重要力量。在医疗中医师以个人的沟通能力对民众进行传教活动,成效斐然。教会医院的医护人员具有宗教信仰与献身精神,以及相当的医术,他们不仅医治病人的身体,而且抚慰病人的精神,在对病人精神抚慰中达到传教的目的。总体来说教会医院医护人员对病人认真负责,除了进行必要的治疗外,还辅以人道关怀。按基督教义,对于病人必须有博爱的仁心、服务的热心,证明"上帝"是慈爱的天父。因此教会"医生的医务工作,不单表现在形式上,而且深入到患者的家中,医生治疗并安抚他们的心灵,诊治他们的身体,耐心倾听患者反复诉说的重重心事,因病痛带来的苦恼和忧郁,用同情的语言抚慰、鼓励患者。陌生人立即觉得医生是个朋友,是可以信任倾诉的,从而获得慰藉。"②教会医院医生在给病人动手术前,通常要先向上帝祷告,分散病人注意力,减轻其痛苦,使病人在精神上、行为上及心理上达到适度状态。这种人道关怀一方面对病人治疗确有好处,同时也达到了他们的主观愿望,吸引更多的人信奉基督。近代教会医院无论从宗旨还是具体实践,都没有脱离传教的初衷。进入 20 世纪后,教会医院进入市场化,但免费接受教会医院治疗的患者仍以信教为条件。因此教会医院始终是传教的重要场所,是西方势力对中国进行文化渗透的主要工具。

2. 教会医院以专科为主,分科比较齐全

近代教会医院在治疗方面都是以治疗某一种或两种疾病为主,兼治其他病症。医院以专科为主,分科比较齐全。伯驾广州新豆栏医局开张以后,以诊治眼疾为主,6 星期内就有 450 人来求诊。该局开设后第一年内共诊病人 2 152 人次,其中眼疾的种类有 47 种,其他疾病 23 种。此后博济医院,以眼科、外科为主,设立内科、外科、妇科、儿科等,以外科手术闻名。以 1905 年 7 月 1 日这一天博济医院的手术工作量为例:白内障切除手术 2 例,膀胱积石切除手术 1 例,眼球手术 1 例,肛门手术 1 例,切除包皮 1 例,眼科手术 1 例,骨科手术 1 例。③ 柔济医院以妇科为主,创始人富马利女医生看到在封建制度下的中国妇女和儿童常因患病后得不到及时和有效的治疗而被夺去生命,因此柔济医院以妇女病和儿科病为主。西医分科有内科、外科、妇科、产科等,还有眼科(1915 年)、皮肤科、耳鼻喉科,1902 年起药房(药剂科)、化验室均已设备齐全。1898年嘉约翰医生创办的广州芳村医院专治精神病,它不仅是中国最早的精神病院,也是亚洲当时唯一的专门医院,嘉约翰医生采用西医疗法为精神病患者治病,该院还是首

①　约翰洛.医学传教、地位和作用(英文版).伦敦.1888:123.

②　Chinese Repository. Vol. 2:270.

③　顾长声.从马礼逊到司徒雷登——来华新教传教士评传.上海:上海人民出版社,1985:181.

倡新法接生的医院。两广浸信会医院以外科为主，还设有内科、妇儿科、眼耳喉鼻科等。安徽的民康医院专治妇科、儿科疾病，民望医院则收治男性病人，治疗男性病人疾病。成立在安庆的同仁医院则以外科见长，院长是美国外科医学博士戴世璜，擅长外科手术。

近代教会医院大都以专科为主，分科比较齐全，在治疗过程中实行分工合作，按专业就诊，并有与治疗相配套的护理措施，这比中国传统医学的诊断、医疗、配药几乎由一个医生全包的做法先进得多。

3. 教会医院治病与医校教育相结合

教会医院发展急需西医人才，这是传统中国社会难以提供的。医药传教士认为进行正式的医学教育仍是目前最为重要的工作。因此当时的教会医院大都设附属医学校，或医学校设附属医院，以此形式培养西医人才，充实教会医院的医护人员力量。伯驾在给医务传道会的报告中指出，培养一批能干的、有科学知识的内外科医生是教会医院的既定方针。博济医院于 1866 年附设医学校（南华医学校），它是我国最早的西医教会学校。该校由嘉约翰医生讲授药物化学，华人医生黄宽担任解剖学、生理学和外科学教席，华人医生关韬讲授临床各科。1907 年该校在校生 50 人，先后毕业的学生 205 名，多在广东及华南一带工作。关韬是我国国内最早学习西医并取得较大成就者，第二次鸦片战争期间为清军从事医疗服务，后来被清政府授以"五品顶戴军医"。柔济医院是作为夏葛女医学堂的教学医院而建立的，该学堂是我国第一所女子学校。富马利担任校长（1899—1915），"在 10 多年间她为办好医学院、医院、护校付出了全部精力，培养出一批中国女医生、护士，并运用现代医学治愈了不少妇孺疾病"。① 柔济医院的护士和华人医生大都毕业于夏葛女医学堂，该学堂在 20 世纪 30 年代被公认为全国两所甲级女生医学院之一。教会医院的医疗活动与西医教育相辅相成，互相配合，对于西医在中国的传播发挥重要的影响。

教会医院医生在治病的同时，还通过办报、翻译书籍等大力介绍西医、西药知识，推广西医学教育。如嘉约翰主持博济医院，1868 年嘉约翰医生编印了《广州新报》，每星期五出版，1888 年改为月刊并更名为《西医新报》，宣传西医学。他还翻译大量西医书籍，并展开一些科研工作，通过观察和实践寻找一些较为有效的治疗方法。1910 年博济医院开始出版《博济月刊》。这些刊物介绍了大量的西方医学知识，发表一些有价值的研究性文章，同西医书籍一起，为西方医学科学在中国的启蒙和传播作出了贡献。教会医院、医学校初步形成了互相依托的框架，一方面有利于培养西医和护士人才，充

---

① ［美］嘉惠霖，琼斯.博济医院百年史.上海.1935.附录 C：282.

实西医医疗队伍;另一方面教学相长,有利于提高医生的自身素质和医疗水平,对中国卫生医疗事业产生了重大影响。

4. 教会医院建立综合性医院科学管理模式

随着来华传教士增多和教会医院担负的特殊使命,近代教会医院规模不断扩大并逐渐形成了具有独特特点的管理模式。首先在行政管理体制上建立严密而层级分明的体系。各教会医院的院长多由同级组织选举产生,建立比较严密的组织。以柔济医院人员配备为例,每科设主任医生、主治医生、住院医生和实习医生四级,表明教会医院各级组织比较严密,正如中国医史专家陈邦贤所作评价:"外国医院组织充实,尤优于中国。"其次移植西方规范的就医诊疗管理制度。在就医管理上,伯驾移植西方的就医管理制度,第一对所有前来就诊者,都有诊断记录,建立医务档案。第二,对疾病进行分类。以柔济医院为例,其在医疗上各有职责,建立有定期查房、病例讨论、疑难疾病会诊等制度,在护理上则实行分级护理,这样就使住院的医疗质量得到有效的保证。① 再次教会采取多元化的筹资机制,加强医院的公益性慈善性。根据1932年美国平信徒调查团的调查报告:教会医疗事业的经费来自医院收入的约占51%,各种捐款收入占49%。早期开设的教会医院一般不收费,目的是笼络人心,使更多的人了解上帝的博爱,因此大部分经费来自捐款。民国以后教会医院逐渐进入市场化,一般都收费,只有对少数贫困者免费施医给药,但必须以信教为条件。以属于美国系统的基督复临安息日会为例,"先后在中国开设了十二所医院,这个很小的基督教差会就是运用募捐的方式兴建医院,采用以富养贫的办法,即对有钱的病人收高昂的医药费贴补对贫民减免费的办法维持医院常年经费。其他在华教会医院的经费来源情况大体相似。"②

另外教会医院通过近代规范医学教育的模式选拔医务人员。在医生选拔上,早在17世纪时,西方已很重视医学,对医学人才的教育和选拔已有成熟可循的模式。要想成为医生,首先学完专业课和文化科目,然后实习,经实习合格才有被选行医的资格,最后通过考试,择优录取。来华的医务传教士,有的是接受了医学训练之后,再去接受一些神学训练;有的是接受了神学训练之后,再去接受医学训练,才可以成为医生。近代教会医院在医生选拔上基本遵循此例,通过专门培养经严格的专业考核后才能任用。教会医院对医生的这种人才选拔模式,对近代中国医院规范人事用人制度产生积极的影响。

教会医院起到了传播西医、促进中西医学文化交流的桥梁作用。教会医院的创立

---

① 广州文史资料第 45 辑. 1993:152.

② 顾长声. 传教士与近代中国. 上海:上海人民出版社,1991:279.

和发展,提供了科学的医疗服务,为大量中国人带来了免除肉体痛苦的机会。教会医院还为中国培养了一批华人医生。这些医生对近代中国医疗事业的发展产生了重要的影响。教会医院客观上输入了西方先进的医疗技术和医院管理模式,西医作为一种独立的社会医疗教育制开始在广州出现,并产生了愈来愈大的影响,中国医学从此"从实验的时代进而为科学的时代"。① 同时在近代中西医学交流方面,教会医院起了重要的作用,在中西医两种医学中取长补短,进而融会贯通,开创了中国近代中西医结合的局面,对促进中西医学的融合产生了积极的影响。总之近代教会医院的创办和发展,尽管其始终都没有脱离传教的初衷,但其客观效果却极大地推动了全国医学事业的进步。

二　近代安徽、广东教会医院分布及影响

1. 教会医院地理分布以交通枢纽为主

教会医院是为传教服务的,是教会对于民众治疗身体、拯救灵魂的机构,它的分布一般随着教会传教据点的拓展而扩散,而传教空间的扩散又往往受人口密度、交通、自然地理、政治支持度、经济水平、文化势位、族群特性,以及自身教义的要求和传入地的宗教禁忌等因素的影响,教会医院在选址上往往对交通条件和发展空间要求较高,沿河道和海道分布。外国教会一般依靠城市间便利的河道和海道交通进行传教,因而教会医院多分布在河道和海道沿岸城镇。从教会医院地理分布来看,安徽、广东教会医院大多集中在沿海、沿江开放商业中心地区。近代广东基督教教会医院共 45 所,主要集中在广州和潮汕地区,广州最为集中。教会医院在选址上往往对交通条件和发展空间要求较高,沿河道和海道分布。如广东珠江下游的广州博济医院、柔济医院,东江流域的惠州惠安医院,西江流域的德庆格列格纪念医院,位处海港的汕头福音医院、益世医院,韩江流域的梅县德济医院等。安徽芜湖的弋矶山教会医院,安庆同仁医院,以及商贸中心的怀远地区民望医院等。由于水陆交通发达、人口聚集,促进教会医院不断发展,形成示范效应,吸引人们就医,从而达到传教目的。教会医院享有很好的口碑,成为医学传教的成功典范,教会医院医护人员、传教士能在病人中进行福音传播工作,这是一个很大的优势,形成较大的宗教影响。

---

① 陈邦贤.中国医学史.上海:上海书店,1984:257.

表4-2 近代安徽、广东部分教会医院分布

医 院	创办人	创办年份(年)	创办地点	所属教会	备注
弋矶山医院	(美)赫怀仁	1888	芜湖西郊	基督教卫理公会	
天主堂诊所		1887	芜湖鹤儿山	法国天主教会	
民望医院	维廉	1909	怀远县西门岗	美国长老会	
合肥基督医院	柏贯之	1898	合肥宿州路	基督教南京总会	
同仁医院	戴世璜	1901	安庆大二郎巷	基督教圣公会	
圣心诊所		1905	安庆天主堂	西班牙天主教会	
民爱医院		1916	宿县	美国基督会	
普仁医院		1917	巢县	美国来复会	
眼科医局	伯驾	1835	广州新豆栏街	美国公理会	
惠爱医馆	合信	1843	广州金利埠	英国伦敦会	
博济医院	嘉约翰	1859	广州增沙街	美北长老会	
柔济医院	富马利	1899	广州多宝路	美北长老会	
两广浸会医院	张新基	1901	广州东山庙前西街	美南浸信会	
汕头福音医院	吴威廉	1863	汕头	英国长老会	
海口福音医院	康兴利	1885	海口	美北长老会	
惠爱医癫院	嘉约翰	1898	广州	美北长老会	
韬美医院		1903	广州	法国天主教会	
普仁医院	柯达	1886	北海	英国圣公会	
普济医院	铁威廉	1888	东莞脉沥洲	德国礼贤会	
普惠医院	郭守道	1918	广州江村	新西兰长老会	

2. 教会医院见证近代中国社会历史变化

尽管教会医院主要是进行西医医疗活动,通过医疗活动进行传教,但与近代中国社会历史变化有相当关系,受到社会历史变化的影响,反映医学与社会历史变迁的关系。教会医院置身近代中国历史巨变中,对于重大历史变化具有见证力。辛亥革命时期,1907年革命党人徐锡麟刺杀安徽总督恩铭,安庆同仁医院戴世璜为恩铭进行手术救治,恩铭因伤重而死,戴世璜惧怕躲到英国人军舰上。在《戴世璜自传》中详细记录这一事件。1938年6月日军进入安庆后,同仁医院收容难民达650多人,保护很多百姓免遭日军屠戮。芜湖弋矶山医院在1931年夏季芜湖及周边发大水时期,设置霍乱医院救治灾民,加强社会公共卫生工作。广州博济医院、柔济医院在近代战乱中开展

社会慈善活动,免费救治平民,一些医师关注中国的改良与革命,如博济医院的医师尹端模与孙中山有同学之友谊,帮助孙中山在广州开设东西药局,相助孙中山革命事业,1905年他支持孙中山广州起义,失败后受到牵连远赴英国学医。由于传教与西方文化渗透有关联,反映近代中国社会面临列强侵略与学习西方自强的双重冲击,教会医院是其中重要方面,体现西方政治、科学对古老中国的影响力,回顾近代中国的历史事件,与教会医院具有一定的渊源联系。

3. 教会医院促进近代中国慈善事业的产生发展

教会医疗事业是基督教在华传教事业的重要组成部分,具有较强慈善性质。近代中国由于长期战乱,政权变更频繁,经济文化比较落后,社会慈善事业薄弱。教会医院的活动,成为近代中国慈善事业的萌端。教会医院注重慈善事业,早期教会医院的医疗活动具有明显的慈善与传教的目的,医疗多为免费或价格低廉,这对于战乱中的普通民众毕竟是有益的。教会医院在近代中国的慈善医疗、社会救济和红十字救护等方面都起了重要作用。教会医院多用慈善、仁爱等字样来命名,与慈善联系在一起。教会医院往往将传播基督教人道仁爱思想与免费医疗活动相结合,发挥传教的目的。早期教会医疗事业的一个显著特色是实行完全免费治病的制度。教会医院初设之际一般都实行慈善医疗,即免费施诊送药,有的还给一些贫病者免费提供食住。如伯驾的眼科医院在免费治病的同时,还给贫困无钱的病人供给饮食,待病痊回家。有中国人赋诗称赞伯驾“且出己资周孤贫,劳心博爱日不懈”。① 19世纪60年代起,教会医院完全免费的制度发生变化,为了弥补教会医院资金的不足以及适应中国社会,嘉约翰等医学传教士开始主张施行收费制度。虽然实行收费,但教会医院仍然实行有限的慈善医疗,对富裕者收费较高,对一般病人收费较少,对贫困病人实行免费,是许多教会医院收费后所采取的一种慈善医疗的形式。医院还实行定期的免费施诊活动,合办社会服务机构。一些教会医院在社会捐赠的基础上设立救济基金,开展慈善活动,苏州博习医院专门设立救济贫病基金以作为补助贫病者治病之用。

教会医疗事业在近代中国的疫病救济中发挥重要作用。医学传教士参与疫病救助,芜湖弋矶山医院在20世纪30年代参与安徽水灾中霍乱的预防治疗,1911年东北发生大规模的鼠疫,华北的医学传教士大多参加防疫,各级政府聘医学传教士为医学顾问,以教会医院为时疫医院进行疫病防治工作。由于中国红十字会此时的力量比较薄弱,对于大规模的战争救助一时还无能为力,因此教会医院成为红十字会救助的重要力量。许多教会医院都被列为当地的红十字医院,武昌起义后,中国红十字会电告

---

①　爱汉者,等;黄时鉴,整理. 东西洋考每月统记传. 北京:中华书局,1997:405.

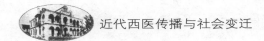

通商口岸的教会医院改设红十字会医院,滁州红十字分会的医院就是当地的基督医院,怀远、江阴、无锡、安庆、庐州、芜湖、宜昌、重庆、杭州、福州等地的教会医院充当当地红十字会医院,教会医院在红十字救助中发挥了重要作用。民国建立后由于战争、灾害不断,教会医疗事业与红十字救济有密切的关系,当中国发生内战时,教会医院不仅救治伤病,而且在战争时收容难民,为他们提供保护。1904年日俄战争期间,司督阁即在盛京施医院里收容难民。他的医院所进行的救助活动得到万国红十字会的支持,医院设有17个避难所,有7200名难民得到庇护,这些人以妇人和小孩为主。北伐战争时期,普爱女医院在武昌被围时就收容了不少难民,使他们得到了一定的保护。全面抗战爆发后,教会医院在战时救护、收容难民上发挥了更大的作用。1932年"一·二八事变"爆发后,中华博医会组织红十字救护在淞沪抗战中发挥重要作用。1937年全面抗战爆发后,安庆同仁医院在抗战时期收容保护很多难民。教会医疗具有浓厚的世俗性和慈善性,在近代中国的慈善医疗和红十字救助中扮演了重要角色,对中国近代慈善救助事业产生了积极的影响。

第五章

近代西医教育传播

第一节　近代中国西医教育概况

一　近代教会医学校发展概况

清末民初,随着西医书籍的大量译述传播,西医院的建立发展,西医的理论和医疗技术、医学教育思想和方法传播到中国,促进西医教育的确立发展。近代中国的西医教育是在西方医学知识的传播,传教士医疗事业不断发展的基础上产生的,仿效西方尤其英美的医学教育模式、内容和方法,采纳西方医学教育经验,经历了逐步发展的历史过程。民国时期西医教育在中国确立,加速了近代中国西医人才的培养,也对我国近代医学教育体制的确立产生了较大的推动作用。

最初西医教育是在教会医院中以师徒传授的方式开始的。当时传教士行医传教需要助手,采用收受生徒的方式培养医务人员,通常是医生兼带生徒,训练医生、医务助理、药剂师、技术员及兴办护士训练班等。由于训练一些中国人帮助行医,减少了传教医师与中国民众之间的隔阂,使民众更容易接受西方医药。较早的传教医师伯驾就挑选了一些青年学习医药学和英文,帮助他配药以及做手术助手。其中关韬后来成为临床医学专家。嘉约翰在广州的医学传教生涯中,指导了 100 多名学生,不少人成为西医人才,他收授的苏道明成为眼科专家。但是收受生徒比较有限,难以得到系统的西医教育。要得到大批正规的西医人才,解决的办法只有开办医校培养,发展正式的医学教育。医学院校的出现是正规西医教育形成的最显著的标志,中国近代最早的西医学校发端于教会医院。1866 年美国传教士医生嘉约翰主持创办"博济医校",是近代中国最早的西医院,它附设在广州博济医院内,医学传道为一体,形成了接纳和传播西医科学的博济模式,促进西医教育在中国的发展。此后比照教会医院设立附属医学校来培养医学人才。1887 年香港西医书院建立,民主革命家孙中山曾在此学习西医,借医术为入世之媒。1897 年苏州福音医院开办医学校。监理会斐医生创办妇孺医院，进行女子医学教育，1891 年创办苏州女子医学院。1899 年美国长老会富马利在广州创办女子医学院（1901 年改为夏葛医学院）。医学传教界也注重正规的护士教育。1888 年安娜·约翰逊在福州设立了近代中国第一所护士学校。此后一些教会医院先后创办了各自的护士学校。1900 年前建立的医学校数量不多，规模也不大。《辛丑条约》签订后，教会医学教育发展迅速。至 1920 年各地已有教会医学校 20 余所。与 19 世纪相比，民国时期西医有很大发展，教会医院、诊所的数目、规模也有了很大增长。到 1937 年仅英、美基督教会在华便设有医院 300 所，另有诊所约 600 处。[①] 西医教育逐渐扩展，西医学校的数量不断扩大，据 1936 年统计，美国教育及救济机关在中国的投资总额中，医药和教育经费占 52.9%。在 1900—1915 年间，我国先后建立 323 所教会医学院校，[②]当时著名的教会西医学校还有湘雅医学专门学校、济南共和医道学堂、华西协和医科大学、北京协和医学院等。在教会医院的影响下，到民国年间，西医的知识技术、西医教育、西医医院，已成为中国医事系统中的主体部分，教会医学院形成一整套有特色的教学制度和方法，仿效英美教育和管理制度，有利于医学教育向精英化、国际化方向发展，对于中国近代西医教育具有开创之功，推动近代西医文化的传播。近代西方医疗体系由传教士全面传入中国，促进了我国医学科学，尤其是西医教育的发展。

二　近代中国西医学校发展概况

在教会医院和医学校的影响下，受到科学救国、医学救国思潮的影响，改革图强，出现关于西医教育的设想和主张，如改良派郑观应在他的《考试》篇中，批判传统科举考试，主张改革考试制度，提出应"挂牌招考西学"，并且"三试内外医科配药"。张之洞提倡洋务，主张"中学为体，西学为用"，他在《劝学篇·外篇·设学第三》中说："西艺之医最于兵事有益，习武备者必宜讲求。"[③]张之洞提倡西医目的主要是为了抵御外辱，原因是在战争中容易发生外伤，西医在治疗外伤方面比之中医更有奇效，意识到发展西医对于战争的重要性。中国政府和民间有识之士办起西医学堂和军医学堂，从中央到地方纷纷办西医学校，使国内医学院校迅速增加。1871 年京师同文馆开设生理学和医学讲座，传教医师德贞等人先后讲授西医知识。1881 年中国第一所正规的西医学校天津医学馆设立，后发展为北洋医学堂。1903 年同文馆分出医学实业馆，1905

---

① 顾长声. 传教士与近代中国. 上海：上海人民出版社，1981：278.
② 邓铁涛，程之范. 中国医学通史：近代卷. 北京：人民卫生出版社，2000：495.
③ 宋耀新. 我国近代西医学教育的发展研究[J]. 中国医药指南，2012(18).

年改称京师专门医学堂。1912年成立了国立北京医学专门学校（今北京大学医学部前身），浙江省立医药专门学校。1916年成立直隶医学专门学校，1921年成立江西公立医学专门学校，1926年成立国立中山大学医学院。此后还有1932年成立的国立上海医学院、1933年成立的山西医学专科学校、1935年成立的南京中央大学医学院、1936年成立的南京国立药学专科学校等，河南、吉林、山东、广西、陕西、福建等省都成立了省立医学院。1931年云南军医学校成立、1933年北京陆军军医学校成立。私立医学校也如雨后春笋般涌现，如1912年张謇在南通创办的南通医学专门学校，1918年黄胜白、沈云扆等创办私立同德医学专门学校，1930年改称私立同德医学院。1922年沈阳成立奉天同善堂医学校（1932年停办）。1924年上海留日学生顾南群创办成立的私立南洋医学院。1926年上海郭琦元创办私立东南医科大学（1930年改称东南医学院）等，另外在沈阳、哈尔滨等城市亦有私立医学院校设立①。据1937年国民政府教育部医学教育调查统计，其时全国有公私立大学医学院、独立医学院、医药及牙科学校及专修科总计33所。②

　　虽然建立了不少各类医学校，但由于国家、地方政府对教育经费的投入有限，尤其是一些私立学校，经费多依靠学生学费、校方筹募基金、医院收入等，往往无经费收入的保障，常有亏空。不少学校因为实习医院不足，实验设备简陋，教舍狭窄，教授不少为兼任等因素，造成教育质量不高，影响医学教育的发展。1925年在反帝斗争中发起全国范围的收回教育主权运动，反对外国文化侵略的呼声日渐高涨。1925年民国政府对宗教教育颁布法规，法规的核心内容包括：学校校长必须是中国人，学校董事会应有超过半数以上的中国人，学校必须承认教学的目的是为教育，不得以传播宗教为宗旨，不得将宗教科目列入必修课。此时西方经济危机使欧美教会改变其在华策略，对于中国教会的经济支持逐步减少，教会医疗事业面临经济困境难以为继，很多教会办的西医学校收归国人，改为私立医学校。

　　从清末到民国，政府支持西医新式教育，正规西医教育体系逐步确立。1901—1904年清政府推行"新政"，曾提倡兴办西医学堂，支持开展西医教育。北洋政府和南京国民政府支持西医发展，努力培养现代医学人才。1912年南京临时政府成立后，教育部于该年10月公布《大学令》《壬子学制》，确立了医学教育的学制及课程，规定医科分为医学与药学两门，其修业年限为医学4年，药学3年。医学又分为解剖学、组织学、生理学等51种科目，药学分为无机药化学、有机药化学、药用植物学等52种科目。1922年北洋政府又颁布《壬戌学制》，规定大学包括4个层次：大学、专门学院、专修科

①　李经纬.中外医学交流史.湖南：湖南教育出版社，1998：307-308.
②　朱潮.中外医学教育史.上海：上海医科大学出版社，1988：104-111.

和大学院(即研究生院)。大学取消预科,规定医科至少5年。1929年2月南京政府教育部和卫生部会同医学教育委员会,分别负责制定各专业之学制和课程。医学教育委员会的工作内容主要为:一是派员视察国内各医学校;二是拟定医药专科以上学校毕业统一考试办法;三是拟定医学院及医学专科学校课程标准;四是拟定医学院及医学专科学校设备标准。[①] 各省市陆续办起护士学校、助产学校,中等医学教育渐具规模,西医学校学制、章程虽大多是抄袭日本或英美等国的,但也加入了一些符合中国体制的内容,对医学教育规定了修业年限和必修科目等,中国的近代医学教育被纳入正规的教育系统。

近代中国的西医教育经历了从传统的师徒传承的方式到近代的西医学校传播西医知识;从教会医师的师徒传授,到传教士在中国开办西医学校,以及后来国人自办医学教育,经历一个不断发展演变过程。从学习医疗知识,到系统地学习先进医学理论、医疗技术和医学教育管理理念等变化过程。最终使中国建立起有中国特色的现代医学教育体系。从西医的传入到其教育体系的确立与西学东渐有着必然的联系,"西医"本身就是与"西学"联系在一起的,属于"西学"的一部分。西医教育的确立也是中国教育近代化的典范,首先是办学模式的多元化,既有专门医科院校,也有附设于综合性大学的医学院;既有传教士开办的教会医学校,也有政府自办西医院校、国内私人开办医学院校。在办学思路上,既有学制较长(7年左右),招收人数少,走精英教育路线的培养方式;也有学制较短(一般5年左右),招生较多,走大众教育路线的培养方式,培养直接面向民众的医疗人才。其次是教学模式的确立,民国医学教育经过几十年的发展,重视理论与实践结合,教学方法上主要是以教师、课堂为中心,采用基础、专业和实习三段式教学模式,形成传统医学教育模式。西医教育模式的确立,不仅培养了大量的医疗人才,也培养了众多的卫生行政、医学教育、公共卫生等方面的各级各类人才,为西医教育在中国的进一步发展作了充足的人才储备,同时积累了丰富的医学教育经验,对现代中国医学教育依然具有借鉴作用。

近代中国医学教育的确立为中国医学创造了一个良好的传播方式,这得益于政府对西医的大力支持,民国政府倡导西医,并多次拨款支持开办西医学校,建立西式医院,并派人出国留学学习先进的西医技术,由此推动了中国医学技术的发展。新的教育方式需要新的政策和新的投入,有了政府的支持和投入,加上科学的现代教育管理方式,中国的西医学教育才能持续有序地向前发展。医学教育不仅仅是科学知识的传播,还需要有足够人文知识的注入。近代西学传入中国的同时,也伴随着宗教观念的潜入,在发挥西医技术的同时,也运用了宗教文化中的精神关怀。在发展西医事业的

---

① 陈雁. 西医教育在近代中国的确立[J]. 西北医学教育,2008(1).

过程中,不仅仅要注重医学技术的进步,还要重视医疗过程中的人文关怀,借鉴运用宗教中的人道博爱、人文关怀精神,完善具有中国人文观念的西医文化体系,达到中国医学教育的进步。

第二节　广东博济医校与夏葛女医学校

近代的广东是开放地区,得西学风气之先,创办很多教会医院,以及医学校,近代西医的传入首先是由广东西医的医疗实践开始,广东博济医院的附属医校博济医校、柔济医院的夏葛女医学校,培养西医人才,开近代中国西医教育的先河。

一　博济医校及影响

1. 博济医校创办发展

博济医校在博济医院基础上建立。1834 年 10 月美国公理会国外布道会传教士伯驾(Peter Parker)来华,1835 年伯驾在广州新豆栏(San Taulan)街开设一个医院——眼科医局(Ophthalmic Hospital),即博济医院的前身。医院侧重外科、眼科,开设后前来求诊的病人逐渐增多,伯驾感到缺乏工作助手,于是在 1837 年开办了一个医疗班,只有 3 名学生,但成为医学教育的开始。伯驾在报告中详细介绍:"我很高兴告诉你们,三位很有培养前途的(中国)青年,一个十六岁,一个十七岁,一个十九岁,现在已经与医院建立了联系。他们的英语已经达到相当不错的水平,在配制药品和处理药方方面是得力的帮手。年龄最大的一个,是个积极而有责任感的青年,他除了受到培训以外,每月还可以领到 5 元的工资。一些眼科的小手术,譬如睑内翻和翼状胬肉等,他都已经做得干净利落。他服务已经一年多了。第二个青年的中文程度比其余两人高得多。他原打算学文学的,后来他父亲去世,使他没有能力再继续求学。他受到马礼逊教育会的部分支持,该社成立于 1836 年,专为中国青年提供机会,通过西方知识的媒介学习英语和基督教教义。第三个青年有很高的天分,由他父亲全力支持,至少要留在医院五年。"[1]3 名学生中以关韬(关亚杜)的医学成就为高,成为优秀的外科医生,可以独立进行外科手术。1852—1854 年伯驾出任美国驻广州副领事,此时医院的工作主要由关韬负责。1856 年清政府授予关韬"五品顶戴",出任福建清军的军医,成为史籍所载的第一位中国西式军医。此后接任负责的传教医师嘉约翰,1859 年在广

---

① ［美］嘉惠霖,琼斯;沈正邦,译. 博济医院百年. 广州:广东人民出版社,2009:58.

州创办博济医院,他希望扩大正规医学教育,1862 年在报告中提到:"为青年人提供外科医学与技术的教育已经被看作医院目标的重要部分。目前这项工作尚不能达到需要的程度,但学生们获得的知识已足以使他们在治疗许多种疾病时远远优于本地医生,特别是在外科的所有部门。"[1]1866 年博济医院搬进了新院址之后,嘉约翰医生立即就在黄医生的协助下正式开办了一个医学班,"与新的医院相结合,开办了一所医科学校,给两家医院(金利埠和博济)的学生以及少数其他学员进行系统的培训。我们希望这是一个医科学校的胚芽,在未来岁月中将要把它的学生送到这个帝国的各个地方。黄医生教解剖学、内科学和外科学。嘉约翰医生教药物学和化学。关韬医生目前不在医院,去了四川,他将会教实用医学和中医药。对其余的分支学科也会给予不同程度的注意。为了这个帝国众多的百姓,建立一所设备齐全的医院是极为重要的。我们相信学习治病救人技术的机会,将会与治病救人的技术本身一样受欢迎。"[2]博济医校成为中国最早的教会西医学校,培养中国本土的西医人才。1879 年医学校从博济医院分离,更名为"南华医学校",从事专门的医学教学工作,学制 4 年,用粤语教学。1904 年南华医学校改名华南医学院,1936 年并入岭南大学医学院,1949 年改为广州中山医学院。

晚清是西方医学大规模传入中国的重要阶段,中国人逐渐接受了西方的医学观念与治疗技术,西医在中国的医学体系中占据越来越重要的地位,直至民国以后成为中国医学体系的主流。在此过程中西方医学的传入至本土化的进程,需要培养大量本土的医学人才。博济医校作为在华最早的西医学校之一,起着先行者的作用。

2. 博济医校的教育制度规范

博济医校开设后最大的变化是学生进入系统正规化的医学学习。嘉约翰在医学校的招生中,明确其目的为培养医学人才,医学教育的职业性特征比较明显。学校中主要开设近代医学专业的课程,最初的课程包括解剖学、内科学和外科学,药物学和化学,实用医学和中医药。主要由嘉约翰、黄宽、关韬教授。19 世纪 80 年代后赖马西(Niles)和富马利(Mary Fulton)两位女医生的加入,课程设置新增加了妇科学和产科学的内容。

医校学生每周三、六两次进行课堂讲授,周一、五在门诊学习诊治,周二、四在手术室学习割治。学生参与医院日常事务、施药、手术割治等协助性工作,理论学习与临床实践结合,一般以 3 年学习时间为限,从学校开设的课程与教学情况来看,基本上与当时美国本土的医学校开设的课程相似,体现西医职业教育的倾向。

---

① [美]嘉惠霖,琼斯;沈正邦,译.博济医院百年.广州:广东人民出版社,2009:175.
② [美]嘉惠霖,琼斯;沈正邦,译.博济医院百年.广州:广东人民出版社,2009:176.

学习课程其中最为困难的是解剖学,实际教学机会极为难得。1867 年嘉约翰认为:"缺少解剖的机会仍然是一个问题。中国人对死者的迷信观念看来是不可逾越的障碍,使这一学习内容无法进行。我们一直通过给在医院死亡而没有亲友的病人进行尸体检验,以竭力设法为这项学习开辟门路。同样我们也把握住机会匆匆解剖一只手臂或一条腿,使得学生们已经看到过人体的许多最重要的器官。做这些检验和解剖的时候并没有设法保密。我满意地看到在适当谨慎和完全不作保密的情况下,公众的意识也能够逐渐熟悉解剖这一医学教育的重要组成部分。"①医学校注重通过解剖学的学习,不但使学生们改变中国传统观念,而且使他们深入了解人体各器官的功能,提高从事医疗救治的能力。

19 世纪 80 年代以后,博济医校的教学设备、师资力量有了一定的提高,学生学习的时间相应增加,课堂学习的时间由每周两天增加到四天,1890 年增加到五天,每天都要授课和问答,周六为试验课,内容为示范教学、使用显微镜和做试验,有一些学生学习仿制和配备外科手术的器械。课程教学以教师授课与记忆为主要,嘉约翰回忆在1880 年"解剖学和实用医学由苏道明医生授课,使用合信(Hobson)医生的课本。在药物学方面,由高年级的学生卢顺之听学生背诵。化学和临床医学一直是我本人的部分。这个医学班渐渐具有了一所正规医科学校的性质。"②

博济医校注重医学实践教育,博济医院的医疗实践为学生提供了大量临床实践的机会。他们有一架骨骼,也采用了纸浆造型的模型。1874 年斯科特(Scott)医生是广州的一位私人开业医生,用狗做解剖,给医学班上了解剖学课程。通过用低等动物解剖来学习,使学生们获益匪浅。嘉约翰医生做了一项死亡人体检查,是一名为法国领事工作的男子,因患主动脉的动脉瘤而死亡。1876 年嘉约翰开始建一个博物馆,把标本和"手术成果"的藏品都保存在里面。

博济医学校的另一个特色是采取汉语教学,使得学生学习没有语言障碍。嘉约翰认为这样可以扩大西医影响:"如果只能用西方语言作为唯一传播科学的手段,只能影响一小部分掌握外语的人,知识不单只局限于小范围人群的需要,而是应该呈现给更多的人,服务于中国现实的生活目的,可以预见到使用汉语的医学教育将对中国人产生广泛的影响。教育一名使用汉语的人,要比教育 10 位使用英语的学生将发挥更现实的作用。"③但是使用汉语教学,首先需要解决教科书的问题。1850—1858 年间,合信翻译出版了《全体新论》《博物新编》《新医略论》《妇婴新说》《内科新说》和《医学新语》等书,其中《全体新论》详细介绍西方解剖学和生理学,引起巨大反响。1865 年经

①　[美]嘉惠霖,琼斯;沈正邦,译.博济医院百年.广州:广东人民出版社,2009:176 - 177.
②　[美]嘉惠霖,琼斯;沈正邦,译.博济医院百年.广州:广东人民出版社,2009:179.
③　Kerr. Opening of the Hongkong college of medicine for chinese. The China Medical Missionary Journal, Dec.,1887.

过嘉约翰的请求,合信正式授权嘉约翰使用他所编译的一系列医学书籍作为医学校的教材,初步解决了医学校中缺乏中文教材的问题。随着教学的进一步深入,嘉约翰、赖马西和他们的中国助手,根据教学的需要开始大量翻译西方新的医学教材,根据在医学实践工作中总结的病例和治疗方案编写的教材达到 34 种,其中主要有:1871 年、1872 年出版《化学初阶》第一至三卷,《西药略释》《裹扎新编》(1875 年修订后再版)《花柳指迷》,1873 年出版《内科阐微》《溺水救生》《皮肤新篇》,1875 年出版《化学初阶》第四卷,内容涉及广泛,既有医学基础理论,也有临床治疗的医疗总结,尤其是常见的眼科、皮肤科等疾病以及儿科等常见病的治疗。[①] 反映了当时医校在教育上所达到的较高水准。

博济医校对学生采取收费制度,每位学生收费 20 元,自己买书本,一定程度起到激励学生学习的目的。根据嘉约翰记载:"上学要交费,这就使在学人数有所减少,但肯定达到了提高教学质量的效果。两名女学生将会非常有用,不仅在医院如此,而且万一遇到高尚阶级的妇女患有奇难病症,还可以在我指导下到私人家里为她们诊治。""如果不是因为要收学费的话,班上还会有更多学生,不过我们也只是向有能力交学费的学生收费的。1883 年一位清朝官员潘大人给予 50 元,作为奖金分发给学生。"[②]有 4 名女生学费金额是 20 元,有时候只收一半。学生们总得为他们自己的开销付费,除了有时候他们受雇帮助给病人发药。

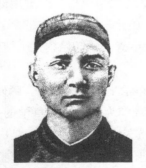

在博济医院学医时期的孙中山

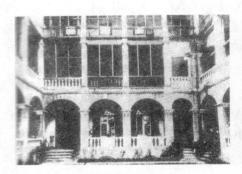

南华医学堂旧址

博济医校学生的人数也逐步增加,由 1866 年的 12 人增至 19 世纪 70 年代的 20 多人,1886 至 1896 年间的学生多保持在 30 多人,1879 年医校招收两名女学生,给予与男学生一样的指导。1890 年有 9 名女学生在学校学习。嘉约翰和赖马西等人翻译了大量西方新兴的医学资料,教材质量也有了很大的提高,博济医院的医疗实践为学生提供了大量临床实

① 鲍静静.博济医校与中国近代西医职业教育[J].南方论坛,2014(11).
② [美]嘉惠霖,琼斯;沈正邦,译.博济医院百年.广州:广东人民出版社,2009:179-180.

践的机会。1890年嘉约翰写道："这个医学班渐渐具有了一所正规医科学校的性质,一旦各个分支学科的导师都齐备,学生的人数也增加了,我们将采用'广州医学院'的名称。"①1897年学校的修业年限由3年延长至4年,学校进一步向正规化的专业医学院转变。

3. 博济医学校教育成效

从博济医校到南华医学堂,办学46年,先后共培养毕业生120多人,超出同时期的其他西医学校,这些毕业生活跃在医疗、制药等领域。博济医校最初的毕业生中比较成功的有李勋臣、尹达之、余丽云、卢顺之和苏道明等医生。有3个学业很优秀的学生,李启辉、江棣香和宋随缘经过考试在夏威夷开业行医。20世纪初华南地区的名医如梁培基、梁晓初、张新基、叶芳圃、池耀庭、张竹君等均出自博济医校,培养了一批杰出的医学人才。

孙中山先生曾就读博济医校,嘉约翰医生欣赏孙中山的英文,让他进医院当一名护理员,1886年他在博济医校学习,1887年到香港西医书院学习。当时的忠实追随者梁新荣在博济医院任药剂师,发现了一个谋害孙中山生命的阴谋,立即通知了他,使他安全逃离广州。1912年,孙中山莅临博济医院,医院为他举行欢迎仪式,许多朋友见到他,孙中山对中国现状的不满和新思想,很多都是从他在博济医院的时候发展起来。孙中山捐献了100元,并成为广州教士医学会的终身会员。

康有为弟弟康广仁博济医校毕业后宣传变法维新,创办的《知新报》,专门报道一些西方医学知识,诸如酒碴胃化、映相奇制、考求照骨、美国:卫生之盛、新法治校学习、疯疾可愈、叉光显微、富强始于卫生论等,认为中国现状甚危,中国人应起而自救,为改革变法而殉身。

张竹君幼年因患脑病瘫痪,得西医治疗痊愈,遂进博济医校学西医,日后成为一代名医。在武昌起义爆发后,张竹君曾组织中国赤十字会救护队进行战地救护,被誉为中国第一个南丁格尔。博济的毕业生在广东各城乡开业行医,对于西医在华南地区的推广,构建西医城乡医疗体系起着积极作用。博济医校招收女学生入学学习西方医学,在中国历史上是第一次,不仅意味着中国女性开始接受西方近代的科学知识,拥有和男性同样的受教育的权利,而且新女性将从事医疗工作作为自己的职业,为中国妇女解放运动写出新的篇章。梁培基1879年毕业于博济医院南华医学堂,任广东夏葛女子医科学校药物学教师,同时自设诊所,行医济世。华南疟疾流行,创"梁培基发冷丸",开广州制药业中西药结合之先河,行销华南及东南亚,发起创办光华医社、光华医学院,并创建汽水厂、民众烟草公司等企业。

① [美]嘉惠霖,琼斯;沈正邦,译. 博济医院百年. 广州:广东人民出版社,2009:179.

博济医学校作为近代在华最早的医学教育学校,开创近代医学教育的模式。在课程结构上,既有系统的医学理论,又有临床实践,教学内容集中于解剖、生理、化学、外科和药学,在临床实践中注重对流行和常见疾病如眼病、儿科疾病、结石、皮肤病的诊治与总结,初步具备了现代医学院的教学标准。在教学上,博济医学校首先使用中文教授西医科学,扩大医学生就学,是中国最早实行男女同校的学校之一,首开女生入学的先例,扩展医学教育的范围;在学制上,第一次采用了年级教育制度,学制由 3—4 年,后来延至 5年,由低级到高级,循序渐进地进行教学工作,打破早期以师带徒的传统教育方式,为华南地区培养了一大批西医人才,奠定西医学校的教育管理模式,促进西医学校的创设发展。

二　夏葛女医学校与女性医学人才培养

夏葛女医学校是中国最早的女西医学校,见下图。它不仅是 1927 年之前中国唯一的教会女子医科学校,也是全国较早实行 7 年制医学教育的学校,为其他地区西医教育的发展,提供了宝贵的办学经验和必需的医学人才。

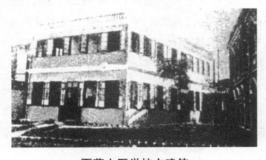
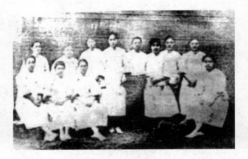

夏葛女医学校主建筑　　　　　　　　　夏葛女医学校毕业生

1. 建院宗旨渊源

柔济医院原为夏葛女医学校的附属医院,它的发展需要培养西医人才,形成院校结合的西医教育模式。1899 年嘉约翰医生辞去医院的职务,全力以赴从事为盲人与精神病人服务的事业,他带走了医学班上所有的男生,就使班上的女生没有机会完成课程,于是不得不继续给她们提供某种培训。这时共有 5 名女学生和 2 位中国女医生。她们成了这所新的医学院的核心。富马利医生从病人那里总共得到 2 500 元的款项,考虑买一块地皮。她和哥哥"找到一片开阔空地,有 200 头猪躺在那里的泥泞中。在它的北边,靠着运河,是一些低矮的小棚子,到晚上就把猪赶进小棚子里,人就睡在棚子的上边。西边是一个染坊,后面是一个军营。每天早上和傍晚都传出大炮的轰鸣声。东南边是邻近各区的垃圾倾倒的地方,升起一股股难闻的蒸汽。在这片郁闷的地面上,投入了全部的钱,打下了今天称为夏葛女医学校(the Hackett Medical

College)的基础。"①第一座建筑物建成于1900年,是一座教堂,有一些房间作诊所之用。但是这座建筑完工之后不久,富利敦先生回美国的时候,他设法从布鲁克林的拉斐特教堂(The Lafayette Church in Brooklyn)寄来3 000元钱,用来建造一座新的大楼,将命名为格雷格医院(David Gregg Hospital)。1901年4月23日星期三,是广州医疗与慈善事业历史上一个值得纪念的日子。它将会给许多妇女和儿童带来福祉。

北美长老会富马利医生,认为女孩应该接受医学教育,于是和另外两名中国女医生专门为5名女生开办了医学班,并于1899年正式将医学班命名为广东女子医学校,1905年得到美国慈善家夏葛氏捐赠4 000元,建设校舍,以夏葛命名以纪念。护士学校得端拿夫人资助3 000元,因以端拿命名。学校在校生有13名,获得社会的认可。女子医学校创办初期遇到许多困难,缺乏经费,没有场所,也缺少教师与学生。当时女子读书、学医是社会上比较惊世骇俗之事。富马利的哥哥富利敦在长老会第一支会教堂工作,学校使用教堂的三间小房间,作为学生宿舍和教室。富马利在教学之余和富利敦一起四处活动,筹集办学资金,扩充学校规模。此后学校有所发展,逐渐获得社会的认可。根据记载:"民国七年,增设柔济药剂学校,培养药剂专才,医务进行,益资顺利。自是而校地面积继续扩充,校舍亦陆续增建。莘莘学子,百十成一。绿瓦朱垣,耸峙于荔枝湾畔,其规模益臻弘敞矣。"②民国十九年(1930),美教会将本校院教育权移交国人自办。组织校董会,易名为私立夏葛医学院,成为国人自营之事业。夏葛女医学校创立者为美国长老总差会驻南华长老差会为代表,根据有关记载:"本校宗旨以养成实用医学人才、看护士、药剂师等服务社会,符合民国政府之教育方针,并设立模范医院秉基督教之博爱精神以训育学生为中国服务。"组织"凡属基督教团体担任一个或数个单位之合作者而经三分二以上之当年合作团体赞同得被选为本次合作者之一,凡每年捐助毫洋四千元或一次过捐款八万元或资送一专任教授与本校者得被选为本校合作者单位之一。"③

夏葛女医学校建立初期具有浓厚的基督教宗教色彩,体现在立校宗旨中,根据曾在校的学生回忆,是"校立学宗旨:以耶稣真理为体,以新学救人为用。欲来学者,须为本国妇女,及其学成,以天道救人之灵,以医道治人之身,振兴世界,扶植国脉,并非别开生财门路,愿学者毋忘此旨。"对于学生资格要求严格,"学生的资格:尊重人格,不能为富人培养侧室,故凡妾侍之流,断不收录;学习功课繁重,非专心致意不能进步,故已嫁而有家累者不录。"学习要具有相当能力,"学习研究的学问,颇多深奥,脑力未长足及文字不通顺者,断难胜任。故凡来学诸生,须年足十八岁,对本国文字能读能作,又略明各种科学者方能入选。如

---

① [美]嘉惠霖,琼斯;沈正邦,译. 博济医院百年. 广州:广东人民出版社,2009:158.
② 柔济夏葛校院史略. 广州档案馆,全宗号:18. 目录号:5,案卷号:51.
③ 柔济夏葛医学院组织章程. 广州档案馆,全宗号:18,目录号:5. 案卷号:41-60,页号:19.

资质过钝,不能追上学科,或品行乖张,不堪造就者,本校必须请其退学。凡由外省来学,如文字通顺者,可以收录。"在归于民国政府管理后,私立夏葛医学院的宗旨:"以发扬三民主义继续创立者之美意,以施行人格教育,研究高深医术,养成医学人才,适应国家之需要为宗旨。"①学校设于广州市西郊荔枝湾,附设医院为柔济医院。从学校宗旨变化可见,具有人道、平等与博爱的基督教精神,在后期也有救国爱国的民族意识。夏葛女医校具有宗教仪式的课程规定以及浓厚的宗教色彩,培养学生的基督教精神信仰和服务社会的责任感。

2. 学校规章制度

夏葛女医学校学生的来源,一是通过考试招收有中学文化水平的女生,一是由教会介绍,推荐入学。学院修业期限为六年,初三年为基础学系诸科目,第四第五两年所习为临床学系诸科目,第六年完全在医院见习。学校学习为五年制,学制规定为五年,四年本科,一年实习。学科:本科学习为四年,每年作为一班,循序渐进。学生每年学习都有明确而详尽的课程计划,反映西医学校学业要求:"第一学年:全体学、体功学、化学、显微镜学。此年内,学生于实验上,须将全体各端,一一研究。化学试验,一一精练。读书贵熟,经验须多。第二学年:进级全体学、进级体功学、进级化学、进级显微镜学、药品学、皮肤学、牙科学、卷带缠法学。此年内学生须入诊症房临症,其余实验如上年。第三学年:进级药品学、产科学、外科学、内科学、病体学、诊断学、寄生症学。此年内学生须入药房配制药品,入割症房考察割症之理法,晨昏随医生入医院诊症,及随应聘医生出外接生。第四学年:进级外科、进级内科、进级产科学、儿科学、眼科学、临床外科讲义、临床内科讲义、断讼医学及卫生公学。此学年试验之功课,一如上年而进一步,即随同医生出外助理接生。此外,课程还有英语、拉丁文。为了宣传基督教把《圣经》列为必修科。1920 年开始学制改为六年制,一年预科,四年本科,一年实习。"②学习科目包括:"基本学系:党义、国外文学、数学、物理学、生物学、解剖学、病理学、生理学、生理化学、药理学、细菌及寄生虫学。临床学系:内科学、外科学、妇科学、产科学、眼耳鼻咽喉学、小儿科学、皮肤花柳科、爱克斯光学、卫生学。"③许多课程还兼有实验,课程体系反映比较完备的西医教育模式。夏葛女医学校的课程设置也日趋完善,到 1920 年,学校已开设解剖学、内科学、外科学、产科学、妇科学、儿科学和法医学等 28 门专业医学课程,1928 年起,夏葛医校就将原来的宗教必修课改为选修课。

夏葛女医学校建立后一直面临师资匮乏、教材书籍缺少的困境。1910 年夏葛女医学校在校生有 40 名,教师也从一开始的 3 名增加到 10 名,包括富马利和 8 名全职的

---

① 西关夏葛女子医学校的回忆. 广东文化网 http://www.gdwh.com.cn/lnwh/2012/0507/article_2212.html
② 西关夏葛女子医学校的回忆. 广东文化网 http://www.gdwh.com.cn/lnwh/2012/0507/article_2212.html
③ 私立夏葛医学院组织大纲. 广州档案馆,全宗号:18. 目录号:5. 案卷号:69. 页号:16-19.

中国医生,以及美籍兼职教师何辅民医生。师资不足使在校任职人员的工作相当繁重,管理人员往往身兼管理、教学和筹集办学经费等各种任务。教员们则必须考虑教材的问题,很多医学名词没有确定的翻译,也很难找合适的中文医学书作为教材,夏葛女医学校最初大部分课程都只能由各教师口授,并采用外文教学。学校不少教员意识到了翻译医学书籍的必要性和迫切性,开始致力于翻译工作。到 1915 年,富马利一人就在工作之余翻译了 7 本教科书,为西医教育在中国的发展作出了极具意义的贡献。1921 年时,学校已经采用了一年医学预科、四年本科及一年实习制度。到 1920 年,除英语课外,学校所有课程都有了相应的中文教材和参考书,而当时同为全国有名的教会专门医校——湘雅医学专门学校,却仍然采用外文医书和外语教学。为扩大学生的知识面,学校提供了许多相关的英文医学著作以及科学杂志。

学校订立完善的规章,在考试、学生奖惩、学生品行教育等方面都有明确规范要求。"考试及积分:每礼拜六那天,将各科学课轮次小考一次,上学期及下学期结束时,将各种学课各大考一次,惟下学期散学时兼考全年或上年工具课。每日上课之分数及年中小考、大考之分数统于下学期散学时计算,榜列积分以励勤惰。如积分少于本科所定,则下年仍须留在原班再学。倘某科虽读完,但在大考时其分数不及格,则下学期进学时,虽能升级,然此不足分数之科,仍须在学班再学,直至该学期大考时,其分数及格方算此科毕业。医照及奖赏:学生除年假外,设请假或缺课,又每年功课俱完尽者,于卒业时,由校发给医照一轴,以为成材之证。学生于毕业时,将四年之积分合算,最高者,除给照外,可给予物质奖。每班于年终考试积分最优及练习时留意者,奖给医科器具,以鼓励学生之勤奋。堂规:注意学生品行,以养就医生之德性,故各室俱有规条。其大意是禁烟酒、戒谎言、洁净整齐、勤习依时等。学生规定要寄宿,在学期间不准结婚,否则勒令退学。还规定学生不准参加社会活动,但又强迫学生参加宗教活动,每天必须参加早、晚祷,星期天要到教堂听牧师讲道,在这影响下,不少学生受了宗教的灌输而入教为教徒。"[①]

在学校管理方面规定比较规范有序,建立教育管理体系。明确规定:"教职员机构:

第十条　院长由校董会选举之综理本院及附属各机关一切事务。

第十一条　本学院设医学院主任一人对院长负责办理医学教育一切事宜。

第十二条　本学院学科设主任一人办理该科事项并管理所属之实验室。

第十三条　本学院设事务主任一人办理一切事务及会计事务。

第十四条　本学院设中英秘书各一人办理文件并保存案卷。

第十五条　本学院设图书主任一人管理图书馆一切事项。

---

① 西关夏葛女子医学校的回忆. 广东文化网 http://www.gdwh.com.cn/lnwh/2012/0507/article_2212.html

第十六条　本学院按校内事务之繁简另设委员若干人办理其他特种事务。

第十七条　本学院教职员多属专任其他兼任教员以不超过教员总数三分之一为标准。

第十八条　本学院专任教员至多每星期以教授十六学分为限。本学院设院务会处理本学院及附属各机关一切事宜,以院长及本学院附属各机关主任组织之,而以院长为主席。

第十九条　院务会议职权如左:

(一)审定预算;(二)拟定建设事项;(三)议决各种规则及成绩标准;(四)审定科目及教程;(五)其他校务。"①夏葛医学校制定比较详尽的规章制度。

虽然有教会资助经费,但是当时夏葛女医学校向学生所收学杂费仍然比较高昂。计有:"学费:修金每年 80 元,一次交足,如财力有困难者,可分两期缴交。化学班另加收材料费 10 元。房租:每年 12 元,进校时交 6 元,余在下学期交足。膳费:每学期 25 元,于开课时交足。堂费:(包括电灯、洗衣、茶水、工什等费)每年 18 元,分上、下学期交。照费:学生卒业领照时须补回印照费 5 元。书籍:四年统计约需 30 元。以上收费,一律以港币计。二十年代收费标准提高,每学期学费收达港币 500 元。"②由于夏葛女医学校收费高昂,如果不是富有家庭的女儿,则无法入学攻读,也限制学生的入读。

3. 培养人才成效

西医在当时的中国是一种陌生的外来职业,对于尚未挣脱传统礼教的中国女性而言,从事这种职业是比较冒险的决定,加之当时社会对于女性的束缚,因此学校人数增长缓慢。夏葛女医学校始终坚持以"基督真理为体,精研医学为用,造就女子获有良美医德、完备之医才,使以天道救灵、医道治体,惠群济世,利国利民"③的办学宗旨。作为教会学校,宗教仪式的课程规定以及浓厚的宗教色彩是其重要的特点。为了培养学生的基督教精神信仰和服务社会的责任感,学校做了大量的工作,尤其强调教师言传身教的作用,其效果相当显著,很多学生入教,组织了不少宗教团体,宗教活动日渐丰富。

基督教会在中国各地设立了不少专门的医学校,其中比较著名的只有几间,办得好的女医学校更是凤毛麟角,夏葛女医学校则是其中之一。它的稳定发展和医学教育的长足进步,不断提高和扩大着学校的地位及影响,因此许多医院和医学校都要求它提供毕业生。正是这些毕业生,将夏葛女医学校的办学经验和影响带出广东,为国内其他地区西医教育的发展起了不可忽视的作用。20 世纪 20 年代初,学校正式改名为

---

① 私立夏葛医学院组织大纲. 广州档案馆,全宗号:18. 目录号:5. 案卷号:69. 页号:16 - 19.

② 西关夏葛女子医学校的回忆. 广东文化网 http://www.gdwh.com.cn/lnwh/2012/0507/article_2212.html

③ 夏葛女医学校章程(1923—1924). 广东地方文献馆. K1.393/5222.1 - 5.

夏葛医科大学,成为中国最早的女子医科大学。

　　1903 年夏葛女医学校第一届毕业生只有 2 名。此后一些来自基督教家庭的女孩愿意入学读书,一些怀着爱国热忱的女孩子投师学医。为增强师资力量,夏葛女医学校常极力争取本校优秀毕业生留校任教并请求西方差会指派教员。当时的教师称为教习,夏葛女校历任的教师计有:富马利女医士(美国人)、余美德女医士(广东人)、梅恩怜女医士(广东人)、林藉恩女医士(广东人)。还有男性的教员:何约翰医士(美国人)、包夏礼医士(美国人)、郇约翰医士(美国人)、麻义士(美国人)。中国籍教员有黎权中医士、高约翰医士、郑濠医士、刘子威医士、周仲彝医士、余受诏医士等。自"广州女子医学堂"改名为"夏葛女子医学校"后,由美国长老会派爱伦博士(Dr. Allen)当校长,"道济医院"改名"柔济医院",派夏马大(夏葛的女儿)为院长。该校经费除美国长老会及美国人夏葛端拿和其他美国人捐款外,还有不少中国人及当时知名人士的捐助。由于该校收费高昂,历届毕业生人数很少。1903 年毕业生只有苏恩爱、黄雪贞 2 人;1904 年毕业生有罗秀云、梁友慈、张星佩 3 人;1905 年毕业生有吴雪卿、林怜恩、梁焕真 3 人;1906 年毕业生有梅恩怜、黄德馨、毛慧德 3 人。其余连续几届毕业生都是几个人,到 1911 年开始多些,毕业生有朱仪君、余合璧、余卉先、余谦和、关相和、黄美英、胡英、司徒燕如、谭恩怜、李德如、李玉蓉、魏翠立等 12 人。以后各届毕业生最多都只有 15 人。[①] 从 1911 年起,学校每年都会举行隆重的毕业典礼,授予毕业生学士学位证书。1912 年孙中山参加了典礼,到 1922 年为止,学校毕业生达 124 人。

　　夏葛女医学校在 10 多年间培养出一批中国女医生、护士,并运用现代医学治愈了不少妇孺疾病。柔济医院的护士和华人医生大都毕业于夏葛女医学校,该学校在 20 世纪 30 年代被公认为全国两所甲级女医学院之一。

　　20 世纪 20—30 年代初期,由于国共领导的反帝风潮运动,国民党开始推行党化教育,我国各地开展收回外国人在我国内办校的教育权运动。1924 年收回教育权运动由教会中学"圣三一"发生的学潮揭开了序幕。这时的广东在苏联顾问和中国共产党的协助下,孙中山对国民党进行改组,国共合作开展国民革命,军阀与列强成为革命的打击对象,教会学校与医院也不例外。改组后的国民党对广东进行有力的控制,推行党化教育,教会学校显然不利于党化教育的推行,因此国民党关注教会学校的风潮。"圣三一"学潮发生伊始,国民党中央党部工人部长廖仲恺和组织部长谭平山就召见罢课学生代表表示支持。孙中山也对学生代表关于收回教育权、取缔教会学校的要求作亲笔批示,认为罢课学生"有此觉悟,亦属可嘉,可商量转学"。不久后 1925 年"五卅"

　　① 西关夏葛女子医学校的回忆. 广东文化网 http://www. gdwh. com. cn/lnwh/2012/0507/article_2212. html

反帝事件掀起了全国收回教育权运动的高潮。广州学联会组织各校举行罢课,但由于各校放假,参加罢课的学生相当少。当时夏葛女医学校正值考试期间,学校领导考虑到学生的安全问题,决定取消考试让学生放假回家。国民党的机关报《广州民国日报》却将夏葛医大的同样举动攻击为"夏葛女医学校蹂躏学生——平日迫学生入教、五卅运动后迫学生离校"。许多外国教员因激烈的反基督教运动而离开广州避风头。国民政府支持反教运动。国共两党都指导其学生组织到各教会学校及基督教徒聚集场所演讲、散发传单等。在国共两党的推动下,要求教会学校立案、把教会学校收回国人自办的呼声越来越高。夏葛女医学校的学生既没有参加"六·二三"示威游行,也没有抨击教会教育等言行,受到不少非议。广东妇女解放协会一负责人批评女学生(尤其是教会女校学生)不够积极,常不参加革命运动、游行示威,提出应抓住她们的心理进行发动。在政府颁布立案规程之后,夏葛学校校友会长和学生会长及各年级学生代表曾向校长何辅民要求学校向政府立案,以全体学生罢课行动作为威胁,何校长答应当天开会讨论立案的事情,且准备数天后正式备案,可迟迟没兑现。于是学生经过学生会决议,罢课3天,要求将学校收归中国人办理。罢课原因是政府颁布的《私立学校取缔规程》第四条规定:"未经呈准之学校,其学生在学及毕业资格一律无效"。罢课的目的还在于要求改善教学质量,请中山大学医学院的教师前来讲课。有些教职员鼓励学校所有中国教职员辞职,希望学校会因无法维持下去而妥协,给学校施加了不少压力。政府也多次向教会学校施压。1926年5月,广东全省教育大会通过了党化教育决议案,还议决收回教育权、取缔教会学校。广州国民政府于同年8月颁布第一个《私立学校校董会设立规程》,规定外国人不得当学校董事会主席以及中国人必须在董事会中占多数等等。10月政府颁布的《私立学校规程》明确规定,外国人不得担任校长,不得以宗教科目为必修科,不得在课内作宗教宣传,不得强迫学生参加宗教仪式等。强调教会学校必须依照规定改组学校并注册。虽然夏葛女医学校尽力维持着正常的教学工作,但不利的宣传使得1926年夏葛女医学校预科班的入学人数只有6人,1927年校内外要求立案的压力也使得学校的前途堪忧,从1928年起,夏葛女医学校就将原来的宗教必修课改为选修课。当时广州岭南大学正计划接管博济医院以形成一个大型医学中心,夏葛女医学校决定作为岭南大学的一个学院以获取长远发展。1931年易名私立夏葛女医学校之后的校董事会正式立案。1932年12月夏葛女医学校成为岭南大学的一个学院,1933年夏葛女医学校正式并入岭南大学,1934年为了纪念孙中山,夏葛女医学校与博济医院合并成为孙逸仙博士纪念医学院,改7年制医学教育为6年制,1936年秋夏葛女医学校将全部设备移交给岭南大学。夏葛女医学校的办学宗旨也更改为"以发扬三民主义、继续创立者之美意,以研究高深医术、养成医学人才、适应国家之需要为宗旨"。同时开展各项活动时,遵循着唱党歌、向总理遗像行三鞠躬礼、恭读总理遗嘱等程序。

夏葛女医学校开我国近代女子学习西医教育的先河,培养女性医学人才,其精研医学,造就完备医才,以医道治体、惠群济世的办学精神,教育管理经验,成为西医学校发展的楷模。夏葛女医学校的办学经验影响广东,为国内其他地区西医教育的发展起了不可忽视的作用。

第三节　私立东南医学院

　　民国初期西学东渐,培养人才、教育兴国的呼声很高,科学救国、医学救国成为部分仁人志士的理想追求。北京大学的改制,发扬民主科学精神,引发民国高等教育的改革。1922 年民国教育部在北京召开学制会议,审议通过《学校系统改革案》实施,史称"壬戌学制"。高等教育的改革,放宽对大学的限制,规定:"大学校设数科或一科均可,其单设一科者,称某科大学;其次,取消大学预科制,使中学与大学的衔接趋于自然、合理;再次,采用选科制,以适应学生个性发展和社会需要。"①1922 年新学制的颁行,促进高等教育的发展,很多专门学校纷纷升格为大学,私立大学有所增加,从 1921年到 1926 年,公私立大学由 13 所增至 51 所,学生人数也增加 1 倍多,形成高等教育办学热潮。同时由于学界反对西方国家的文化侵略,国人自办学校如光华、复旦、暨南、上海等大学以对抗圣约翰、沪江、同济等外国人在上海兴办的大学。当时上海国人自办同德、南洋等几所医科大学,南洋医科大学设在法租界萨坡赛路,后南洋医科大学又分出部分设立亚东医科大学,沪上出现踊跃办学的新气象。东南医科大学就是在此种形势下创办,通过深入剖析研究,可以窥见民国时期我国医学教育的发展之一斑。

一　筚路蓝缕,辟荆前路(东南医科大学之创立)

　　1925 年我国开展国民革命,爆发五卅运动,反帝风潮席卷全国,学生纷纷罢课,开展反帝宣传活动。学生风潮使很多学校因罢课而无法继续办理,上海的南洋医科大学与亚东医科大学相继停办,学生因而失去求学之所。民国十五年(1926),上海亚东医科大学停办,原亚东医科大学的进步教授郭琦元应亚东学生邀请从广州返回上海,感学生求学无适当之路,当时医学不振,人才缺乏,怀着医学救国的理想,邀请有识之士汤蠡舟、缪征中等人发起,建立新校,创办宣言称:"中华之教育不振久也,外受各国文化之侵略,内受各派学阀之把持,奄奄一息,生气全无,而其中尤以医学为甚。良以国家既无提倡之诚,而外侮内讧纷称其后,欲医学教育之发达其可得乎? 夫医学为救生

---

　　①　李华兴.民国教育史.上海:上海教育出版社.1997:600-101.

强身之学,国家之强弱胥于是系,若任其长此萎靡,则中国医学之发展吾不知其何时也。琦元有鉴于此,爰不揣绵薄,创立东南医科大学,以提倡激励及发扬吾中华民国国民学术上之真精神,与真国民性之教育为本旨,唯创立伊始,缔造艰难,履薄临深,有虞覆悚,幸当世宏达,为中国教育计,为中国医学计,有以扶助之也,聊布微衷,鹄候明教。"①爱国热诚跃然纸上,反映当时有志之士培养人才,振兴医学,忧患时世的爱国情怀。

1926 年 5 月,东南医科大学诞生在上海南市沪军营,名称取亚东之"东"、南洋之"南",命名为东南医科大学,学校建在南市沪军营,沪军营位于黄浦江边,相当于现在南浦大桥浦西一侧的中山南路引桥附近。经查证,沪军营系上海警察机构的雏形,全称为"抚标沪军营",又称"亲兵营"。近代以来,上海的商务日益发展,城市治安也成为重大问题。约 1875 年(清光绪元年),上海仿租界巡捕体制筹建城市治安卫队,1880 年正式建为"抚军营",设管带一名,帮带一名,前、后、左、右哨官各一名,以及哨长、什长等职,总计兵员 2 200 余人,军营设在南门外"立雪庵"旧址(沪军营北呈三角形地方),今沪军营路即以沪军营所在而得名。1906 年两江总督端方奏请,将分散在外的兵力集中为一个营,由上海道统辖,此后沪军营的实力下降,清帝逊位后遣散。②

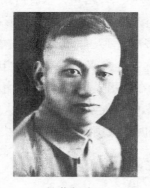
校董郭琦元

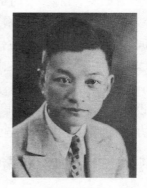
校董汤蠡舟

新校得校董上海南翔绅士陈桷资助崇海萍安沙滩田 5 000 亩捐作学校基金,价值 30 万元,1 年租息 15 000 元,校董每年捐资 10 000 元,附属医院每年盈利 14 000 元,创办人垫资 36 000 元。1926 年 9 月正式开办。先办专门部,在上海法租界设筹备处,校董会集议,租赁沪军营外马路 363 号严氏民房为校舍,薛家浜陈宅为校外宿舍,设东南医院以便学生实习,学校定名为"东南医科大学",推郭琦元为主任。学校初办专科四年制,招收一年级生 40 名,后因转学学生多,又设二、三、四年级三级。同时亚东医科大学因停办,四

---

① 安徽医科大学档案室. 东南医学院一览,第 4 页.
② 李雪翔. 地名考古——沪军营[J]. 东南风,9.

年级生 30 名请求救济,以事实情真,于是设特别补习班安置亚东学生。此时学校学生达到 170 人,遂于 1926 年 9 月 10 日开学,推举郭琦元为校长,聘缪征中为教务长,汤蠡舟为医务长,蔡和钦为辅导主任,刘立纲、瞿直甫、夏慎初、汤蠡舟等为教授,一时间群贤毕至,少长咸集,颇尽东南之美,筚路蓝缕,辟荆前路,揭开医学育人的序幕。沪军营建校仓促,艰难创业。在沪军营圈地扩中,郭琦元校长拟订扩校计划,原校只有一个医疗系,拟增设药剂、护理二系,建附属医院,呈报教育部,拨沪军营之地,当时沪军营拨地为荒野沙砾之地,郭校长亲率在校同学携带木桩、草绳及应用器具到沪军营圈地,当时未规定校地大小,尽情选择,同学们雀跃万分,憧憬未来远景。由教育部补助与民间捐款,很快在沪军营完成各栋建筑与各项设施,整齐斐然,形成初具规模的医科学校。

二　东南医科大学概况

1. 学校宗旨与组织机构

1926—1930 年为东南医科大学创立发展时期,学校定名为"东南医科大学",其宗旨是"本校以教授高深医学,养成硕学闳才为宗旨",培养医学人才。

学校的行政组织机构精练,设校长一人总辖全校校务。设教务处,教务处设教务长一人,教务委员若干人执行教务及指导事项。教务长规划及处理全校教务与指导事宜,教务委员分掌一科或数科及一部或数部教课方面与指导方面之事务。各学科设主任一人分掌各该科教务,由校长就教务委员中指任,掌某科之教务委员称某科主任。教务处设注册、图书、指导三部,各部设主任一人办事员若干人,主任由校长就教务委员中指任,掌某部之教务委员称某部主任,督率办事员分掌各该部事宜。注册部处理注册编志统计等事项,图书部处理图书仪器出版等事项,指导部管理指导学生及本校风纪各事宜。

设事务处,事务处设事务长一人,事务委员若干人执行具体事务,事务长规划及处理全校事务,事务委员会掌一部或数部学校方面事务。事务处设文牍、会计、庶务三部,各部设主任一人,事务员若干人,主任由校长就事务委员中指任,督率事务分掌各该部事宜,文牍部管理布告函牍卷宗等事项,会计部管理收支簿记预算决算等事项,庶务部管理校内一切杂务。

学校设评议会,讨论议决学校重大事务。评议会以教授互选若干人组织,校长为当然议员,于每学期开始举行常会一次,遇有要事,得由评议长召集临时会议。评议长由评议员互选,校长不得被选。须经评议会议决事项主要有:① 各学科之设立废止及变更。② 本校各机关之设立废止及变更。③ 重要建筑及设备。④ 本校章程。⑤ 评议各委员会相关或争执之事件。⑥ 本校预算及决算。⑦ 关于校务会议所不能解决之事件。

本校设校务会议,以校长、教务长、事务长、及各常设委员会委员长组织,以校长或其代理人为主席,于每学期始举行常会一次,遇有要事得由主席召集临时会议。校务会议之职权如下：规划本校行政事宜,审查及督促各委员会及各事务机关之任务,审查各委员会及各事务机关之章则,筹议本校其他重要事件。为协助本校规划,推行各部分事务起见,由校长征求评议会同意酌设各种委员会,遇必要时并得设各种常任委员会。

教务会议,讨论下列各事项：增减及支配各学科之课程；增设或废止学科建议于评议会；关于教务上设备事项；学生成绩之考查；关于学生违犯规则之处分；关于本校风纪及指导学生事宜；关于其他教务及指导上之事件。

事务会议,以事务长及事务委员组织,以事务长为主席,讨论议决学校具体事务,各部联络进行事宜,评议会及校务会议议决案之执行方法,关于事条上设备事项,不属于教务指导各部之事件。设校董事会,进行筹款及议决学校重大事务。①

组织系统图表：

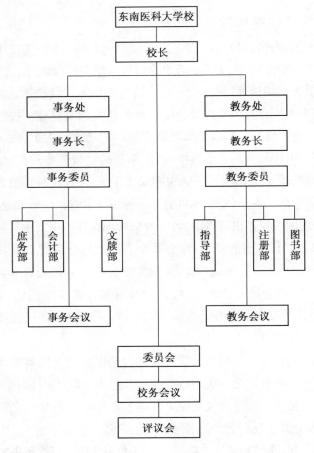

---

① 安医大校档案室.东南医科大学暂行章程.东南医学院一览.

2. 学制学科与师资情况

东南医科大学学制，初办专科四年制，1926年秋分预科、本科、研究科三科，本科四年，预科一年。专门部每年招收学生80余人，男女兼收。1927年开设大学本科五年制，原有专门部停止招生。到1931年秋废止预科，改办新制六年制（修业五年，实习一年）。设立医学系，主要培养各科医生，以西医为主。学生学习开设课程有党义、德文、日文、化学、生物、物理、解剖、生理、医化、组织、卫生、细菌、病理、药物、内科、外科、皮肤花柳、耳鼻咽喉、眼科、产科、妇人科、精神、法医、小儿科、齿科、理疗、调剂等，课程比较齐备，学生修完毕业，授以毕业证书，称医学士。

东南医科大学初创时期，职员仅8名，教授20余名，大部分毕业于日本千叶医学院，师资力量较强，富有生气。如眼科专家张锡祺、内科学家陈卓人、外科学家李祖蔚、产妇科专家杨采芝、病理学教授杨述祖等，他们学术造诣很深，怀医学救国理想，孜孜不倦培育医学人才，不计名利，精神可嘉，对东南医科大学建设作出重要贡献。

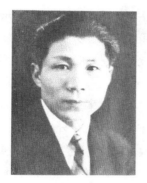

教务长李祖蔚

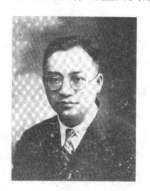

内科学兼小儿科学教授陈卓人

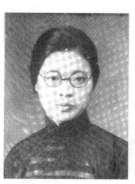

产妇科学教授杨采芝

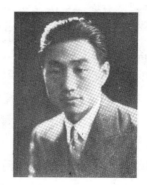

病理学教授杨述祖

3. 招生教学与学生活动概况

东南医科大学初办专科,后招收本科,每届学生人数在 100 名以上。

学生入学条件:凡学生在旧制中学毕业,或新制高中二年级修了及有同等学历者经考试及格,得入专门部一年级。凡投考学生于报名时须缴履历表、毕业或修业证书(考毕后发还)、最近 4 寸大半身相片(后面须注明姓名)、报名费 2 元(录取与否概不发还)、考试科目是国文、外国文(德文或英文)、数学、物理、化学,进行体格检查。录取新生于入学时应缴入学愿书、保证书、保证金 10 元(毕业时发还退学除名概不发还)。专门部学生每学期应缴各费:学费 40 元、讲义费 5 元、图书费 3 元、实习费 5 元、仆役费 1 元、体育费 1 元(收归学生自办)、膳宿费 55 元。缴存准备金 5 元为赔偿损坏物品书籍之用。

学校严格教学管理秩序,学生请假、休学与退学均有明确规定。建立奖励惩罚制度。每年由校长表彰之:品行敦笃者、学年试验成绩在 90 分以上者、毕业试验成绩在 90 分以上者,表彰之方式由校务会议议决。惩戒方法有 3 种:训戒、记过、退学或除名。学校规定凡学生受训戒两次尚不悔改者应记过,记过 3 次尚不悔改者应退学或除名。训戒由各科或各部主任执行,记过退学除名由教务长校长执行。凡学生犯下列各项之一者按情节之轻重处以各种之惩戒:① 违犯校规者。② 无故旷课者。③ 对于教职员无礼者。④ 故意破坏校具或房舍与设备者。⑤ 滋生事端破坏秩序者。⑥ 与同学交恶者。⑦ 殴辱夫役人等不愿行检者。⑧ 滥用本校名义在外招摇者。⑨ 有不正当行为与本校风纪有关者。⑩ 留级两次者。⑪ 做不法行为与本校秩序或名誉有重大妨碍。⑫ 违犯东南医院实习规则者。[①] 制定详细的学生规则,培养学生品格,养成严谨求实的学风与良好的教学秩序。

学校在教学方面注重医学实践,建设各科实习室,如解剖学实习室、化学实习室、病理学实习室、细菌学实习室、组织学实习室、卫生学实习室等,购置显微镜等仪器药品、教学设备,扩建图书室,聘请知名专家教授任教各科课程,并请知名专家前来讲学,1928 年 4 月,学校请日本松村医学博士来校演讲,1929 年 5 月学校请日本九州帝国大学精神病学教授下田光造博士讲授"精神卫生",皮肤科学教授旭宪吉博士讲授"皮肤之使命",10 月请日本爱知医大教授齐藤真博士演讲"脑肿伤"等,开阔学校师生眼界,形成雍容求学的氛围。

学校的学生活动比较活跃。1927 年 3 月国共合作开展反军阀的国民革命,周恩来等领导上海工人起义,国民革命军攻克上海,东南医院设国民革命军伤病官兵收容

---

① 安医大校档案室. 东南医科大学暂行章程. 见东南医学院一览.

所,东南学校教授、学生均兼救护队,救护国民革命军官兵,支持北伐国民革命。校长郭琦元兼国民革命军兵站总监,野战卫生处医务科科长职。1927 年 4 月成立校学生会,出版《东南医学》月刊。1928 年 5 月上海市卫生局举行卫生运动大会,东南师生组织宣传队进行游行演讲,唤起市民注意卫生,并请卫生局长胡鸿基博士来学校演讲。同时学校为"五卅惨案"纪念停课 3 日,全体学生出发游行演讲,并募集北伐军饷。

东南学生毕业情况,第一届学生于 1927 年毕业,因亚东医科大学停办,转学 30 余人到东南,第一届 29 人毕业,举行毕业仪式。第二届 24 人,第三届 57 人,第四届 45人,第五届 71 人(到 1930 年)。[①] 学生逐渐增多,规模不断扩大。

4. 校舍、经费与建设情况

当时东南医科大学是私立学校,经费来源主要来自校董的捐助,创办初期得校董及附属医院资助,由于创办初期学生较少,学校建设百废待兴,经费缺乏,依赖校董捐助与努力艰难创业兴学。学校初办租沪军营严氏民房为校舍,后因学生增多,1928年,1929 年在沪军营增建新校舍,设立医院,扩建各科的教学实习室购置显微镜等教学设备,扩建图书室,添置图书仪器标本,1930 年日本九州帝国大学赠病理标本 30个,装置精致,学校因设标本室。师生在艰苦环境中积极进取,草创下东南医学院的基础。

三 东南医学院的发展新气象

1. 东南医学院的备案建立

南京国民政府成立后进行教育改革,民国政府教育部高等教育学制发生改革变化。当时国民政府为适应社会发展,针对大学数量增多,但质量下降的状况,加紧教育立法,促使高等教育制度化与规范化。1929 年 4 月国民政府公布《中华民国教育宗旨及其实施方针,规定:"大学及专门教育,必须注重实用科学,充实科学内容,养成专门知识技能,并切实陶融为国家社会服务之健全品格。"[②]1929 年 7 月国民政府颁布《大学组织法》,8 月颁布《大学规程》,依据上述立法,大学分为国立、省立、市立、私立 4种,大学分科改为学院,凡具备三学院以上者(此三学院中必须包括理学院或农、工、医各学院之一者)方得称为大学,否则称为独立学院。大学修业年限,医学院为 5 年,其他学院为 4 年。同时教育部颁布《专科学校组织法》《专科学校规程》等,高等教育办学体制进一步规范化。针对当时民国政府教育立法变化要求,1930 年 1 月东南医科大

① 安徽医科大学档案室.东南医学院一览.
② 李华兴主编.民国教育史.上海:上海教育出版社,1997:602.

学改称东南医学院，一切印章文件均改称学院，校董会根据要求，备文向教育部呈请设立及立案，2月奉教育部批示，准予设立，直到1935年，学院奉民国教育部训令核准立案。东南医学院从东南医科大学更名创立以来，在上海真如地区扩建新校舍，修订组织规章制度，延请知名教授任教，师生乐于教学，精心育才，成就斐然，出现一派新气象。

2. 真如新校区建设

东南医学院更名建立后（见右图），1931年初学校向教育部申请，2月购置真如校基地60余亩，在国立暨南大学附近，郭琦元校长率全体学生到真如校区植树，5月举行真如新校舍建筑破土典礼，请黄裕昌营造厂建筑新校舍。当时真如新校舍建设速度很快，9月基本落成，学校全部迁入新校舍，原沪军营校舍全部辟为附属医院。真如新校舍系二楼瓦顶，建成新校舍14座，在真如桃浦西路，校园占地53亩，有办

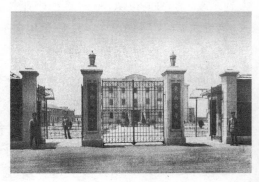

东南医学院大门

公楼1座，教室2座22间，大讲堂1座，实验馆研究室楼2座约32间，男女生宿舍3座约192间，图书馆3间，男女浴室、厕所等余屋数栋，是典型中国式建筑，古色古香，有实验室、解剖室等教学设施，还建有一块足球场，两块篮球场，六块网球场，吸引同学的兴趣，并开自来流井，建有水塔及滤池，供电机间，供给学院电气。校园广阔，种植各种花木，西北隅辟有药圃，种植生药，建成一个设施颇为齐全的学校，成为东南学子的乐土。当时校园环境十分优美，西临国立暨南大学，真如火车站，东临国际无线电台，连着一望无际的田野农舍，校北面是私人黄家花园，校门南有一条5米宽的小河，东流直达上海，是农民的水上交通要道。新建校舍附近，很快出现饭馆摊贩，与大小汽车站，一时冷落的郊区，变的如《清明上河图》一样热闹繁华。新校舍"交通便利，四周土田平旷，村落参差，近视则水木明瑟，远眺则四野清幽，有四时之美景，绝市肆之尘嚣，藏修游息，皆得其宜。"[①]成为环境优美的求学乐园。

1932年1月上海"一·二八"事变发生，淞沪抗战爆发，东南医学院老校区沪军营校舍受到严重毁坏，真如新校舍又被日军侵占，遭到破坏。1932年5月淞沪停战和议协定订立后，郭琦元校长前往真如接收校舍，校具仪器文件图书等物遭严重损失，病理

---

① 上海档案馆藏. 东南医学院呈请立案用表.

标本散失仅剩一个。学校乃呈报政府备案救济,进行修复重建。9 月真如校舍修缮竣工,建筑完全落成,东南医学院进入发展的繁盛时期,见下图。

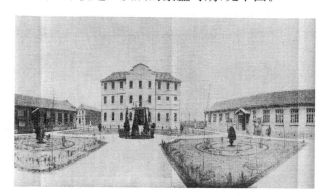

东南医学院真如新校区

3. 组织机构概况

东南医学院设立校董会,1927 年成立校董事会,请褚民谊、王伯龄等为董事,并报教育部门呈请备案。1930 年校董会由教育部批示准予设立,订立章程。董事会事务所附设上海南市沪军营私立东南医学院内。校董名额暂以 15 人为限,规定校董资格以合于下面各项之一者为合格:"① 丰功伟绩赞助本院者。② 声望卓著热心教育者。③ 实力扶助本院者。

校董会之职权是:

① 负经营学院之责。② 督促学院进行院务。③ 经费之筹划。④ 预算及决算之审核。⑤ 财务之督察。⑥ 基金之保管及动用。⑦ 选聘本学院院长。⑧ 议决并修正本学院组织大纲。⑨ 其他对内对外一切重要事项。

校董会议分三列三项:

(1) 大会:本会由主席于每学期开始时或学期终结时召集全体校董举行之。

(2) 临时会:本会遇有特别事故经校董过半数之要求,得由主席召集临时会。

(3) 本会开会时以过半数校董之出席为足法定人数议决事件须到会校董三分之二以上之同意。校董会得互推正副主席一人主持会务,正副主席以一年为一任连推得连任。校董任期无规定,如有特别事故退职经校董会之通过,则由院长按照规定资格另行敦请呈报上级教育机关备案补充。凡关于学院行政由院长完全负责校董会不得直接参与。凡关于学院每学年进行状况须由院长选为报告书分送各校董查核。校董会须于每学年终结一个月后详开左列事项连同财产项目分别上报或转告主管教育行政机关备案。"①

东南医学院的组织机构比较完备齐全,董事会下的院长负责制,下设教务、事务、训育三处,每处设一负责人为教务长、训育长、事务长,每处下设若干股,并设立相关委员会,机构精干,各司其职,分工明确,体现较高的教育行政管理水平。

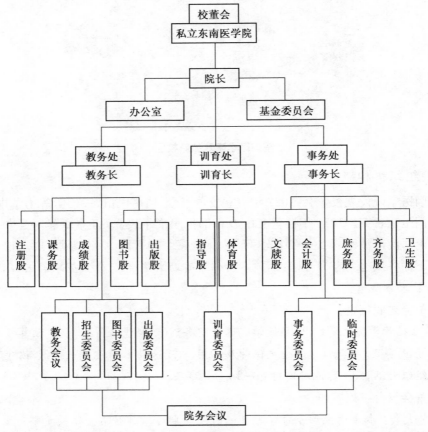

董事会在东南医学院的创办发展中起很大作用,董事会的董事很多是医界名流,担任学校的教育工作,在必要时捐款给学校,校董事捐款是学校的主要经费来源,他们还以私人医疗环境来支援学校,热心于医学教育,如郭琦元、张锡祺、陈卓人、徐衡如等,董事会还有国民党军政人士与社会知名人士,如余云岫、汤蠡舟等。校董会苦心经营东南医学院,沪军营的草创,抗战前的真如建校,抗战 8 年学校的维持,以及战后的重建,迁校安徽,无不有赖董事会的尽力。他们的辛劳、牺牲与为东南医学院捐助的物质金钱是不可忘怀的,其精神永远激励后人。

---

① 安徽医科大学档案室. 东南医学院一览.

"东南医学院的宗旨，以教授高深医学造就专门人才裨益国家社会人才为宗旨。

学制：本学院修业年限五年期满后实习一年。

学额：每级学额暂定100名男女兼收。

行政组织：学院设院长一人兼附属医院院长，由校董会选聘。院长之职权是：

监导各机关处理校内一切事务，拟定本学院一切进展计划，提议本学院附属之各种机关及各种委员会之设立废止及变更于院务会议，审定并公布各种规则，决定教职员之进退及待遇，审定并执行院务会会议决案，报告重要院务于校董会。

学院设秘书一人掌理本学院机要文书，主持院务之进展及召集基金委员会等事宜。学院设教务长一人，主管聘请教授事宜，拟定每学期课程，执行学生注册请假补考等事宜，办理关于教务上设备事项，关于图书及参考书等选择添置事宜，关于各教授授课时间及应得薪俸数目。审核学生学期学年成绩，本处设注册课务成绩图书及出版五股处理事项略。

总理及主持全院关于教务上一切事宜，并设注册股、课务股、成绩股、图书股、出版股等五股分别办理。

学院设训育长一人主持关于学生之德育、体育、课外作业、结社集会及有关训育上之一切事宜，并设一指导股一体育股等二股分别办理，指导股管理调查学生卫生事项，关于学生结社集会事项，关于学生课外作业事项，其他有关学校风纪事项。

体育股管理关于学生体育会筹商事项，学生运动及竞赛布置事项，关于军事训练事项。训育委员会职权如下：

训导学生关系公共生活之良好习惯及养成其知行合一之精神与独立自治之本能，筹办学生全体聚会，学生团体组织事宜，指导并审查学生出版事宜，指导学生体育，筹办学生院内院外各种课外作业，考查学生操行，学生惩戒事宜。

学院设事务长一人总理全院事务并设文牍股、会计股、庶务股、齐务股、卫生股等五股分别办理。事务长之职权是拟定每学期预算表，签订关于购置校具及租赁之契约，统计学院医院全部职员薪俸及院役工资，聘请各股主任职员。

设事务委员筹划本学院事务上之进行及改良事宜，处理临时发生之事务问题。

学院为便利民众及学生见习起见特设附属医院，学院设医务长一人总理附属医院医务及主持学生医院实习事宜，医务长之职权是拟订医院事务，拟定学生见习事项，拟定关于每年医院方面预算表，计划本处医务之进行并建议于院务会议，签署病人进院出院一切证件等。

本处对于病人诊察分门诊、出诊、住院三种，诊察室分外科、内科、小儿科、产妇人科、皮肤花柳科、眼科、耳鼻咽喉科、齿科、理疗及检验等十种。

本处分诊疗、看护、药局三部各部处理事项。

医务会议开会时以医务长为主席,院长、教务长、训育长、事务长遇与所议事项有关系者得随时与会。

学院设院务会议由下列人员组织:院长、秘书、教务长、训育长、事务长、医务长、教授副教授代表、各委员会代表。院务会议之职权如下:

设计本学院建筑及设备,规划本学院行政事宜,议定各机关及各委员会之设立废止及变更。

议定各学科之设立废止及变更,议决或修改各种规程规则及细则,编造本学院预算决算,监督各机关暨各委员会之任务,审查及通过各委员之议决事项,议决其他重要事项。

本学院院务会议设下列各种委员会:

训育委员会、事务委员会、招生委员会、出版委员会。

图书委员会、考试委员会、基金委员会。

院务会议开会须得会员过半数出席者,会员遇有事故缺席时须请其他会员代表,但会员一人只得代表一人,本会议通过决议事件须得出席人数四分之三之同意。

本会议开会时间以两小时为限但遇必要时得延长半小时,本会议议事录须由主席核阅签名,本会议决事项由主席摘要通告之。

设立基金委员会,职权是协助校董会筹集基产基金,筹议募捐基金事项,划定保管基金方法,审核存储账目,讨论基金动用事项,议定动用基金目的等。"①

另外设立学校各种学生规则、教室规则、实习室实习规则、图书室借阅书籍规则、学生宿舍规则、膳厅规则、自修规则、阅报室阅报规则、会客室会客规则、学生发表壁报及启事规则等,形成比较完备的学校纪律规范。

4. 教学与科研概况

东南医学院在真如,从1932年到1937年间是最兴旺发达时期。新校舍环境优美,一条小河,长数十里,静静的河水,风景如画,沿岸柳树成行,莺歌燕舞;岸边野花碧草,又引得蜂飞蝶恋,鸟儿不时掠过水面,飞向树林田野。每当晨曦、中午或黄昏,欣赏大自然的造化,是一种美的享受。当时学校是典型的中国式建筑,校园设施齐备,办公、教室、宿舍,医疗器械和教学设备等应有尽有,外科学胡哲揆博士、内科生理学蔡适存博士、解剖学徐衡如博士、病理学杨述祖教授、德语凌翼之教授、细菌药物学张效宗教授、理疗刘启敬教授、教务长李祖蔚博士等都是饱学之士,师资一流,环境优美,堪称读书胜地。当时为鼓励学生学习,成绩优良的学生可以享受减免学费的优待,各科成

---

① 安徽医科大学档案室藏.东南医学院一览.

绩在 90 分以上可以获"减免学费"的奖励。在沪军营设立东南医院,供学生实习。20 世纪 30 年代国家多难,郭琦元等人不畏时艰,苦心创业,为学子营造一个美好的读书环境。

学制与课程设置:东南医学院为医科独立学院,无科系之分。1927 年改 5 年制本科,分预科 1 年,本科 4 年,预科是完成高中阶段学业,并传授前期医学教程,课程与大学院定 1 年级同。1931 年秋遵照教育部令废止预科,改办新制 6 年毕业(修业 5 年,实习 1 年)。学院对于修业各科课程采用钟点制,故无学分。

学院课程设置齐全,开设主要课程有德文、日文、党义、化学、生物学、物理学、解剖学、组织学、生理学、医化学、卫生学、细菌学、病理学、药物学、胎生学、局所解剖、处方学、调剂学、诊断学、内科学、外科总论、外科分论、绷带学、皮肤科、花柳科、耳鼻咽喉科、眼科、产科、妇人科、精神学、法医学、小儿科、齿科、理疗科、医学史,另有军事训练、各科实习等 30 多门课程,基本满足医学院的需要。学院在学生品德教育与党义教育实施情况,设训育主任,"采合理干涉主义,使学生养成:知行合一之精神,独立自治之习惯,人类互助之本能,建设人才之基础。党义教育分为三阶段:三民主义真谛之探讨与世界历史、政治、经济相参照,五权运用及世界宪法政体组织之比较,四大建设与世界潮流之趋合。"[1]党义教育贯穿 5 学年,每周授课 1 小时,主要讲授三民主义理论、中山先生思想、近代革命史、世界各国政党政治等。

招生概况:学院设立专门招生委员会,负责编订招生简章,拟订招生广告与相关文件,收发招生函件,审查新生入学资格与凭证,筹划考试新生的手续,报告考试结果,发表新生录取名单并通告考生,接洽新生入学一切事项。学生入学资格需公立高级中学毕业或有同等学力毕业者。履行报名手续(填写履历表,交验毕业文凭与照片、报名费)。入学考试科目为党义、国文、外国文(德、英、日文任选一门)、数学、物理、化学、生物学,体格检查,考试合格予以录取,办理入学手续。东南医学院从 1926 年到 1935 年,共招生有 9 届,每届从 20 多人到 100 多人不等,共计毕业 644 人,学生来自江苏、浙江、广东、安徽、福建等地,毕业生毕业出路有到教会医院工作,有做军医,做校医,到卫生署工作,在医学院校任教,以及自己开业等,见表 5－1。

表 5－1　东南医学院历届毕业生人数状况[2]

第1届	第2届	第3届	第4届	第5届	第6届	第7届	第8届	第9届	总计
29 人	24	57	46	73	122	122	119	98	644

①　东南医学院呈请立案用表.上海:藏上海档案馆.
②　安徽医科大学档案室.东南医学院要览.

师资教学活动：

师资概况：1932—1936 年是东南医学院兴旺时期，学院名师荟萃，人才济济，学子孜孜向学，颇尽东南之美。1930 年以来，学院聘请很多专家名师任教，聘黄种强为生理学教授，杨小兰为细菌学教授，张锡祺为眼耳鼻科学教授，林百渊为法医学教授，杨采芝为产妇科学教授，郁康华为生物学教授，顾海陵为齿科学教授等，外科学教授胡哲揆博士、生理学蔡适存博士、解剖学徐衡如博士、德语凌翼之教授等，都是上海同济大学医学院的兼职教授。教务长李祖蔚教授是日本东京帝国大学颁发的唯一的中国留学生博士。

教学仪器设施：东南医学院当时教学有较齐备的实验室与仪器设备，有德国造的显微镜 26 具，300 倍到 1 500 倍不等，德国造的影像器 1 具，透光器 1 具，切片器 2 具，沉淀器 5 具，日本造电气孵卵器 1 具，采水器 1 具，穿土器 1 具，空气中计菌器 1 具等。建有实验标本室，标本有中华书局制造的实物模型心脏模型、眼模型、子宫模型、脑模型、肺脏模型、耳模型、喉头模型各 1 件，实学通艺馆制造的纸塑人体解剖模型 1 具。商务印书馆制生物学五彩挂图 40 张，日本九州帝国大学制的病理标本实物约 92 瓶，学院教授与学生自力更生，自制标本，自制全身骨骼实物 4 副。生理标本 100 种实物，生理组织片 100 种，病理标本 43 瓶，病理组织片 30 种，生理挂图 40 张，细菌图挂图 15 张，绷带挂图 282 张，组织图 118 张，产科图挂图 15 张，韧带图 81 张，骨骼图 24 张，筋肉图 45 张，内脏图 103 张，神经图 75 张，感觉图 20 张，胎生图 87 张，脉管图 52 张，眼球分解图 10 张，诊断图 20 张等（均为挂图），给学生提供良好的学习设备条件。

东南医学院师资情况见表 5 - 2、表 5 - 3、表 5 - 4。

表 5 - 2　东南医学院前任教授、职员一览表[1]

教职员姓名	籍 贯	前任职务	履 历
缪征中	浙江温州	教务长	千叶医学院医学士
吴鸣歧	江苏吴兴	教务长	日本千叶医学院医学士
周文达	浙江台州	内科学教授	日本帝国大学医科毕业
侯健民	广东	法医学教授	德国医学博士
李墀身	浙江余姚	耳鼻及眼科学教授	日本帝国大学医科毕业
蔡和钦	浙江绍兴	德文教授	同济大学毕业
郁秉权	江苏、上海	德文教授	同济大学毕业

---

[1]　安徽医科大学档案室. 东南医学院要览.

教职员姓名	籍　贯	前任职务	履　历
程世则	江西	小儿科教授	千叶医学院医学士
储晋芳	江苏宜兴	解剖学教授	千叶医学院医学士
周拯之	浙江台州	局解及妇科学教授	千叶医学院医学士
戴尚文	安徽合肥	医化学教授	日本东京医学院医学士
王伦伯	上海	日文教授	日本明治大学毕业
宋师涛	浙江余姚	组织及解剖学教授	千叶医学院医学士
汪于冈	江苏上海	皮肤花柳科学教授	日本大阪医学士
石焕如	天津	眼科学教授	日本东北医科大学毕业
杨小兰	浙江	卫生细菌学教授	日本大阪医学士
褚汉来	浙江嘉兴	德文教授	德国柏林大学毕业
许栋材	江苏江阴	医化学科教授	千叶医学院医学士
董德新	浙江绍兴	妇产科学教授	千叶医学院医学士
赵师震	上海	药物及重量学教授	千叶医学院医学士
赵和卿	浙江宁海	诊断学教授	浙江医学院医学士
朱企洛	浙江吴兴	绷带学教授	浙江医学院医学士
龚积芝	江苏吴江	生物学教授	日本盛冈理学士
邱公介	浙江宁海	细菌学教授	浙江医学院医学士
夏邦奇	浙江吴兴	医化病理学教授	日本东北医学士（已故）
周习之	江西	眼科耳鼻学教授	日本东京帝大毕业
周公威	广西桂林	日文教授	日本千叶医学院肄业
劳振源	福建龙游	德文教授	德国哥廷根大学毕业
胡定安	浙江湖州	细菌卫生学教授	德国柏林医学博士
祝星槎	浙江杭州	病理及解剖学教授	同上
赵寿民	江苏江都	眼科胎生学教授	日本长崎医学士
瞿直甫	江苏崇明	外科教授细菌学教授	日本爱知医学士
华霁孙	江苏无锡	细菌学教授	日本爱知医学士
夏慎初	江苏上海	内科学教授	日本大阪医科大学毕业

续表 5－2

教职员姓名	籍贯	前任职务	履历
赵寿乔	江苏武进	调剂学教授	日本千叶医学院医学士
刘悟淑	江西	内科学教授	日本千叶医学院医学士
李赋京	陕西西安	病理学教授	德国哥廷根大学医学博士
宋君佩	江苏江阴	日文教授	日本庆应大学商科毕业
仲子明	浙江嘉兴	化学教授	日本高等工业专门学校毕业
宋殿生	湖南长沙	产妇科学教授	日本京都医学士
柳舟夫	浙江杭州	医化学教授	德国柏林大学医学博士
黄道寿	浙江宁波	眼科耳鼻学教授	日本千叶医学博士
孙筠善	浙江余姚	皮肤花柳学教授	日本东京帝国大学毕业
谢道周	浙江宁波	内科精神学教授	日本冈山大学医学士(已故)
董德文	浙江余姚	调剂学化学教授	日本千叶医学院医学士
张少恢	浙江绍兴	党义教授	上海法科大学政治科毕业
杜陈孟	浙江嘉兴	生物学教授	浙江优级师范博物选科毕业
李祖蔚	福建莆田	教务长兼外科学教授	日本千叶医学博士
彭菊洲	江苏上海	齿科学教授	日本大阪齿科医学士
顾海陵	江苏泰县	齿科学教授	德国爱朗根大学齿科医学博士(已故)
郁康华	浙江鄞县	生物学教授	美国芝加哥大学动物学硕士
陈端志	江苏金山	党义教授	日本庆应大学毕业
唐楣	江苏如皋	理疗学教授	德国法朗应大学医学博士
刘启敬	浙江鄞县	理疗学教授	日本千叶医学院医学士
沈良	江苏上海	耳鼻咽喉科学教授	日本长崎医大学士
林百渊	福建闽侯	法医学教授	国立北京医学专门学校毕业
张效宗	山西太原	教务长兼细菌学教授	日本千叶医大学士药学士
凌翼之	江苏江都	德文教授	德国柏林大学医学博士
殷木强	江苏常熟	皮肤花柳学教授	日本东京帝大医学博士
陈东生	江苏沭阳	军事教官	陆军军官教育团毕业

表5-3　现任教授、讲师、助教一览表

教师姓名	籍贯	职务	履历
汤蠡舟	上海	外科学教授	日本千叶医学院医学士
陈卓人	浙江海盐	内科学小儿科学教授	日本千叶医学院医学士
朱仲青	浙江金华	细菌学教授	日本千叶医学院医学士
胡哲揆	浙江慈溪	外科学局部解剖学教授	德国柏林大学医学博士
徐衡如	浙江海盐	解剖学教授	上海同济大学医学士
黄希明	浙江杭州	生理学医化学教授	德国柏林大学医学博士
陶炽孙	江苏无锡	卫生学医学史讲师	日本九州帝大医学士
张锡祺	福建惠安	眼科学教授	日本千叶医大医学士
蔡适存	江苏无锡	内科学药理学教授	德国柏林大学医学博士
张致平	安徽太湖	理疗学教授	上海广慈医院X光室技师
杨述祖	陕西华县	病理学教授	日本名古屋医大医学士，东京帝大医学博士
王　烈	四川仪陇	皮肤花柳学教授	日本千叶医大医学士
赵季光	浙江鄞县	齿科学教授	日本东京高等齿专毕业
沈玉光	江苏江阴	日文教授	日本早稻田大学毕业
衡友松	江苏南汇	物理学教授	天津国立工专机械科毕业
黄赓祥	福建莆田	生物学教授	美国哥伦比亚大学动物学专科硕士
费鸿年	浙江海宁	胚胎学数学教授	日本东京帝大理学士
刘步青	陕西山原	化学教授	日本千叶医大药科毕业
钱友兰	浙江上虞	党义教授	日本明治大学政治学士
杨采芝	江苏镇江	产妇科学教授	日本东京女子医专医学士
孙达方	安徽寿县	法医学教授	法国巴黎大学医学博士
邵尔瞻	浙江杭州	耳鼻咽喉科学组织学科	日本千叶医学博士
蒋公毅	浙江海宁	战时救护学教授	陆军军医学校
陆文班	德国	神经病学讲师	德国汉堡大学医学博士
许天遂	浙江	国文教授	北京大学毕业
葛麟书	德国	德文讲师	德国阿尔托那高等师范学校毕业
惠墨绳	江苏淞江	解剖学助教	曾任江苏医大实习助理

表5-4 现任职员一览表

职员姓名	籍 贯	职 务	履 历
郭琦元	江苏江阴	院 长	日本千叶医学院医学士
朱仲青	浙江金华	教务长	日本千叶医大医学士
汤蠡舟	上海	医务长	日本千叶医学院医学士
钱友兰	浙江上虞	训育主任	日本明治大学政治学士
许天遂	浙江上虞	秘书长	北京大学毕业
陈重臣	江苏海门	教长员兼出版股图书管理员	曾任亚东医科大学出版及 上海卫生委员会书记
郭星楣	江苏江阴	事务长兼教务文片员	浙江公立法政专门学校法律科毕业
张开文	江苏宜兴	课务股兼成绩股	东吴大学文科毕业
钟定时	广东五华	会计	广东梅州省立中学毕业
周筱庵	江苏江都	业务员兼齐务	山西法政专门学校毕业
关凝一	北平	书记	曾任军政部第十军医院书记
徐蒋坚	浙江嘉善	病理学教室助理员	上海医学院病理教室技手
朱嘉炎	江苏宁海	卫生学教室助理员	安徽中学毕业
石希会	江苏如皋	细菌学教室助理员	如立初中毕业
徐世荣	江苏宜兴	组织学教室助手	宜兴州立第五高小学校毕业
许振德	江苏江阴	解剖学教室助手	江阴私立第五高小学校毕业
宣顺才	江苏江阴	生物化学教室助手	江阴州立巷小学毕业
张克明	江苏常熟	生物学教室助手	常熟州立新壮小学毕业

从东南医学院师资力量来看,主要力量是留学日本千叶医学院的归国人员,受过严格正规的西医教育,大多是教授,具有较高的医疗水平,同时具备爱国奉献的精神与科学素养,是民国初期比较优秀的西医人才,对东南医学院的发展起到重要作用。

东南医学院当时条件简陋,学院所用教材由各科教授自编讲义,如汤蠡舟编外科各论讲义,陈卓人编内科各论讲义,张锡祺编眼科学讲义,杨述祖编病理学讲义,陶炽孙编精神病学讲义等。当时东南医学院拥有较好的图书条件,有大量中外文的医学书籍300多种,各科齐全,有病理学、组织学、理疗学、细菌学、医化学、解剖学、诊断学、内科学、外科学、精神病学、胎生学等,具有较高的学术价值。此外,学院还注重学生的文化素质教育,有很多历史、地理、文学书籍,尤其是医学史与古代文学方面,给学生学习提供良好的图书资料条件。如下图所示。

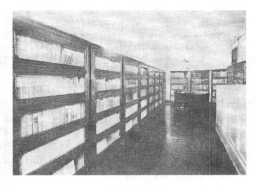

图书馆

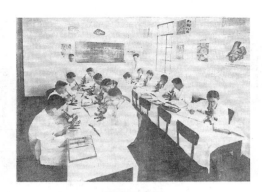

病理实习室

科研状况：东南医学院人才济济,师资力量很强,对医学科研方面极为重视,师生乐教于研,科研成果丰硕,在当时民国上海医学教育界很负盛名。东南医学院在艰苦的条件下办学,重视医学研究,以科研促进教学。在困难的条件下,东南医学院创办医学研究刊物,早在 1927 年 4 月,东南医科大学就创办出版《东南医刊》月刊,一直坚持,1931 年 5 月学院成立 5 周年庆典,《东南医刊》出版纪念专号。1933 年 5 月在各方努力下,东南医学会在沪军营东南医学院成立,召开隆重的成立大会,设论文、编辑、事务三股,以研究医学原理及促进中国医学独立为宗旨。同年出版《东南医学院 22 级毕业纪念册》,有章太炎、蔡元培等名人题词,为一时之盛。1934 年由陈方之先生与校董余岩、汪企张先生发起,将《东南医刊》与《中华民国医药学会会志》《社会医报》合刊发行,定名为《新医药》,为月刊,由于汇集人才力量,《新医药》成为当时国内有名的医药学术刊物。当时东南医学院教授在学院出版《东南医刊》《新医药》发表大量高水平的学术论文,如表 5-5 所示。[1]

表 5-5　东南医学院教授发表论文情况汇总

作者姓名	论文名	发表刊物	刊卷期
汤蠡舟	下肢之动脉周围交感神经切除术	东南医刊	一卷一期
许栋材	浮肿之病理及疗法	东南医刊	一卷二期
陈卓人	青年进行性筋萎缩	东南医刊	一卷三期
汤蠡舟	结核之无食盐饵疗法	东南医刊	二卷一期
李赋京	沙螺与医学上之关系	东南医刊	二卷一期
陈卓人	循环器病诊疗经验	东南医刊	二卷一期

---

[1]　安徽医科大学档案室.东南医学院要览.

作者姓名	论文名	发表刊物	刊卷期
郭琦元	医学与法律	东南医刊	一卷二期
张锡祺	百内障治疗之新考案	东南医刊	二卷二期
汤蠡舟	日本住血吸虫病	东南医刊	二卷二期
胡定安	育婴保健之实际工作	东南医刊	二卷二期
杨自研	病原性 Rickettsia	东南医刊	二卷二期
陈卓人	Basedow 氏病之内科疗法	东南医刊	二卷二期
夏慎初	胆毒症 Cholaemie	东南医刊	二卷二期
李祖蔚	Ueber die sogenante Menschliche Botryomykose	东南医刊	二卷四期
李赋京	钉螺丝之解剖	东南医刊	二卷四期
胡定安	从欠缺的卫生设备感想到精神卫生	东南医刊	三卷三期
陶炽孙	最近医学向社会卫生转换的趋势	东南医刊	三卷三期
蔡适存	晚近血液疾病疗法之进步	东南医刊	三卷三期
张锡祺	一种遗传性家族性之夜盲症	东南医刊	三卷三期
陶炽孙	无锡地方住民之混居状态	东南医刊	三卷三期
汤蠡舟	输血之历史	东南医刊	三卷三期
胡定安	医学革命与卫生改进之责任	东南医刊	三卷四期
陶炽孙	露置粪便中寄生虫卵之地理分布	东南医刊	三卷四期
李祖蔚	膝盖骨折之手术全治例	东南医刊	三卷四期
杨述祖	黄疸之病例	东南医刊	三卷四期
李祖蔚	胃癌患者之胃液内脂肪含有细胞检出成绩	东南医刊	四卷一期
刘启敬	Basedow 氏病之 Roentgen 腺疗法有效例	东南医刊	四卷一期
李祖蔚	肠窒扶斯性外科合并症	东南医刊	四卷一期
张效宗	伤寒症之疫学及预防	东南医刊	四卷一期
张效宗	牛型生结核菌之预防接种实验	东南医刊	四卷二期
李祖蔚	余之人类酿母菌病研究	东南医刊	四卷二期
李祖蔚	血型对于智能及嗜好之一小观察	东南医刊	四卷二期
张锡祺	余之白内障手术成绩	东南医刊	四卷二期
张锡祺	交感眼炎之问题	东南医刊	四卷二期
汤蠡舟	肺结核的外科疗法	东南医刊	四卷二期
林几检	验洗冤录银蚁验毒方法不切实用意见书	东南医刊	四卷二期
汤蠡舟	试用直肠麻醉剂 Avertin 之预报	东南医刊	四卷三期

作者姓名	论文名	发表刊物	刊卷期
张锡祺	外伤性近视之一例	东南医刊	四卷三期
胡定安	提倡国产药物几个必要的条件商榷	东南医刊	四卷三期
李祖蔚	谈横隔膜神经捻除术	东南医刊	四卷三期
李祖蔚	关于脏缝合之实验研究	东南医刊	四卷四期
张效宗	虎疫之预防接种	东南医刊	四卷四期
陈卓人	硫磺（硫黄）之医用	东南医刊	四卷四期
胡定安	习医之工具与材料问题	东南医刊	四卷四期
张锡祺	东西眼貌美丑之比较	东南医刊	四卷四期
张锡祺	用 Ionthophorese 实验诸种药物对于眼压的关系	新医药	一卷一期
杨自研	杭州流行之虎列赖菌	新医药	一卷一期
刘启敬	肝脏脓疡五则	新医药	一卷一期
刘启敬	成人急性脊髓前角炎之后遗症	新医药	一卷一期
李祖蔚	世界最大之囊胞肝	新医药	二卷一期
汤蠡舟	跟骨棘 Calcaneussporn 之一例	新医药	二卷三期
陈卓人	肝糖病 Giykogenkrankheit	新医药	二卷三期
刘启敬	脊髓痨之硫磺疗法	新医药	二卷三期
李祖蔚	开腹术后之麻痹性肠闭塞	新医药	二卷五期
张效宗	虎列拉经口棉衣之理论与实际	新医药	二卷五期
李祖蔚	余等输血之临床经验	新医药	二卷六期
李祖蔚	三叉神经痛与 Bickierum Estherapie	新医药	二卷六期
张效宗	人型结核菌与牛型结核菌之同时接种实验	新医药	三卷一期
邵尔瞻	美形外科之一种——隆鼻术之手术例	新医药	三卷三期
张致平	皮肤癌肿与镭锭治疗	新医药	三卷三期
汤蠡舟	毒气中毒之症状及其疗法	新医药	三卷五期
陈卓人	接种疾病现象与肝机能障碍	新医药	三卷六期
张效宗	咳痰中之结核菌培养	新医药	三卷七期
汤蠡舟	火伤之合理的疗法	新医药	三卷八期
汤蠡舟	神经系统与皮肤疾病之关系	新医药	三卷八期
陈卓人	简便血液检查法	新医药	三卷八期
王　烈	再述毒气中毒之症候及其治疗法	新医药	三卷 11 期

东南医学院出版物有：

（1）《新医药》

本学院在民国十六年（1927）出版东南医刊，至民国二十三年（1934）与中华民国医药学会会志及社会医报三志合刊发行，定名《新医药》，月出一册。

（2）研究论文集

由本学院各教室将研究或成绩之已发表者集成册，已出版者有卫生学教室论文集第一集第二集两种，其他教室研究论文陆续合订中。

（3）出版卫生学论文集目录

① 李昌涉　《天花罹及种痘经历的一研究初报》

（C. T. LI：A Statistical Observation on the Prevalence of Inoculation and Smallpox Infection among 377 Students）

② 陶炽孙，徐大哉　《正常中国人包皮之一调查》

（C. S. Tao and D. T. Shith：Some Observations on the Prepuce of Healthy Chinese）

③ 曹惠民，朱嘉炎　《背筋力和肺活量的一小数目》

④ 王钰　《上海南市露置粪便中寄生虫卵之地理的分布》

（C. Wang. Study on the Parasitic Ova Wxamination of Feces outside the human Dwellings in Nantao, Shanghai）

⑤ 尤济华，朱邦仁，王珏，陶炽孙　《上海市小学生肠系寄生虫之一调查》

（C. S. Tao. T. H. Yu. P. J.：Chuandc. Wang. Study on the Prevalene of Parasites Infections among the School Pupils in Shanghai）

⑥ 沈同珍，俞伯符　《街路痰中之结核菌》

（Y. C. Chen and P. F. Yu：The Tubercle Bacilli in the Sputacollected on the Street of Shanghai）

⑦ 刘松龄，王春山，华寿珍　《民众教育家婚姻一统计》

创办《校声》，为学院校友会出版物。

东南医学院学生的学习活动比较丰富，当时同学们来自天南地北，四面八方，在校园中彼此接触，互相了解各地的风俗人情，开阔视野，增加地理社会知识。课余假日，校篮球场总有男同学生龙活虎的锻炼身影，间或有一些开朗大方的女同学与男同学一起练习投篮，她们无拘无束，落落大方，显示新女性的风姿。然而当时有少数女同学思想守旧，比较羞涩，蜗居在宿舍里像小尼姑念经一样，全心投入功课的学习。男同学中有似老夫子，长衫布鞋，手不释卷，埋头读书，见到女生，依然腼腆。新潮同学则西装革履，谈笑风生。弹琴唱歌，十分活跃，体现 20 世纪 30 年代大学生的风貌。

1929年东南医学院22级学生组织级友会,编辑刊物,联络感情,攻读学业,并召集各级代表发起学生自治会,由于全体同学,开展积极向上的学生活动的努力,得到校方的肯定。尤其召开学校运动会,22级同学踊跃参加,取得很好的比赛成绩,带动学校体育锻炼活动,使同学们认识到医学与体育锻炼的重要关系,受到学校好评。总之,当时的东南医学院在真如桃浦西岸,学子莘莘,讲舍峨峨,教授则循循善诱,学生则群相钻研,声应气求,上下一心,雍雍睦睦,大有宾主尽东南之美之况,是一段难得的求学岁月。

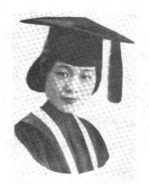 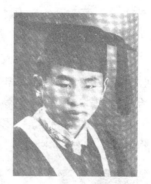

黄佩珺(风华正茂的东南学子)   张学诚(风华正茂的东南学子)

1933年学校出版《东南医学院22级毕业纪念册》,我国近代民主革命思想家章太炎亲笔题写封面,我国著名民主革命家、教育家蔡元培为毕业同学亲笔题词:"好学力行。"此外协和医科大学首任校长刘瑞恒(美国哈佛大学博士,时任国民政府卫生部副部长)、公共卫生学专家李延安(美国哈佛大学博士,时任上海市卫生局局长)、著名医学专家胡安定(后任南京医科大学前江苏省立医政学院、国立江苏医学院院长)、上海医师协会会长余云岫、汪企张等医界名流及戴季陶、褚民谊、吴铁成等国民政要均题词在册。由此可见当时上海东南医学院在国内医学界的影响和良好的社会关系。1934年蔡元培先生再次为东南医学院8周年纪念特刊题词:"造就良医""好学力行""造就良医"成为东南学子的座右铭,东南医学院的校训。

四 战乱中的支撑发展

抗战时期,东南医学院遭到破坏性的打击,校舍被毁,师生云散,在艰难中苦力支撑,见证民国医学教育的状况。

1932年1月28日,日海军陆战队攻击上海,挑起"一·二八"事变,以大炮飞机轰炸,上海很多大学多遭劫难。1937年上海爆发"八·一三"事变,日军出动大量飞机,对上海夜以继日的狂轰滥炸,大量学校被日军炮火摧毁。不到3个月的时间,就有90

多所学校和文教机构遭日机袭击,其中全部被毁的占75%,东南医学院真如的校舍、沪军营的院址,全部毁于日寇侵略炮火之下,被日军炮火摧毁的还有国立同济大学、暨南大学、复旦大学、同德医学院等共计14所学校。

经过"一·二八"和"八·一三"两次劫难,东南医学院尽成废墟。校舍被毁后,学校和医院被迫搬迁到法租界萨坡塞路299号郭琦元院长的私人住宅内勉力支持,这是一座花园洋房,有三层楼房1幢、二层楼房2幢、汽车间1间,有庭院,还有古式的六角亭,设有门诊部及住院病房。在萨坡塞路上课时条件最为困难,学生多教室少,经常几百名学生挤在5—6个教室里轮流上课。医院设备简陋,只做三大常规及血液涂片等检查,不能供实习。

郭琦元院长因担任中国红十字会救护总队负责人,经常随抗战部队奔赴抗日前线,医学院的教授们不领工资,坚持办校,推选张锡祺出任院长,同心协力,努力维持。张锡祺在苦心创立和经营光华眼科医院的同时,热心于医学教育,与当年在日本千叶大学的同学、挚友汤蠡舟、陈卓人、赵师震等不避艰险,力图复兴东南医学院。为了能坚持把东南医学院办下去,张锡祺将自办光华眼科医院的收入,悉数交给东南医学院作为办学经费,张锡祺除自己全力资助外,还发动校董、校友及学生一起克服困难,共渡难关。

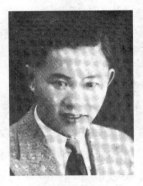

张锡祺教授

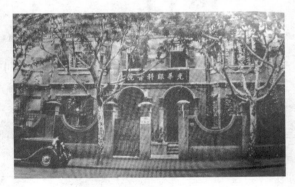

光华眼科医院

抗战期间由于经费不足,聘请名教授要付讲课费,时局动荡,人心不安,教授也不愿来授课。张锡祺及陈卓人医师等人经常上门叩头,请求教授帮忙来授课,大多数的教授都是义务或半义务的授课,工资微薄,生活艰苦。当时还聘请台湾大学的病理学叶曙教授、妇产科李枝盈教授来授课,他们一年来几个月,集中讲课,讲完后就回台湾。叶曙教授在张锡祺的支持下,动员学生们一起捐款及动手,将萨坡塞路学校内的汽车间改建成尸体解剖室,还制作了4张解剖台,带领学生做尸体解剖。在学校经济困难期间,一些校友也献出了爱心,义务授课或将工资捐献给母校。第三届(1928年)毕业的李雨生教授担任教务长,第五届(1930年)毕业的蒋本沂教授担任公共卫生学,第五届(1930年)毕业的王翼恢教授担任外科学,第七届(1933年)毕业的冯固教授担任解剖学和组织学,第七届(1933年)毕业的姚瑟石教授担任外科学,第八届(1934年)毕业的沈金祥教授担任眼科学,第八届(1934年)毕业的胡秉圭(炎)教授担任内科学,第八届(1934年)毕业的戴冠六教授担任耳鼻喉科学,等等,以后还有不少校友先后回校担任教学任务,是他们对母校的贡献。①

抗战期间,东南医学院每年都定期招考新生,学生大多来自上海及江、浙两地,有高中毕业证书或同等学力证书,均可报考,当时的原则是以宽进严出。一年级的学生,往往都有60人左右,但因学费昂贵、物价飞涨等原因,所以到二年级、三年级,就只有30人左右了。大部分学生家庭经济并不宽裕,只能依靠半工半读或校外兼职等方式来交纳学费,当时学校经济亦很困难,没有条件设立奖学金或减免学费。

抗战期间,学校按照卫生部的规定,设有物理、化学、生物、生化、生理、解剖、病理、细菌等基础课程,还有日文、法文,临床各科齐全。当时除少数课程有教科书,或指定几本参考书,大多数课程是由授课老师按自己编写的教学提纲自由发挥讲解,学生记笔记,偶有几幅挂图,实验条件很差,由老师带一些病理、生物、细菌等标本,供同学们实验,观看。从第一年到第四年,学生全天在学校内上课学习,第五年开始半天在校上课,半天到医院内上课、见习(或观看手术)。第六年开始离开学校去医院实习一年,部分学生由卫生局分配到市立医院实习,实习一年结束后将实习证书交学校,再写论文一篇,获得毕业证书,然后送国民政府考试院审查,合格后发给考试合格证,再送卫生部审查,合格后发给医师证书,此时就算是一名合格的医师了,可以去找工作。部分同学毕业后就出国深造。

抗战胜利后张锡祺不为名利所动,心系东南,决心复兴"东南"。他在上海制造局路伯特利医院(今上海市第九人民医院)以北,寻到约10亩地可作校园,亲自到房主刘某家中求援,得到他的支持。1947年东南医学院从萨坡塞路迁入制造局路的新校舍:有1幢三层楼,大花园洋房的主楼,东侧盖大礼堂,西侧建1幢两层楼的简易房做宿舍,原来萨坡塞路的校舍,全部改为东南医学院的附属医院——东南医院。学校的经济情况仍很困难,为了完成教学任务,提高教学质量,张锡祺亲赴各地去聘请历届的校友及著名教授来帮忙授课,当时学院有13个学科,30余名专职教师,50张病床,近8 000平方米校舍。在学长们为母校的无私奉献下,学校得到一定的发展。

1947年学校举行22周年校庆纪念活动,当时除了历届校友号召返校举行座谈会之外,还举办了纪念校庆的展览会,规模很大,开展各项活动。在校学生自编自演话剧,演出在社会上引起很大反响。校刊《校声》出版,改名为《东南医讯》,复刊第三期刊登《母院二十二周年纪念特辑》,对东南医学院的沧桑历史进行回顾。

---

① 1934届校友沈金祥回忆录.

五 东南师生爱国进步活动

东南医学院是在医学救国理想下建立,师生具有炽热的爱国报国情怀。从民国时期建立到抗日战争的烽火,为新中国奋斗的历程,都有东南人爱国奋斗的足迹。

1. 互济会

1930年东南医学院进步学生任国祥在东南医学院读书时参加共产党的外围组织"互济会",在同学中宣传马克思主义,张贴革命标语。1930年12月11日任国祥参加上海市学生队伍在南京路集会游行,纪念1927年由张太雷、叶剑英等领导的广州起义,遭到国民党军警特务的镇压,与其他同学一起被军警打伤后被捕入狱。后来任国祥经救出狱后毕业离校,1938年在湖南正式加入了共产党,1941年到延安中国医科大学任教,并于1945年护送王稼祥同志去苏联养病。[①] 一直从事人民卫生保健事业。

2. 南京抗日游行活动

1931年9月,日本帝国主义发动震惊中外的"九·一八"事变,由于蒋介石政府的不抵抗政策,东北三省遭受日军侵略,沦陷敌手。当时全国人民反对不抵抗,全国抗日运动风起云涌,北平、上海和各地爱国学生纷纷奔赴南京向国民政府请愿,一致要求国民政府出兵抗日。东南医学院爱国同学亦参加斗争行列,同学肖承祜、沈金祥等人参加抗日签名活动,与同德医学院等同学到南京请愿,要求国民政府出兵抗日。他们乘火车前去,一夜未眠,与国民政府展开斗争。1931年12月17日,北平、天津、上海、济南等地学生集中在南京,与当地学生共30 000余人联合举行示威游行,要求国民党政府出兵抗日。国民党政府镇压学生爱国运动,派大批军警、宪兵向手无寸铁的爱国学生任意围攻、冲杀,死亡学生30余人,重伤百余人,逮捕学生180多人。东南学生在成贤街、珍珠桥一带游行示威时,遭到宪兵的殴打,不少人被追赶入河,后经救起,但上海文生氏英专的同学杨同恒,却惨遭牺牲,成为震惊全国的珍珠桥惨案。国民党的暴行激起人民的极大愤慨,各地学生纷纷举行示威。国民党政府见硬攻不成,又施软计,称愿与学生代表彻夜商谈,东南医学院同学冯固、肖承祜二人被推选入"八大代表"之列,与敌周旋。殊料这是敌人的缓兵之计,次日天尚未明,国民党政府突然出动大批军队,荷枪实弹,包围学生驻地中央大学,分批将学生强行押上专车遣送回沪,请愿未获成功。但是东南学生的爱国斗争勇气非常可敬,在国家民族危难时期,爱国作为精神传统深植东南师生心中,体现在他们的行为之中。[②]

---

① 任青. 我父亲的革命活动. 曹慰祖摘自:建校56周年校友论文选编.
② 阎义醇,肖承祜. 回忆母校救亡爱国活动. 曹慰祖摘自:建校56周年校友论文选编.

3. 援黑救护队与淞沪抗战救护活动

"九·一八"事变爆发后，东北民族英雄马占山奋起抵抗，率部在黑龙江江桥等地英勇抗击日本侵略者，全国人民声援支持。当时东南医学院学生会召开全校学生大会，由章淦等几位同学发起组织救护队，北上救护义勇军抗日伤员。章淦在发言中断指洒血，血书"抗日救国"四个大字，一时群情激愤，立即由章淦、刘昌信为首等30多人组织抗日援黑救护队，北上参加抗日。救护队到达北平后，由于交通阻断，被困在顺成王府，张学良将军感于学生的爱国热情，给予妥善接待。但队员仅凭爱国热忱，没有正确的领导，后被北平官员假手学生家庭出面劝阻，瓦解队员的斗志，在北平被迫解散。

1932年1月，日军进攻上海，驻上海的国民党十九路军在军长蔡廷锴、副军长蒋光鼐率领下奋起抵抗，淞沪抗战爆发。当时上海各界人民组织反日救国会，纷纷参加抗日义勇军、运输队、救护队等，积极支援前线。宋庆龄、何香凝等知名人士前往上海慰问英勇抗战的十九路军，倡议发起战地救护活动，上海的医学院校纷纷响应，组织战地救护队支援前线。东南医学院师生满怀爱国热情，在校长郭琦元带领下，组织部分师生，不顾安危，积极参加战地救护活动，支持淞沪抗战，成为东南医学院的骄傲。

4. 学生反内战爱国民主运动

1947年抗战胜利后，东南医学院曾组织一个师生代表团赴南京国民政府要求拨些经费，扩建校舍，理由是真如的校舍被日寇炸毁，但被国民党当局拒绝。上海的共产党地下组织蓬勃发展，力量也愈来愈强大，在地下党的正式领导下成立上海学生联合会（简称学联）。当时吴嘉善、刘中平、李凤鸣、马淑芳等作为东南医学院的代表参加。在反饥饿、反内战的运动中，东南学子们纷纷参加大游行，并为困难学生上街进行义卖活动，帮助困难学生的助学金捐献等活动。

在制造局路的校园内，学生还建立和参加了一些进步社团，学生们在校内也开始组织爱国进步团体，成立了"星火团"。星火团宣传民主、反内战等内容，立即遭到国民党三青团的反对。为了避免无谓牺牲，同学们的爱国运动转入地下。当时学生们经常阅读"时代日报"，传阅《论联合政府》《新民主主义论》等书报刊物，经常在课后聚会，歌唱《你是灯塔》《黄河大合唱》《游击队之歌》等歌曲，盼望上海早日解放。

1948年时局动荡，人民生活极不安定，国民党政府日暮西山，解放战争节节胜利。1949年7月终于迎来了上海的解放。东南医学院一些积极分子成立了歌咏队、秧歌队等，上街游行迎接人民解放军。同学们在热闹的大世界门口、人民广场等地跳起了秧歌舞，唱起了革命歌曲，游行队伍中还有位"和平女神"，这位"和平女神"的扮演者就是校1952届毕业的徐田芝。东南医学院从建校到1949年的23年中，一共培养毕业生1 145人，涌现出一批有成就有影响的高级专门人才。

5. 追求革命进步的东南学子朱仲丽

东南学子追求爱国与光明,参加民主革命活动。以朱仲丽为代表的东南爱国学生都曾是抗战救护队伍的骨干,为抗战救护和创建新中国的卫生事业作出了贡献。朱仲丽是 20 世纪初叶我国著名教育家、革命家、毛泽东的老战友朱剑凡的小女儿,著名医师、作家,是革命家王稼祥同志的夫人。1915 年朱仲丽生于湖南长沙,"马日事变"时,全家遭难,逃到武汉。大革命失败后,全家逃亡上海。父亲和哥哥嫂嫂都在上海从事共产党的地下工作,还有一个哥哥在苏区任红军兵工厂厂长。朱仲丽 15 岁时就协助父亲做地下工作,1932 年她考入上海同德医学院,不久她的父亲病故。由于参加党的地下工作,她曾被捕入狱,后获释,转入上海东南医学院学习。1936 年从东南医学院毕业后,在南京的中央医院工作过两年,1938 年抗日战争时期辗转来到革命圣地延安,从事医务工作,做边区医院门诊部主任,中央机关医务所所长,担任白求恩大夫的助手、毛主席的保健医生。

朱仲丽医术精良,活泼开朗,能干,王稼祥在长征中身体不好,长期抱病,朱仲丽精心护理,两人产生感情结为夫妇,见右图。她长期为王稼祥做护理保健工作,使得王稼祥能够战胜病魔坚持工作。毛泽东曾对朱仲丽说:"我们以为稼祥不会治好的,他现在每天工作十小时,主要是靠你。"解放战争时期,朱仲丽曾任哈尔滨市立第一医院院长。中华人民共和国成立后,任北京友谊医院院长、中华医学会常务理事兼副秘书长等职,是中国作家协会会员,著有《爱与仇》《女皇梦》等长篇小说和《黎明与晚霞》等传记文学。

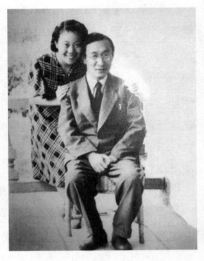

王稼祥与朱仲丽

除朱仲丽外,东南学子不少追求光明,奔赴延安参加抗日革命,如陈应谦、任国祥、马洪英等,还有不少同学参加新四军卫生工作,投身到爱国革命的洪流之中。陈应谦 1932 年考入东南医学院,积极参加爱国学生运动。1936 年进入南京中央医院做实习大夫,1937 年加入宋庆龄组织的医疗防疫队担任队长,到后方救治难民。1939 年参加革命,经李克农介绍到延安中国医科大学任教育长、附属医院院长、副校长。他从抗日战争、解放战争到新中国建立后,为国家培养大批医务人才,为毛泽东、周恩来、陈云、王稼祥、邓颖超等党与国家领导人诊治疾病,是严谨认真、医术精良、追求进步的优秀东南学子。

6. 东南爱国志士傅耀东

傅耀东,名必俊,出生于 1899 年 2 月,安徽人,
1927 年毕业于上海东南医学院第一届,见右图。
1925 年上海"五卅惨案"爆发,傅耀东在上海参加反
帝斗争运动,1926 年他在亚东医科大学领导学生闹
学潮,请进步教授郭琦元回校主政。后郭琦元发起
东南医学院,傅耀东成为第一届学生,并于 1927 年
毕业。傅耀东从东南医学院毕业后,投入 33 军参
加北伐,任军医官。蒋介石背叛革命后,傅耀东与
该军军长柏烈武及王亚樵等人在上海组织"全皖公
会",进行反蒋活动。1928 年他组织上海"安徽旅沪
学会",联络各大学学生进行反蒋独裁活动。1930
年傅耀东在上海旧法租界开办耀东医院,1931 年
"九·一八"事变后联络上海进步人士进行反蒋运动,
组织反蒋同盟,为上海地下党的外围组织,以耀东医

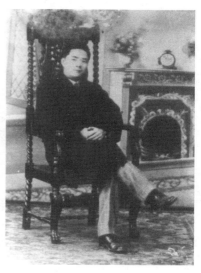

傅耀东烈士

院掩护地下革命活动,联络站设在耀东医院内,傅耀东为站长,妻子为联络员。

1932 年上海爆发淞沪抗战,傅耀东和"安徽旅沪学会"的主要成员参加"救国决死
军"联合抗日,傅耀东任卫生队队长。战斗中十九路军一度退却到太仓,日寇在上海虹
口公园召开庆功大会,傅耀东等人商议,派人把定时炸弹放在庆功台下,当时炸死在场
日本军官,炸伤多人,严厉打击日寇的气焰。十九路军大举反攻,获得胜利。但是蒋介
石政府与日寇妥协,十九路军调到福建,救国决死军也被解散。傅耀东在"反蒋同盟"
中积极筹划组织刺杀蒋介石、汪精卫未遂。傅耀东因掩护同志转移脱险,不幸被国民
党特务在上海耀东医院内被捕,先关在法租界捕房,后被特务引渡关押在上海老西门
白云观特务机关,严刑逼供,傅耀东虽身受酷刑,遍体鳞伤,却毫不屈服。后来傅耀东
被押解到南京监狱关押,1937 年南京沦陷前夕,傅耀东等数人被反动派杀害于南京雨
花台,他从容与难友告别,高呼革命口号,慷慨就义的无畏精神深深感动人们。斯人虽
逝,精神长在,成为东南学子的骄傲。[①]

傅耀东为国牺牲,留下一女刘建华,继承父志,1949 年刘建华考入东南医学院学
习,1952 年刘建华响应党的号召,主动要求到内蒙古支援边疆建设,在呼和浩特的乌
兰浩特卫生学校工作,她克服诸多困难,坚持 5 年,直到 1957 年始返回安徽医学院复

---

① 傅耀东烈士参加革命活动简迹. 根据刘建华与其母回忆录.

学,毕业后在安徽医学院工作,从事病理学教研工作,很有成就。父女同为东南学子,为国尽忠,是一段难得的佳话。

六 东南医学院附属医院发展概况

1. 东南医院的建立与发展

东南附属医院是与东南医学院同步建立、发展的。1926年5月郭琦元创办东南医科大学时,就附设东南医院,校院合一,地点在南市沪军营外马路363号,汤蠡舟任医务长兼医院院长,医院总部设在沪军营,另在法租界萨坡赛路229号设立分院,有内科、外科、妇产科、儿科、眼科、耳鼻喉科、皮肤花柳科、齿科、X光室、化验室、临床检查室、手术室和药局,共约床位100张,制订医院规章制度。1927年国民革命北伐时期,国民革命军克复淞沪,东南医院内附设国民革命军伤病官兵收容所,教授、学生兼任救护队工作。1929年学校扩建新校舍,改建东南医院作为附属医院,扩充实习室,添置仪器标本,供同学们实习。1930年学校更名为东南医学院,医院更名为东南医学院附属医院,郭琦元兼任医院院长。1931年初东南附属医院在南阳桥设立分诊所,1931年9月学校搬迁到沪西真如新校区,原来沪军营校舍全部改为东南医学院附属医院,各科齐全,有床位40—50张,承担学生实习。1932年"一·二八"事变爆发,淞沪抗战中医院员工与师生组成"国难救护队",救护抗日将士伤病员,支援十九路军抗战。1933年学校在沪军营成立东南医学会,研究医学原理,促进医学的独立发展。直到1937年抗战全面爆发,真如校舍与沪军营医院俱毁于日寇的炮火下。学校与医院被迫迁到法租界萨坡赛路299号郭琦元私人住宅内,医院由郭夫人管理,仅有少数病床,附设门诊,因张锡祺为著名眼科医生,医院以眼科闻名。见下图。

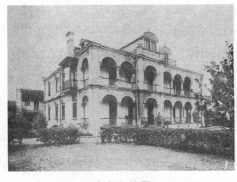
诊察室外景

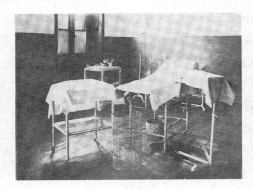
手术室

2. 东南医院的基本概况

1932—1936年东南医学院附属医院有很大发展。总院在南市沪军营,法租界萨坡赛路,真如医学院内设有规模与总院相当之分医院两处,并在西门中华路及南阳桥为便利该处轻症患者,设有规模较小之分医院两处。

"**医务处规格**:医院设医务长一人,各科主任1人,医师,看护,调剂员及书记若干人。

医务长管理职权是:

办理本处医务,会同教务长训育长拟定学生见习事项,会同事务长拟定关于每年医院方面预算表,执行院医会议开于本处之决定,执行医务会解决各案。

商承院长关于聘请各科主任及医师事宜,通知会计股并于各科主任及医师看请等薪俸数目,签署病人进院出院一切证件,许可本处各科医师看诊职员之请假等。

医务处对于病人诊察分门诊、出诊、住院三种,分诊疗、看护、药局三部,各部事项如左:

诊疗部

(1)诊治病人病症及施行病人各种检验事宜。

(2)检查及预备各诊察室内手术用具及药品。

(3)保管各诊察室内一切仪器用具药品及调查表册。

(4)分类统计诊治病患及人数。

(5)报诊病人统计表。

(6)诊治住院病人。

(7)接洽各诊察室相关事项。

(8)指导学生见习事项。

(9)施行各种手术事项。

(10)保存病人手术后之病变组织及影响实物等留作标本。

看护部

(1)调查病人诊察证。

(2)整理及消毒各诊察室手术用具。

(3)整理各诊察室处方物品及体温检查表。

(4)预备病人诊治时之一切材料药品及用具。

(5)检查住院病人体温脉搏等。

(6)送给住院病人药品及说明服法。

(7)报告住院病人病状。

(8)随同医师诊治及助理一切。

(9)办理病室内被服用具之整洁事宜。

(10)办理诊察室内之整洁事宜。

药局部

（1）调查药品及报告添置事宜。

（2）药品分类编制布置速写。

（3）接收处方配制药品事宜。

（4）填报处方给药统计表。

（5）挂号及收费事宜。

（6）报告号金诊费药费账目。

（7）登记及统计药品消耗数目事项。

（8）保管局内一切用具及药品。

东南医学院附属医院分总院、法租界分院、真如分院、西门分院、南洋桥分院五处。医院院长由学院院长兼任。医院设医务主任1人管理医院事务，主任医师有10多人，由学院教授兼任，助理医师40多人，多由本院毕业同学任之，看护长1人，护士40多人，经过学院护士班训练毕业。东南附属医院总院在沪军营，院宇广大，有诊查室大厦1座，南病房二层十一栋1座，北病房二层十三栋1座，手术室1座，药局1所及其他余屋数栋。诊查室分九科，有内科、外科、妇产科、儿科、眼科、耳鼻喉科、皮肤花柳科、齿科、理疗科。每科聘主任医师1—3人，助理医师数人，各科均另设研究室。医院病房分头等、二等、三等、免费等级，另备传染病室，隔离传染病患者。总院病床总数150张。病人数门诊约120多人，住院约80多人。设备方面，有外科手术室1间，后新建新式手术室一座，装有无影灯等设备，眼科也建有手术室1座，设备完备。医院设有理疗科，备有各种理疗器械，如X光装置，电疗器械及人工太阳灯等。法租界的分医院是三座西式大厦，庭院广阔，树木繁盛，空气清新，适宜病人疗养。分院医务与总院相同，有病床100张，门诊日约100余人，住院约60余人，备有各种理疗器械，手术室设备精良。真如分院设在学院内，有病床50张，门诊日50余人，住院约30人。西门分院租赁街房数栋，规模小，为方便轻症病人设立，病床10张，门诊日50人，住院数人。南洋桥分院与西门分院相同，规模较小。"①

抗日战争爆发，上海沦陷，真如校舍与沪军营的东南医院均毁于日军炮火之下，学校和医院被迫搬到法租界萨坡塞路（后改为淡水路）299号郭琦元院长私人住宅内，医院仅有少数病床，规模小，设备简单，附设门诊部，以眼科闻名，医院由郭琦元夫人负责，难以承担学生实习。抗战胜利后，学校搬到制造局路新校舍，萨坡塞路的校舍全部改为东南医院，聘请李祖蔚博士担任院长，有40—50张床位，职工51人，医院历经周折，苦力支撑，各科齐全，医疗制度健全，不承担学生实习，仅供学生实习眼科。1949

---

① 安医大档案室.东南医学院一览：东南医院.

年上海解放后,东南医学院内迁安徽怀远,其附属医院在汤蠡舟院长率领下,也迁往安徽怀远民望医院。李祖蔚调到上海市卫生局工作,原东南医院房址由郭夫人租给第12届毕业的方椿才,新中国成立后公私合营时东南医院并入南洋医院,后并入上海卢湾区中心医院,东南医院在上海的历史终结。

东南医学院的前身是东南医科大学,我们温暖的学校不应忘怀。东南人在国家危难、医学不振、人才缺乏之际,怀着医学救国的理想,不畏险阻,开拓进取,艰难办学,培养了大批医学人才,留下了宝贵的精神——东南精神:勤奋严谨务实求精的钻研精神,百折不挠孜孜向上的进取精神,仁心仁术救世救民的仁爱精神,全心全意爱国爱校的奉献精神。东南医学院在战火纷飞的年代造就一批优秀的医学人才,也激励今天的学子继承光荣传统,弘扬东南精神,好学力行,造就良医,成为德艺双馨的医学人才。

附一　东南医院临床实习生规则①

第一条　临床实习生分组等事项应照东南医大教务处所定临床实习分组日期及科目分配表到本院实习。

第二条　各生在本院以肃静为主,禁止高声谈话、戏谑、吸烟等。

第三条　诊察室手术室检查室内之药品、器械及一切治疗上各种材料、病床日志处方录等,概不得擅自取动。

第四条　诊察时对于患者一切言语举动宜庄重不佻。

第五条　每一患者仅能由一实习生预诊。

第六条　实习生除当值预诊时间外,概不准入诊察室即预诊各生,亦不得入非其预诊之诊室。

第七条　施诊之病人除妇孺外,预诊时记录既往症,测量体温并检查一切他觉症状,以候主任指示,至于例诊之病人非经主任特别许可不得预诊,且预诊时间不宜过于延长。

第八条　实习生对于病人施行手术处置等,须得主任之许可方可动手。

第九条　实习生当值者非先告假不得缺席,亦不得藉词有人缺席代为预诊。

第十条　学用病人之病室非经主任许可不得任意出入。

第十一条　实习生不得将病名及一切病情告知病人,更不得擅行治疗上之处置。

第十二条　实习生到本院实习须穿手术衣,否则不得从事实习。

第十三条　实习生到本院实习时,主任须按照东南医科大学所定之出席簿记其出席与否,送到医务长转致东南医大教务处,以便查核勤惰。

---

① 安医大档案室.东南医学院一览:东南医院.

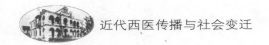
第十四条 前定各条如有不遵守者,得由医务长转告东南医大以校章处理之。

附二 郭琦元校长事略

1. 以医报国参加北伐

东南医学院的创始人是郭琦元先生。郭琦元先生字颉韩,1899年生于江苏省江阴县杨舍乡(现江苏省张家港市)。他兄弟7人,排行最小,聪明有才华,青年时期考取政府公费留学,早年毕业于日本千叶医科大学,获医学博士学位。在那里,他认识了后来一同创办东南医学院的好友汤蠡舟、张锡祺等人,留学时期,时常聚在一起,畅谈报国理想。郭琦元学成回国后在上海亚东、南洋医科大学当教授。正值国民党第一次全国代表大会在广州召开,孙中山的新三民主义得到了一大批有志青年的拥护。立志以医报国的郭琦元在亚东医科大学任职不久,便毅然南下广州,参加国共合作的北伐战争,任内科主任。在陆军医院工作期间,一位大眼睛的活泼少女深深印入他的脑海,她就是日后他的夫人——内科护士长郑玉英。一位是留学归国的热血青年,一位是开明商绅的大小姐,两人的自由之恋在当时20世纪初的中国南方引起轰动。郑玉英字皎然,1904年出生于苏州饮马桥一号一座花园式的郑家大院里,父亲是一外资洋行的买办,经常来往于德国、上海之间,眼界开阔,思想开明,当时,郑玉英希望参加北伐战争,遭到吃斋念佛的母亲强烈反对,最终在父亲的支持下,如愿成行。他们自由恋爱,结为夫妇,不久他们的长女郭兰君出生。北伐战争向中部推进,郭琦元携家人随军转入武汉陆军医院。1926年随着战争形势的发展,郭琦元重新回到上海。

2. 筚路蓝缕,创办东南

战火燃烧下的中国,社会动荡,民生凋敝,疾病蔓延。上海的医疗卫生系统在战争的压力下,艰难运行。当时上海的医院条件简陋,医护人员、药品和各种医疗器械奇缺,当时,由国人自办的医科大学如同德、南洋及亚东等也面临着办学危机。受"五卅"运动之影响,亚东医科大学因学生罢课而无法继续上课,且北伐军出师上海,亚东医科大学停办,学生流离失所。应学生代表之邀,郭琦元决定创办私立医学院和附属医院。1926年5月郭琦元从广州到上海,聚集一批热心医学教育的有志之士汤蠡舟、缪征中、陈重臣等,本着医学救国的宗旨,创办东南医科大学,担任校长。当时学校面临经费严重短缺的困难。郭夫人出生苏州富裕人家,带有丰厚的嫁妆,为支持办学,乃变卖嫁妆,而毫无怨言。她还联系亲友,四处筹借钱款。为此,日后数年家中举债度日。在多方共同努力下,以"医国医民、仁心仁术"的指针,在上海创立了私立东南医科大学及附属医院。

1926年9月10日,东南医科大学开学,缪征中任教务长,汤蠡舟任医务长兼医院院长。学校初办专科4年,1927年学校改为5年制本科。1930年1月改称东南医学院,学制改为 6 年,郭琦元任院长,并创办东南高级药科职业学校。他团结院校一批学有专长的爱国知识分子,艰苦创业,潜心医学,培育人才,使东南医学院与附属医院在上海享有很高声誉。

1931 年 3 月,南洋医学院停办,210 名学生转入东南医学院。郭琦元院长以他曾任北伐军少将军医的名望,动员社会力量,购置沪西桃浦西路真如校基 53 亩,并率师生植树。5 月真如新校破土动工兴建,迄 9 月建成新校舍 10 余座。学校迁入新址后,学制改为 6 年。原沪军营校舍全部改作东南医院,设有床位 40—50 张,承担学生实习。优美的环境,民族式的建筑,齐备的教学设备,加上一流的师资,使东南医学院蜚声上海。郭琦元主持东南医学院,从沪军营的初创,到真如校区的奠基发展,殚精竭虑,尽心擘划,作出重要的贡献。

3. 爱国情殷转战西南

郭琦元具有很深的爱国情怀。1932 年 1 月,发生"一·二八"事变,淞沪战争爆发,日寇侵犯淞沪。真如校舍成为战区,受到破坏,损失惨重。宋庆龄、何香凝等知名人士到上海慰问英勇抗日的十九路军,何香凝首倡,郭琦元带领爱国师生组成"国难救护队"积极参加战地救护,支援十九路军抗日。医院内设国民革命军伤兵收容所,进行救死扶伤的工作。当时真如校舍毁于战火,郭夫人设法疏通相关人员,冒着战火,穿过封锁线,组织人连夜将几十台显微镜、X 光机等贵重医疗仪器设备抢运转移到法租界萨坡塞路(今淡水路)自家的宅内。郭琦元爱国行为引起反动派的嫉恨。一次国民党军警突然搜查东南医院,查出 10 多支长短枪支,以"私藏枪支,支持共产党,扰乱社会,危害民国"的罪名逮捕郭琦元。郭琦元家人四处奔走营救,社会贤达多方呼吁,在宋庆龄亲自过问下,国民党当局不得不释放了郭琦元。

1937 年日本侵华,"八·一三"事变中上海军民奋起抵抗,为了支援抗战军民,郭琦元院长将东南医学院校区改作伤兵医院。不久,日军飞机对上海中方非军事目标滥施轰炸,东南医学院校区及沪军营总医院被炸毁。郭琦元院长带领 200 多名师生员工,组成战地服务团,开赴闸北前线,冒着枪林弹雨,抢救抗日伤病员,为时 3 个月。上海沦陷后,郭琦元被任命为中国红十字会战地救护总队负责人,离别妻子、女儿和出生不久的幼子郭士龙,随军奔赴抗日前线,后转战于大西南。因他出行仓促,对学校及医院管理事宜未有详细交代,重任随即落到夫人郑玉英肩上。抗战期间她们母子三人住在法租界萨坡赛路东南附属医院里,生活依靠学校的创办人家属的生活费维持,过着贫困艰苦的生活。郭夫人在危难中支撑学校,依靠借债、同仁帮助维持东南医学院,债务一直到抗战中期才还清。她对东南医学院功不可没。因为抗战初期国民党 19 路军伤病员医治后留有一些军用物品(如钢盔、武器等)在东南医院内,未及处理,受到告密,郭夫人后受到日本特务缉拿,不能公开主持学校事务,由张锡祺出面组织校务会,维持学校发展。郭琦元离沪后,张锡祺临危组建校务管理委员会,接任学校管理之职责。抗战期间,学校按照国民政府卫生部相关规定,设有物理、化学、生物、生理、解剖、病理、细菌等基础课程,同时开设日文、德文,临床各科齐全。1943年学校动员校友捐款,把汽车间改为解剖室,在很大程度上提高了教学质量。由于物价飞涨,生活艰苦,学校多赖教授们义务授课,战争接近尾声时,学生已不足百人。1937年抗战爆发后,郭琦元率红十字会跟随抗战部队奔赴抗日前线,转战苏、浙、皖、云、贵、川,历任国民政府的战区卫生部长,经历著名的长沙衡阳会战等战役,从事战地救护工作,为抗战胜利立下汗马功劳。郭琦元因此升至国民政府军医总监,相当于陆军少将,是国民政府军医中最高军阶。

1945年8月日本投降,郭琦元从大后方回来,受国民政府委派接收日军在南京的陆军第一总医院,南京的第二总医院。1946年郭琦元主持东南医学院20周年校庆庆祝活动,在20周年校庆聚会上,校友们众口一词地发出感叹:"东南有今,师母功不可没!"战后百废待兴,郭琦元准备在制造局路546号扩建校舍及医院,中途领中将之衔的郭先生离沪赴宁,接收原日本陆军医院。返回后立即参与张锡祺等人筹备新校建设事宜。为了扩建新校,1946年11月,学校成立筹备组,策划并举行义演募捐活动,通过义演筹集资金,并向教育部申请重建东南医学院,学校选址制造局路。新校舍建成后,学校迁入。部分工程款无法还清,郭琦元、张锡祺等人叩请施工方,将不足款项算作奖学金予以捐赠。原萨坡塞路房舍全部改为东南医学院附属医院,即东南医院,由李祖蔚博士任院长。此后郭琦元因受国民政府内派系争斗排挤辞职,由张锡祺教授任院长,重建了东南医学院。

4. 跌宕人生沉静书海

抗战后国民政府当局决定派遣一批各领域的专家到美国考察学习。郭琦元作为医学专家成为其中一员。但为筹备扩建校舍及医院,他放弃了首批出国考察机会。1947年初,郭琦元因卷入国民党内部派系之争,受到排挤而惹上官司。为不连累家人,郭先生只身一人回到江苏老家江阴县杨舍乡,痛别东南医学院。

郭琦元古道热肠,热心医疗公益事业。1947年郭琦元回家乡杨舍(现属江苏省张家港市),看到家乡缺医少药,萌生在家乡建医院的想法,他多方联系,选定在杨舍庙弄新典当里设立诊所,取名乡村医院。1947年10月,杨舍镇乡村医院建立,有医务人员11人,简易床位10多张,分内科、外科,五官科、妇产科,能医治一般常见病,进行外科小手术。他还动员部分复员退役医生到杨舍工作,对穷困病员减免医药费,得到当地群众的赞誉。1950年10月,杨舍镇乡村医院被人民政府接管,扩大规模。1957年5月,医院迁到后塍镇,与后塍联合诊所合并为后塍医院,成为较大的公立医院,至今仍存。解放初期,郭琦元曾任杨舍乡村医院业务院长。1950年春,苏南行政区派专人至杨舍,聘请郭琦元到行政区负责医疗卫生工作,他为基层医疗卫生事业发展作出贡献。新中国建立后中央出台政策,留在大陆的国民党旧部人员,通过审查、学习可以重新安排工作。1951 年底,郭先生到北京中国红十字会总会任职,红十字会组织西北巡回医疗队,郭琦元是领队之一,1954 年他到西安,留在西安医学院任职,开始教授解剖学,后当图书馆馆长,工作敬业勤恳,受到师生称道。1964 年初郭琦元因患胰腺癌在西安去世,终年 65 岁。他留下遗言:遗体捐给西安医学院,肿瘤做成完整的标本,骨灰撒向祖国大地。西安医学院将他遗体的肿瘤部分做成完整的标本。遵照郭琦元先生遗愿,他的遗体捐给西安医学院作教学解剖之用,骨灰撒向大地。郭先生生前辗转祖国山河,死后魂归华夏大地,碌碌一生,从医始,献医终,不失医学报国之志。

郭琦元夫人郑玉英女士 1994 年在美国旧金山去世,终年 90 岁,她对东南医学院的贡献受到后人尊敬。郭琦元有三子一女,其中两个儿子因办学中处境艰难,疏于照料而不幸夭折,后代存有一子一女,女儿郭兰君,1927 年出生,毕业于东南医学院,在上海第一人民医院工作,工作认真勤恳,退休后到美国定居,2001 年在上海去世,其女郭红在美国攻读心理学博士。子郭士龙,1935 年出生,毕业于西安航空学院(现西北工业大学),现为南京航空航天大学教授(已退休),有一子一女,均从事科技工作。

郭琦元校长对于东南医学院的创始发展之功永受东南人的怀念![1]

附三　张锡祺校长事略[2]

张锡祺(1898—1960),祖籍福建泉州市惠安县,是我国早期的眼底病专家,眼科教授,东南医学院院长。张锡祺 4 岁丧父,10 岁时随母迁往台湾生活,14 岁读完小学课程,因母亲无力负担他继续升学,张锡祺到台湾银行行长办公室当勤杂工,后去日本东京。张锡祺在一家肥皂厂当工人,负担弟弟读小学。张锡祺考取正则中学以半工半读的方法读完中学课程,并以优异的成绩考取了"庚子赔款"的"官费生",录取在日本千叶医学专科校医学部(1922 年改为千叶医科大学)。1925 年毕业后,继续在该校附属医院深造。

张锡祺在金泽夫妇办的家庭小旅馆里上班时,认识了日本陆军大佐的女儿马场崎绩子,情谊笃深,小姐父母坚决反对。绩子小姐却断然与家庭脱离关系,并于 1926 年7 月在台湾高雄中华会馆和张锡祺结为伉俪,改名为马绩,并申请加入中国籍。马绩夫人不仅尽了一个家庭主妇责任,还以自己学得的助产士技术知识,当好张锡祺的助手。1927 年底,张锡祺苦心筹划,克服困难,在台湾高雄市新滨町创立光华眼科医院。

---

① 许培林,吴鹏伟,郭琦元. 郭琦元事略.(郭琦元之子郭士龙回忆整理).

② 张秀莲. 回忆我的父亲和母亲[J]. 安医大第一附院报,2005(94).(作者:1952 届张秀莲,张锡祺之女).

"光华"二字有光复中华的深刻内涵。光华医院开设不久，张锡祺便加入了"反帝同盟"，积极参加反对日本帝国主义的斗争，并组织了台湾中华总会高雄分会。1929年5月，张锡祺还代表台湾进步力量，到南京参加孙中山先生的奉安大典。他遵守总理遗教：要做大事，不要做大官。在反帝斗争中，他结识了爱国人士谢南光、谢雪红、庄孟候、蒋渭水等同志。张锡祺认识了革命者王学文后，开始接触马列主义，革命思想觉悟不断提高。

日本殖民统治者对张锡祺的革命活动痛恨不已，认为光华眼科医院是在宣布"光复中华"，视他为眼中钉、肉中刺，台湾的政治斗争越来越尖锐。1930年初，张锡祺的母亲不幸病故。在高雄反帝同仁的帮助下，张锡祺和马绩夫人带着女儿几经周折，辗转来到上海，在上海四川北路开了一所眼科医院，仍取名"光华"。"一·二八"淞沪抗战后，光华医院迁至南昌路，并成立了分院。光华眼科医院是上海唯一设有施诊部，免费为工农贫苦大众就医的医院。它在上海深受人民的爱戴。凡工农劳苦大众患有眼病来"光华"就医者，张锡祺分文不收，并教育医院医护人员必须热情周到地为劳动人民服务。他自己坚持在门诊部诊治病人。他曾为刘伯承安装过义眼，邓颖超、许广平母子都曾来过医院治疗眼疾，张锡祺同时兼任上海东南医学院眼科教授，光华眼科医院就成为东南医学院的实习医院。

张锡祺的光华医院是中共地下交通站的联络点，曾经接待过陆定一、潘汉年、黄良翌、许涤新和田汉等著名共产党人，长期为党传递信息。1934年王学文同志转移到上海，张锡祺与王学文的来往也更加密切。张锡祺夫妇不畏艰险，经常掩护地下党人的革命活动，如李克农同志两次住"光华"当"病人"，安全避开了白色恐怖；党的一大代表、时任大学教授的李达同志及进步作家白薇、杨骚等也都在"光华"住过。在进步活动中，张锡祺遭到国民党的打击。1934年9月，国民党上海市公安局派便衣，以请他出诊为名，把他扣押在龙华警备司令部达半年之久。由于张锡祺是日本留学生，在台湾、上海享有盛名，其亲属在日本陆军界地位显赫，加之没有什么证据，在多方营救下，获得释放。出狱后的张锡祺，接触进步人士更多，光华眼科医院仍然是地下党的联络点。

张锡祺在苦心创立和经营光华眼科医院的同时，热心医学教育，力图复兴东南医学院，为中国医学教育树立一面独立自主的旗帜。郭琦元院长因任中国红十字会战地救护总队负责人，于是就将学校交给张锡祺负责。学校经费短缺，以光华眼科医院收入勉强维持。上海沦陷后，在日伪政权的包围下，东南医学院曾接到汪伪政府通知要学校改为国立医学院，但被张锡祺拒绝。面对严峻时局，东南医学院坚持自立办校，校园布告栏从不贴汪伪政府呈知，校大门头从不插汪伪政府的国旗。抗战胜利后，学校仍由张锡祺负责。学校酝酿搬迁重建计划。张锡祺百计筹措，觅得制造局新校舍地皮,为了医学事业不断求人,才勉渡难关。在他的努力下东南医学院在抗战后扩大规模,建设新校区,请来了多位名教授,如叶曙、吕运明,加强师资力量,使得东南医学院有新的发展。

张锡祺在眼科方面有很深的造诣,作免疫体及细菌毒素通过眼角膜的实验研究取得成果,1936 年日本眼科学会在九州开会,他作为中国代表参加,研究论文在大会宣读,得到公认,千叶医科大学授予他博士学位,张锡祺拒绝接受。他的岳父被他的研究成果与人品所震动,承认他为正式女婿。抗日战争开始,张锡祺不许家里讲日语,他的妻子马绩学会了闽南语、普通话与上海话,在劳苦中相助丈夫。1949 年东南医学院从上海迁到怀远,1952 年东南医学院从怀远迁至合肥,同年更名为安徽医学院,张锡祺随任医学院院长、眼科教授,同时继续进行眼科研究工作。《眼底病图谱》是他多年的心血结晶。早在 20 世纪 30 年代,他就感到进行眼科教学,只能拿英国、德国等国外资料来讲授,而没有中国的资料,存在很大缺陷。把从医多年中有价值的病例集中起来,写成《眼底病图谱》书稿。用重金聘请画家顾廷康,为自己的病例画眼病图谱,有许多特殊病例还到照相馆拍成照片。1955 年在政府和多方支持下,人民卫生出版社出版了此书,因其印刷十分精美,全为彩色图谱,被国家选送德国莱比锡国际博览会展出,国外人士赞叹"中国竟有这么好的东西!"他保存的 300 余张眼病图谱的原件交给了安徽医学院眼科教研室,用于教学和科研。1985 年安徽科技出版社出版发行《眼病图谱》一书。1996 年安徽医学院举行了建校 70 周年纪念活动,为了纪念张锡祺对眼科事业的贡献,激励后人对眼科医学的攀登,眼科教研室得到安徽医学院党委同意,将《眼病图谱》稿酬设立了"张锡祺奖学金"。

张锡祺一生追求进步与光明,他为自己确定了"光我中华"的远大志向,晚年加入中国共产党,是全国第二届人大代表,安徽医学院院长,中国科学院安徽分院副院长、眼科一级教授。1960 年 5 月张锡祺病逝,按照他生前遗愿,他的脏体捐献给学院解剖教研室作为学生学习时的观察标本。他是安徽第一个贡献遗体做解剖,也是安徽第一个实行火葬的人。

他去世后无积蓄,其家人没有对组织提出任何要求。有关部门批准,1987 年马绩去世后,与张锡祺合葬在合肥小蜀山陵园。张锡祺将一生奉献给医学事业,从创办光华医院到复兴东南医学院,他无私奉献,忘我奋斗,受到人们深深的尊敬。

第六章

近代西医传播的社会变迁

第一节 西医传播引进西方医学技术

近代西医传播到中国的过程,西方医学传教士及一些中国人,译述编撰大量医学书籍,创办西医院,进行诊疗活动,并开办医学校以培养人才、扩大宣传。通过近代医学传教士们及中国人的努力,先进的近代西医技术被传到中国。

一 种牛痘术的传入发展

近代种痘术通过西方医生与传教士传入中国,得到一定程度的推广,预防天花,使得很多中国民众受益。最早是英国东印度公司外科医生皮尔逊(Dr. Alexander Pearson),在广州开设一个牛痘接种诊所,由一个种痘师(中国人)给儿童种痘,皮尔逊在那里监督。据皮尔逊医生在广州写给国家种痘机构理事会(The National Vaccine Establishment)报告中介绍:"在 1805 年春⋯⋯牛痘苗由一位葡萄牙公民和澳门商人贺威特(Mr. Hewit)先生,从马尼拉带来(澳门)⋯⋯它是在专业人士的管理下到达西班牙在菲律宾群岛的殖民地⋯⋯我在澳门居留地进行接种工作。它开始在当地中国人中推广实施,他们中的许多人是最贫穷的阶层,居住在拥挤的小舟或者其他什么地方,很有必要接种,其效果很快得到证实。当英国商馆从澳门迁往广州时,在 1805 年到 1806 年的冬春之际、天花流行期间,来接种者很多⋯⋯许多人(有数千人)在 12 个月的接种过程中得到接种。"种牛痘术传入后,中国人对它是接受的。他说:"它在这里是在社会较低阶层中传播得很广,逐渐在中等阶层中普及开来,并在较高阶层中得到认同⋯⋯但整体上来说,人们对它的效果的信心逐步得到确立⋯⋯唯一的一个偏见是,在很热的夏季和秋季,人们反对把孩子们送来接种。"①

---

① 中国丛报,2:36 - 38.

在种痘过程中,由于是通过活体来保存牛痘苗的,所以它的保存很重要,经常因为保存问题而失传。皮尔逊医生说:"当瘟疫停止流行,其所带来的坏处及其医治手段同样被忘记了,并且我发现要保持一定数量的人数来保留牛痘种有很大的困难。事实上自从它被介绍到中国,它已失传了两次。每次都要从吕宋岛重新带来。在另两次于澳门与广州(这两处是我唯一有权采取行动保留痘种的地方)失传后,它被发现在此处有相当距离的、广东省内的其他地方有保存。"皮尔逊医生说:"作为在华东印度公司的医务人员所考虑的,种痘是经常的,并且对所有的人,是免费接种的。这不能不用名誉与酬金来感谢从事种痘、并把它在广州城及其周围农村广泛传播的中国人。"①

培养种痘专业人员很重要。由于种痘业务繁忙和为了更好地传播种痘术,皮尔逊医生指导了一些中国人来学习种痘术,培养一些专业人才。为了把采取最合适的方法来传播种痘术的想法付诸实施,皮尔逊医生选择受雇于英国商馆的中国人进行种痘方法培训。这些中国人为传播种痘术是作出了贡献的。据彭泽益在《广州洋货十三行行商倡导对外洋牛痘法及荷兰豆的引进与传播》中介绍,皮尔逊医生雇用了邱浩川、梁辉、谭国、张尧等中国人做助手。其中以邱浩川工作最有成就。邱浩川(1773—1851)是广东南海人,嘉庆十年(1805年)在澳门经商,适值种牛痘法传入,遂以身试之,得到验证,从而学习种痘法。他曾说:"予时操业在澳,闻其事不劳而效甚大也。适予未出天花,以试果验。泊行之家人戚友,亦无不验者。于是洋行好善诸公以予悉此,属于会馆专司其事,历十数寒暑,凡问途踵而至者累百盈千,无有损失。"②后来,邱浩川接管了皮尔逊医生的种痘诊所,他常被请至各地种痘,其子邱昶继承其医术。广州"十三行"商行比较支持种痘。如郑崇谦倡导牛痘及译刊种痘术、雇人习种痘等。由洋行诸公筹金生息以充作酬金给取疫苗者。1815年"十三行"出资在广州行街的行商公所开设诊所,接种牛痘。秋冬春三季每9天为1期,夏季每8天为1期,皮尔逊医生在旁监督,由一位中国种痘师给15—40名儿童种牛痘。1817年广州出版了有关种痘知识的中文册子,其中有皮尔逊的部分作品。种痘术由广州市区传播到了其周围农村,进而逐步传到了全国许多地方。关于种痘的资金费用,开始是通过教会资助及慈善捐助资金来支持,皮尔逊医生说:"一些掌握了外贸独占权的中国主要商业公司成员,建立了一个基金来免费给穷人种痘。接种在他们的公所里,由我在旁监督,由中国人种痘。在那里,每9天就有15—40人获得接种。我现在从使人厌烦的亲自种痘工作中解脱出来。我关注的事情局限在检查获取疫苗的小脓包……"③

①　中国丛报,2：36-38.

②　范行准.中国预防医学思想史.北京：人民出版社,1954：148.

③　中国丛报,2：38.

种牛痘除在澳门、广州两地施行外,其他开埠通商的城市厦门、香港、宁波、上海等地区亦在进行。据合信医生(Dr. Hobson)在给中华医疗传教会提交的《在合信医生管理下,中华医疗传教会香港医院报告》中说:"几名儿童种了牛痘,我打算在下一个寒季使用各种努力来尽可能广泛传播这种上帝的赐福,但是,直到父母们对它的重要性有更深的印象前,保持正常的疫苗供应是困难的。"①1848年英国贤礼会传教士洛布斯吉尔德(Lobscheid W.)到达广州,出版一本中文种痘书籍《英国新种痘法论》。1859年广州博济医院开设了种痘科,每周定期进行种痘门诊。博济医院院长嘉约翰1859年的报告说,医院依靠英国和香港向社会提供纯正的疫苗。他在一本种痘册子中介绍了保存痂皮和运用它的种痘方法。嘉约翰谈到种痘业时说种痘的效果已被人们充分地了解,并在广州及其附近地方得到赞许。教会医院在广东宣传推行种痘运动,1861年肇庆有了第一个种痘诊所,1863年佛山开办第一个种痘站。中国医生黄宽在1878年说,种痘术已经深入各个阶层及各种人群。香港1843年建成第一个教会医院时,就设有种痘科。1841年伦敦会医生雒魏林进入上海办诊所,为儿童试种牛痘同时散发种痘书刊。上海租界工部局1870年9月在租界开设种痘机构,散发广告和书刊宣传种痘法,希望以此减少租界天花病的流行。继上海之后苏州、杭州、宁波、南京、福建等地也有类似的传播,种痘沿长江流域向内地江西、四川、贵州和云南渗透。20世纪20年代以前,中国的种痘业主要依靠教会医院和私人医生。对传染病和公共卫生的重视,负责公共卫生管理的政府机构向社会发起接种牛痘的宣传运动,培养专门人员,责成医院对市民实施强制性接种,普及牛痘接种率,中国防治天花等传染病的卫生事业获得长足发展。

二 西医手术技术

西医东传,首先引起人们关注的是不同于中医的西医技术,尤其是外科手术,发挥神奇的效果,引发国人的信任认同。在教会医院中使用的疾病诊治术中,外科手术居多。许多中医无法治愈或疗效不好的疾病通过外科手术得到治疗。外科手术中,使用得最为广泛的是眼科手术,如白内障切除术。在广东等地存在着大量的眼疾病人。据伯驾称:"在中国失明者数目庞大。不久前,我们从官方记录证实,在这座城市(广州)中有4 750名失明者,其中有一半人是眼疾患者。"据伯驾医生提供的15份广州(眼科)医生的季度或年度报告统计:从1835年至1849年,该医院共收治各类病人共34 598名,而进行白内障切除术的患者达1 532名,占4.43%。② 很多人因为伯驾高

---

① 中国丛报,13:380.

② 中国丛报,4:461.

明的眼科手术恢复光明。嘉约翰医生擅长外科手术,他在博济医院做过300多例结石手术,并实行妇女剖宫产与卵巢肿瘤切除术等妇科方面手术,西医手术的治疗效果较好,吸引更多人就诊,加强西医传播。

三　新式麻醉术得到应用

当时西医院,尤其教会医院有很多外科手术,各类肿瘤的切除术,如乳腺癌、各种肉瘤、鼻腔息肉的切除等,截肢术、剖宫产等。为了配合外科手术的进行。西方最新的麻醉术得到了运用。首先是乙醚麻醉法。它是由美国医生杰克逊(Jackson)和莫顿(Morton)于1846年发明并应用的。最先应用是伯驾医生。他于1847年用此法为一名病人摘除右臂脂瘤。其使用过程为:"在吸入(乙醚)蒸气三分钟后,虽然(病人)仍能给予向他提出的问题神智清楚地回答,但肿瘤被快速切除,病人既没有感觉到手术刀在切开与切除,也没有感觉到缝合。对于呼吸来说,通常的变化是先是急促,从75次至100次之间,接着减慢到健康时的标准。"[①]麻醉药引入医院,使医生外科手术的选择范围大大扩展。麻醉术的使用,说明了近代西医术在华的传播基本上与世界医学同步。

当时胆结石、妇科剖宫产与肿瘤切除术等外科手术,挽救很多人的生命,使得中国人对于西医技术有感性的认识。在1849年伯驾应用氯仿麻醉术,为一名南海县名叫卢石的42岁中国妇女进行了乳房切除术。她患有乳房肥大症。在1849年12月24日,当她来到手术台时,紧张乞求圣女玛利和救世主的保佑。使用麻醉后她就失去了知觉,只在缝时清醒过,她处于一种感觉舒适的状态。这些西医技术以其科学有效逐渐吸引越来越多的中国人。

第二节　西医就医观念的变化

近代西学传入,影响到学术思想文化的变迁,医学也产生巨大变化,传统中医受到近代西医的强烈冲击。"欧风东渐,中国数千年来哲学的医学,一变而为科学的医学,最近三十年中,新医学的蓬勃,有一日千里之势,推其缘故,中国自从西洋及日本医学输入以后,国人之思想为之一变。"[②]晚清时期西医学译书传播近代医学知识,输入近代科学观念,人们积极倡言西医的科学性,对于西医从陌生的疑虑恐惧,到逐渐认识其

---

①　中国丛报,17:142.

②　丁福保.历代医学书目序.文明书局.

医术知识,开始认同西洋医学,甚至崇尚西医贬斥中医,从官府到民间,观念发生很大变化。

一 政府官员的推重及认识

晚清时期,国门打开,一些出洋官员在认识西方文明的同时,也对西医医院及技术、公共卫生有所阐述,颇为称道。他们开始关注西医知识,考察欧洲各国的医院建制、疾病观念诊治疗法后,由不信西医转而相信西医。张德彝多次出游外国,亲眼目睹西方医生的诊治过程,"有法国外科医生住施医院。有一女子裸卧床上,系以麻药薰死者,肚高如盘医生以小刀割其腹,以钳出其衣胞,次以铁夹其脐带,以剪剪其胎衣,次以熨斗烙其剪口,以摄挑出肚皮十二血管,用海绵拭净血痕,将肠安置本位,其腹以钢针银线缝之,遂灌药而女活。"他所记录的英国医院"伦敦通城,施医院大小五十六所。治男子杂症者十六处……专治妇女小儿者九处……收养病人者四处,专治痔瘵痰喘者五处……专治癫狂者二处……专治疟疾者一处,专治疮疾者一处,专治风瘫者一处,专治眼疾者四处……专治皮肤病者四处……专治瘟疫者二处……治痘三处……治微症者一处,治痛疾者一处,治淋症者一处,治喉症者一处,治痞癖者一处,治漂病者一处,治妇女不洁之症者一处,治男女牙齿者各一处,治脚疾者一处,治各国水手者一处。"[①]

洋务运动时期,一批清廷官员开始推重西医,李鸿章最初并不太相信西医,但他亲身经历过西医的神奇治疗开始转变态度,首先马根济(John K. Mackenzie)曾治好李鸿章妻子的病。1887年11月,李鸿章在天津被当地医生诊断为"舌癌",都认为病将不治。李鸿章召香港西医书院院长孟森,日夜兼程到达天津,确诊为舌下脓肿,经引流而愈。1895年3月,李鸿章赴日本订立《马关条约》时,被日本刺客枪击中左颊,林联辉成功地为李鸿章取出脸部的子弹。这一切使李鸿章开始对西医深信不疑,进行提倡,因为他的地位,对西医在晚清社会发展起到重要作用。李鸿章认为:"泰西医学有专官、有学堂,又多世业孤学,藏真府俞悉由考验,汤液酒醴更极精翔,西药化学格致微眇、务尽实用,非仅以炮制为尽,物性则尤中土医工所未逮者。"[②]1881年他聘用马根济建立了中国第一所官办西医学校——北洋医学堂。林联辉成为首任校长。1915年北洋医学堂改为海军医学堂,促进西医,尤其军医在中国的发展。

二 近代知识分子对西医的思想认识

近代改良派思想家对西医的推崇倾向十分鲜明,将其作为维新强国的根本。1890

---

① 张德彝.欧美环游记·法郎西游记.随使英俄记.长沙:湖南人民出版社,1981.
② 李文忠公全集·奏稿.北京:文海出版社:2261.

年起薛福成被清廷委派出使西欧，对西医学的发展状况及成就颇加关注，他曾派随员赵静涵（元益）赴德国细菌学家科赫的实验室考察学习。学习其治痨症的疗法。"前因柏林医生科赫，新得疗治痨症之法，各国皆遣医官住习其法，得其秘要行之中国，从此华人患痨症者均有起死回生之望，派医官赵元益静涵，驰往柏林，派翻译学生王丰镐省三，伴之往。"①留下了中国最早与科赫交往的珍贵史料，薛福成在欧洲期间思考并比较了中西医的特长，提出中西医是各有所得，西医诊疗技术中外科优于中医，内科擅长实证而难治虚证。当时的士大夫阶层对西医愿意接纳。

　　郑观应在代表作《盛世危言》专列"医道"一章，对西医详加介绍："西国医学皆设专科，立法有七：曰穷理，曰化学，曰解剖，曰生理，曰病理，曰药性，曰治疗。皆有名师教诲，各尽其长……西国医学设专科，皆由名师教诲，迨至学成，官为考验，必须确有心得，给予文凭方能以医师自命"，并建议："自太医院始一律详加考核……各省府州县镇市集资建立医院，考选名医，充当院长，肄业诸生须考其文理方准入院学习，悉心教授…学习数载，考验有成，酌予虚衔，给予执照，方能出而济世。"②甲午中国战败后，变法图强思潮涌起，梁启超、严复等维新之士力倡医学维新以强身保种，梁启超在其《新民说》中，提出新时代新国民应是具有公德观念的"国民"，不是只知朝廷和君王的"臣民"，"不求保种之道则无以存中国"，"保种之道有二，一曰学以保其心灵，二曰医以保其身躯。"保种有两个层次，一是心灵的健全，一是肉体的康健，梁启超道："凡世界文明之极轨，惟有医学……医者纯乎民事也，故言保民必自医学始。"③并将这一论点推到极端，说英国资产阶级革命就是"讲求摄生之道"。传统中医各自为政的行医方式和仅具备个人救护的特征，缺乏像西医那样集体的医护行动和社会大规模防疫行为，恰恰无法养成国民公德观念。梁启超有感而痛陈"强国必先强种，强种必先强身，强身必先强医"之理，主张开学堂、开医会、办医报，通海内外之见闻，提高国民体质。梁启超的思想鼓动了民间兴办"新医"的热情。"医学救国论"最早由非医学界的维新派知识分子提出，力倡医学维新以强身保种，将医学的改革上升到关系民族存亡的高度，认为西医强壮国人身体以作为保种保国的基础。医学救国思想涌现，对科学思想传播起到了重要作用。保种强身方能保存中国的观念，随进化论的推广愈演愈烈，知识分子鼓吹保种救国的进化论观。康广仁主办刊物《知新报》，普及西医知识，提倡医学维新论，"泰西医学日盛。其审病也通过格致，其用药也必须分化。故卫生之道，日精一日，英国之强，始于强种，善哉此举，本原之道矣。欲治天下必自治国始，欲治国必自强民始，

---

①　薛福成.出使英法意比四国日记：494.
②　郑观应集.上.卷十四.上海：上海人民出版社，1988：520－524.
③　梁启超.饮冰室文集·医学善会叙.昆明：云南教育出版社，2001.

欲强民必自强体始,强体之法,西人医学大昌,近且骎骎乎进于道矣。"①倡导西医科学为保种之根本,西医科学从维新运动一开始便被确认为富国强民的根本,医学救国维新论为当时之流行思潮。1909 年由王向樵主编的《医学丛编》初集中,刊载有何炳元"论中国急宜开医智"一文,"欲强国必先强种,欲强种必先讲卫生,欲讲卫生必先明生理,欲明生理必先兴医学。欲兴医学必先开医智。若已译医籍,多属紧要。如合信氏《西医五种》,其说虽旧,而于全体内科、外科、妇科已粗备大略。"②改革人士理解接受西医,将西医作为保国强种、促进维新变法的宣传内容,促进西医科学的普及发展。

著名学者吴汝纶极力推崇西医,身体力行,及于家属,贬斥中医,聘请西医诊病。他与在北京、天津、保定的西洋医生、华人西医以及懂得医术的传教士交游,阅览一些有关西医的书籍和手册,如《妇婴新说》《全体新论》《西医大成》等,因而对西医有所了解,他在 1897 年提出对西医的总体认识:"西医考核脏腑血脉的有据,推论病形,绝无影响之谈,其药品,又多化学家所定百用百效。"③他认为西医的科学合理,一是西医学理、病理清晰准确。西医"理精凿而法简捷",中医则是"含混医术",西医是科学,用理论来论证病情,可以准确无误地剖析病人所患何种疾病,以及应该如何治疗,如用脑过度导致头痛病,中医不知其故,西医书则称其脑受累所致,需要有休息闲适之时,然后脑不受累,过度使用,脑必累而成病。二是西医诊治方法简明而科学。吴汝纶在没有参观西医剖腹、截肢手术之前,知道西医使用听诊器检查病状,确定病名,对症下药,简单可信。他就西医用听诊器诊治肺病说"用闻症筒细心审听,决为可治,乃足信耳"④。吴汝纶还知道西医通过 X 光镜,为病人做检查,李鸿章在《马关条约》签订时遇刺中弹,吴氏写信慰问,并询问治疗情况:"面部所被子弹,闻用西医新法,照见留藏处所曾否用法除去,果以毋庸过问,至为私幸。"⑤三是西医药品因科学研制而富有疗效。吴汝纶认为西医精研物理,深知物性,研制出医药产品,对治病有效,令人信服。吴汝纶注重西方卫生学,把疾病医疗与健身方法联系起来,他将卫生法引进学堂,把学堂卫生看作第一等事,制定学校清洁卫生法规,将体育(体操)视为生理卫生的重要内容。吴汝纶让人将日本学校实施的清洁法译成中文,预备在他筹办的学堂中实行。至1902 年他到日本考察西医教育,去医学堂、医院参观,《东游丛录》做出专题报告,提出建设西医院校的见解,主张建立西医学堂,培养西医人才,促进文明开化。他认为西医为文明开化之端,中国走向近代文明,要以学西医为开端。西医的普及发展促进西学

---

① 知新报评论:富强始于卫生论.
② 王向樵. 医学丛编. 论中国急宜开医智.
③ 吴汝纶. 吴汝纶全集. 4. 黄山:黄山书社,2000:753.
④ 吴汝纶. 吴汝纶全集. 3. 黄山:黄山书社,2000:287.
⑤ 吴汝纶. 吴汝纶全集. 3. 黄山:黄山书社,2000:124.

发展,西医关系中国人接受西学以及近代教育的重要问题,引起很多有志之士的深思。

丁福保认为中医不谙人体构造,强以阴阳五行配以人体五脏,缺乏科学性,近代知识分子对于西医由了解、认识到逐渐认同,身体力行,经历一个艰难曲折的过程。

三　民众对西医的观念认识

通过近代译书宣传与医疗活动,民众对西医态度产生变化,趋于认同。起初民众对西医持怀疑、恐惧心理。1883 年教会医师蓝华德、柏乐文在苏州创立第一所教会医院开始行医时,苏州人反对者甚众,一直到 19 世纪末福音医院建立时,"中等人家不乐看西医,前往医院看病的惟附近村农、无告之民。惠更医师'以医泽民,临诊恳挚',对病人'爱护若家人',病者辄霍然而去,欢赞之声,渐澈路衢,求治者日众。"①到 20 世纪初,越来越多的苏州人开始接受西医,一些上流社会的人士往往到教会医院投医问药,治疗疾病。在近代传教士的早期医学活动时期,民众对西医多持观望和好奇的态度。下层民众知识水平低,对西医好奇,再加上生活贫穷,传教士施医给药的小恩小惠,他们都很乐意接受。随着教会医院对西医的传播及发展,教会医院所体现的人道主义,使传教医生赢得了民众的信赖。他们接近的多是无望的病人,无助的穷人弱势群体,教会医院人道的服务以及传教医生的医术赢得了民众普遍的尊敬。教会医院招收学徒,到发展医院教育,不仅促进了民众对西医的认识,而且使国人转而向西医学习,减少了传教医生与民众之间的隔阂。大批西医毕业生走向民间,西医知识得到普及,报纸上的西医广告日渐增多,武汉地区的《民报》的一个广告版面仅有的几个广告中,有关西医的广告竟达五个之多。其中出售"治男女不孕不育症"的西药的就有两个,另外三个一个是西药配方的化妆品广告,一个是中西药结合的"补肾生精燕窝珍珠牛髓粉"广告,一个广告是以感谢信的方式表达对某西药特效的感谢,②反映民众对西医所持的信任和习惯的态度。近代西医医院是建立在近代西方价值观念基础上,不同于中医是以中国传统的以家庭本身为单位的治病,在"国家"和"社会"公共空间,它所体现的现代文化意识产生深刻而广泛的影响,带来了民众西医观念的演变,民国年间西医已经成为中国医疗系统中的重要部分。

四　中西医的冲突与汇通

西医的传入,使中医学界在反思中医的同时,开始认识西医,进行中西医结合。近代西医译述者倡言西医科学性,指出中医的理论思想体系缺乏科学性,不可精密测治疾病。合信较早进行中西医结合,在临床上还采用不少中药。他在《西医略论》中有一

---

① 薛福成. 出使英法意比四国日记. 长沙:岳麓书社,1985:494.
② 赵翎. 近代教会医院对武汉民众西医观演变的影响. 法制与社会,2006(8).

段"中西医学论"对中西医之间的差别作了具体说明："人身脏腑百体如钟表轮机,若不开拆看无以知其功用及致坏之由,则以西国准割验死者……故西医明脏腑血脉之奥。华人习医不明此事,虽数十年老医不知脏腑何形,遇奇险不治之症亦不明病源何在。余愿中国创设医局,悉心考试,则中土之医必精过前人矣。"[1]促进中西医学的交流。

近代较明确提出中西医汇通的人是李鸿章,他在1890年为《万国药方》作序提出"倘学者合中西之说而汇其通,以至于至精极微之境,与医学岂曰小补"[2],成为近代中西医汇通的最早论述。清代医家唐容川提出"中西医汇通",1892年刊行代表经典著作《中西汇通医经精义》二卷,形成了学术精湛、著述宏富、影响深远的"中西医汇通"派。

清末民初时,一些学通中西者如丁福保"治病多奇效,又深信西医学之可据。数年间译撰新医书30余种,更深信外国医方可以参用,而补我之缺也。"[3]丁福保的著述中汇通中西医学,不仅大力介绍西方医学,而且重视与传统中医结合,发挥中医的优势。在西医传播到中国过程中,近代中医药界对西医的冲击,取开放的姿态认可与接纳西医,并试图通过"汇通"中西医精华,寻求中国医学的发展路径。

甲午战争后,中国出现了留日高潮,医学作为富强之术吸引了大批年轻人。一些激进者效法日本废除汉医做法,要求废止中医。如余云岫、汪企张、汪精卫等皆曾留学东洋,成为近代废止中医运动的主要推动力。经历洋务运动和维新变法,西医被视为自强之术逐渐受到人们青睐,人们逐渐接受了西医,在"救亡图存"政治任务下,在效用至上功利主义的心态下,中医无法担负近代救亡图强任务,导致了1929年"废止中医案"的出台。虽然大多数人并不像余云岫那样坚决废止中医,但都认为中国医学的发展应基于西医而不是中医,在政府的倡导和政策支持下,西医日益受到民众认可和接受,逐渐占据了医疗格局中的主导和优势地位,中医却陷入了江河日下的困境。对西医科学的认同推崇,昭示了近代先进知识分子在器物、制度和思想观念等三个层面向西方学习的历程,西医的传播和中医在近代以来的命运,与近代中国的社会变迁和国人对近代化文明的追求密切相关。

总之,近代中国社会对于西医的态度与认识逐渐改变,从对西医的坚拒抵制到接受认同,并将西医与强国保种等救亡变革思想相联系,具有一定的社会政治倾向,体现西学东渐背景下西医传播对中国社会思想观念变化。西医作为科学性与人文性兼备的知识体系,被引进中国更多体现着科学性的"功用"层面知识,理性、实证精神未能在

---

① 合信. 西医略论. 我国近代中西医汇通史. 中医文献杂志,2002(1).

② 邓铁涛. 中国医学通史(近代). 北京:人民卫生出版社,2000:115.

③ 丁福保. 中西医方会通·序. 上海:上海书局发行.

中华大地扎根,体现我国实用理性精神,由此也带来一系列的后果。

第三节　西医传播与医学名词规范化

一　近代西医书籍传播名词规范化背景

晚清民国初期,医学传教士与部分中国人编译大量西医学书籍,形成西医科学传输体系。合信、嘉约翰、傅兰雅等人译著的书都是与中国助手合作完成的,译文语句含糊、概念错误之处在所难免。所译的名词术语各持一说,无统一规范。西医学译著自1899年前至1904年,全体学、医学译述约111种。1890年博医会成立名词委员会,进行医学名词术语的统一规范工作。1905年成立编译委员会,1910年合并为出版委员会,高士兰任主编干事,用中文编译西医书籍103种,医学院校采用为教本有70余种。促进西医名词术语的规范统一。医学辞书类有《高氏医学辞汇》(鲁德馨、孟合理编)、曾由教育部颁行暂作标准,沿用至1949年以后。[①]

20世纪初,随着我国留日学生翻译介绍日文书籍的高潮,丁福保致力于通过日文转译西医书籍。他译述的《汉译临床医典》是一部西医临床手册,附注中医固有的病名,以此对照。在普及近代西医知识,沟通中西医学方面起了很大的作用。

1897年商务印书馆在维新运动的社会背景中诞生,1902年张元济加入该馆后,创建编译所,翻译出版外国著作。出版的科技书有180种以上,译自美、英、日本的医药卫生书籍截至1935年已达121种之多。中华书局自开业至1949年出版的西医书籍约有104种,其中绝大多数属一般性医药卫生知识,编各类丛书和文库者即达52种之多,具有专业性学术较高深的书籍屈指可数。[②]

此外,1929年卫生署药典编纂委员会成立,1930年5月《中华药典》编成并予以公布。该药典共收载药品708种,1935年卫生部成立编审委员会,出版有:《理学实习指导》《组织学实习大纲》《内科诊疗须知》《公共卫生学》等书。1930年教育部编审处译名委员会编订成《药学名辞》,并于1932年公布,书内载生药名词、化学药品及制剂名词共约1 400个,各列拉丁名、德名、英名、法名、日名、化学式、旧译名、决定名等项。

二　近代医学名词术语的规范统一

西方医学传入后,医学名词的统一和标准化——西医书籍翻译和西医教育的核

---

① 邓铁涛.中国医学通史近代卷.北京:人民卫生出版社,2000:504-505.
② 邓铁涛.中国医学通史近代卷.北京:人民卫生出版社,2000:506-507.

心——是早期西医传播中亟待解决的问题。传教士医生在早期的医学名词统一和标准化方面做了大量的工作，并取得了一定的成绩，促进了西方医学在中国的传播与发展。

1. 医学名词统一问题的提出

19 世纪中叶以后，教会在中国开办的医院和医学院校迅速增多，试图通过行医进一步扩大其影响。由于传播西医药知识的需要，西医药书籍的译述迅速增多，据不完全统计，1890 年以前翻译出的西医书籍约 50 余种。早期医书译述者多为来华的传教士如合信、嘉约翰、德贞、傅兰雅等，通常是由传教士口译，中国人笔述成书。由于西方医学与中国传统医学是两种不同的医学体系，所以在译述西医书籍时有很多名词和术语难以找到恰当的、与其相对应的中文词汇。译述者多各自为政、缺少交流，以致造成医学名词的翻译相当混乱。如猩红热就有红热症、痧疹、疹子热症、瘀子、花红热症等多种译名。名词的混乱不利于西医在中国的传播，影响西医教学，各种医书采用不同的医学名词，令学习者无所适从。惠特尼指出，医学教育这项伟大工作的第一步是形成统一的医学名词，没有这个基础，在华医生就不能协同工作，提高水平，这也将极大地影响中国学生学习西医的热情。早期译述者也注意到了名词翻译的问题，为了克服译名不一致给读者造成误解，有些译述者在译著后附有英汉名词对照表，以便读者参考比较，如美国浸礼会医生德万 1847 年在香港出版的《中国语启蒙》中就收录了英汉对照的解剖学、药物和疾病的名词和术语，是翻译中国医学术语的第一次尝试。1864 年罗存德（Lobscheid W.）在香港出版的《英华行箧便鉴》（The Tourists' Guide and Merchant's Manual）中也包括有药物学名词术语。嘉约翰翻译的《药物学》（1871）、柯为良编译的《格氏解剖学》（1878 年）等书后也附有英汉对照的名词术语表。合信把他译述医书的名词编排，辑成《英汉医学词汇》，由上海传教会刊行；汤姆逊（Thomson J.）在嘉约翰的指导下编译《中英病名词汇》（1887 年）和《英华医学名词》（1889 年），惠特尼出版了《英汉解剖生理词汇》。德贞在他编著的《医学词汇》中，不仅收录有解剖、生理学等名词，而且附有合信、柯为良及日本翻译的医学名词作对照。中国人中较早注意医学名词的人是温天谋医生，他参与了惠特尼整理、修订嘉约翰编的《医学词汇》的工作。因缺乏权威性，医学名词翻译依然各行其是。传教士医生 1887 年 10 月在香港医学院举办了一个专题讨论会，探讨医学名词翻译的标准化。与会者强调了医学名词翻译在西医传播中的重要作用，认为没有准确的名词体系，很难将西方医学准确地介绍给中国人，希望有关方面给予重视。

1886 年传教士医生在上海成立中国教会医学联合会（China Medical Missionary Association，中文博医会），并于 1887 年出版发行《博医会报》（China Medical

Missinary Journal)。传教士医生期望博医会承担起统一医学名词的责任。

1890 年 5 月博医会在上海举行会员大会,讨论医学名词统一问题。亨利指出,完整准确的名词体系是科学知识进步的一个标志。要想把西方科学知识介绍给中国人,翻译是一条有效途径。但是没有统一的名词,翻译出现混乱现象。他明确提出传教士医生在统一科学名词时,必须寻求中国学者的合作,惠特尼认为,应该把准确、简明、文雅作为翻译的标准和次序,强调翻译时应考虑到汉语的习惯和特征,这样会利于中国人接受。

2. 医学名词委员会的成立及工作成效

在一些传教士医生的呼吁下,大会成立一个名词委员会负责统一医学名词的工作。委员会嘉约翰任主席,成员有:威尔逊、亨特、波特、高士兰。名词委员会取得了一些成绩:1894 年出版了《疾病名词词汇》、1898 年出版了《眼科名词》和温天谋编辑的《疾病词汇》、惠特尼的《解剖学词汇》和波特《生理学名词》等。

为了推动医学名词的统一工作,博医会对名词委员会作了调整,由惠特尼任委员会主席,高士兰为秘书,并增补聂会东、师图尔和纪立生为委员。委员会在 1901 年正式举行了首次会议,经过 6 周的讨论、商议,颁布了经名词委员会审定通过的解剖学、组织学、生理学、药理学和药物名词,并将这些名词编印成册,送发博医会,要求在工作和翻译中采用审定的名词。1904 年名词委员会举行第二次会议,讨论、审定了病理学、内科、外科和妇产科的名词和增补了 1901 年编辑的名词。同年 12 月委员会举行第三次会议,讨论药物学和细菌学名词,提交博医会会员大会审议。

在名词委员会的努力下,医学名词统一的工作有了较大的进展:初步审定通过了医学各学科名词并编印成册广泛发行;依据审定的名词翻译出版了一批教科书,如《格氏解剖学》《哈氏治疗学》等,并着手编译一套新的医学教科书。为了进一步推动翻译出版工作,高士兰在 1905 年 2 月博医会会员大会上呼吁成立翻译出版委员会,希望博医会提供专项基金保证教科书的出版。翻译出版委员会成立,由聂会东任主席,布卡特为秘书,成员有高士兰、纪立生等人。于是名词委员会与出版委员会携手合作,出版发行依据名词委员会审定的新名词翻译的医学教科书。1908 年 5 月,名词委员会在统一了医学各科名词的基础上,出版了《英汉医学词典》和中文的《医学字典》,并提呈北京教育部,希望能够得到中国官方的认可。至 1913 年,博医会名词和出版委员会出版了 111 种医学书籍共 3 820 册,对西方医学的传播和统一医学译名起到了推动作用。

医学名词统一和标准化涉及专业众多,必须具有很高的学术价值和权威性,因此是一项艰难复杂的任务。一些传教士医生就如何准确简明地翻译医学名词做过较深入的探讨,他们提出的一些翻译原则和方法也有借鉴作用。如意译法,即从英、汉字典中寻找意义相同的词汇;化学法,即用单个或几个字加上数字和物质特性来表示某种元素或化合物,而对有的名词则可采用音译法直译。博医会对日本医学名词在中国的影响也给予了充分注意,并采纳了一些较确切的译名,"细胞"一词是取自日本译名。莫莱(Morley A.)提出建立一种纯技术的名词体系,克服病名意义含糊的缺陷。《医学词典》的出版是名词委员会取得的重要成果,1913 年名词委员会对《医学词典》做了较大地修改和增补,词汇由 13 000 条增至 20 000 余条,名词委员会还在新名词基础上编译了一套医学教科书,促进了西医教育工作。

3. 医学名词审查会的创办和发展

随着近代科学在中国的发展,各种科学社团的成立则为医学名词统一工作提供了组织保证。1915 年伍连德上海发起成立中华医学会。同年北京成立了中华民国医药学会。医学名词统一工作立即成为建立的医学团体的一项主要工作。俞凤宾在新创刊的《中华医学杂志》上撰文指出:"西方医生无论多么博学,在翻译上仍然有着很大困难,在许多方面都只能依靠助手,这些人在这种工作上并不具备应有的高标准。因此,新成立的中华医学会无论如何应当在这方面尽一切努力来分担这项工作。"许多有识之士认识到:"文字为维持文化之一种工具,名词乃传播知识诱掖后进之一种利器也。工欲善其事,必先利其器。假使名词不统一不规定,则学术非但无独立之时,行将萎靡不振,而无进行之日,此所以审查之不可或缓也。"①

虽然博医会在医学名词标准化方面做了许多有益的工作,但是中国政府和医学界并未完全承认博医会的医学名词,高士兰领导的博医会名词委员会多次与中国医学界、教育界和出版界商议医学名词统一和标准化问题。1915 年 2 月,博医会医学名词委员会在上海举行医学名词审查会时,就与江苏省教育会,共同商榷此事。1915 年 2 月 11 日,江苏省教育会副会长黄炎培召开审查医学名词谈话会,邀请有关人士参加。高士兰报告了博医会医学名词审查的情况和审定名词的标准,与会代表全体赞成推进名词审查工作。会议作出决议:"博医会、中华医学会、中国医药学会和江苏省教育会四团体各举代表组成医学名词审查会,每年定期开会审议名词草案,名词审查后公布于全国医学界,满若干期时作为定稿呈请教育部审定公布。"1916 年 8 月 7 日至 14 日,医学名词审查会在上海华美书馆举行第一次会议,会议审查了中国医药学会提出的名词草案,为解剖学通用骨骼名词,通过名词 1 200 条。名词的审议体现出与会者严谨负责的精神,"每当讨论时均受复辩论,毫不相让,然苟有真理发现无不舍己从人,

---

① 邓铁涛. 中国医学通史(近代)卷. 北京:人民卫生出版社,2000:352-353.

从公理不意气用事。博医会诸君有时于中国字义略起疑点,一经沈恩孚君就字学源流细细疏解无不涣然冰释……中文笔记详记各方面所持之理由,每日约五千字,共三万余字,足见论定一字之煞费苦心也。"①1918 年 1 月 11—17 日,医学名词审查会举行第二次会议,分别审查解剖学的韧带、肌肉和内脏以及化学名词。1918 年 8 月 1—8 日,医学名词审查会举行第三次会议,审定解剖学和化学术语。1917 年 7 月,医学名词审查会召开第四次会议,审查解剖学、细菌学和化学名词,同年医学名词审查会正式更名为科学名词审查会,并得到教育部的批准。

科学名词审查会成为当时新成立的科学社团所关注的中心之一。科学名词要求准确、简明,翻译的名词既要符合原意,又要符合汉语习惯。在讨论确定名词时,专家们依然争论激烈,如 Prostate 一词,中华医学会代表提出译为前列腺,民国医药学会的代表则建议采用摄护腺一词,有人提出采用膀胱底腺,最后经表决同意采用前列腺。②

科学名词审查会经过 13 年的努力,为我国科学名词的统一和标准化做了大量基础工作,出版了《医学辞汇》、《医学名词汇编》、《动植物名词汇编》,促进我国近代科学事业的发展。

4. 高士兰等传教士对医学名词统一的贡献

医学传教士在从事近代西医翻译的过程中,对近代医学名词的确定和统一起了一定作用。鸦片战争后合信等医学传教士积极从事西医著作的译著,确定了近代中国最早的一批西医名词,1847 年医学传教士就用广东方言撰《初学者第一书》(Beginner's First Book),包括有解剖学术语、病名药名表和中英医学词汇,是医学传教士关于中西医学名词翻译的第一部著作,流传广泛。1858 年合信著《医学英华字释》,主要包括合信所译的医学书籍和《博物新编》中的医学和科学名词。合信所确定的一些西医名词如脑筋、回血管、发血管、微丝血管、炭气、养气等相当贴切,被许多医学传教士所采用。此后嘉约翰、德贞、柯为良、博恒理等医学传教士确定出一些新的名词,体现在著作后所附的名词表中。1872 年嘉约翰的《西医略释》就附有《华英字释》,1880 年柯为良出版的《全体阐微》附有一个中英文对照的解剖学词汇表,收有 1 560 个专业词汇。1886 年博恒理出版的《省身指掌》附有中英文对照的生理学词汇表等。他们所定的一些医学名词在很大程度上被中国人以及从事翻译和著述的传教士所认同,对以后翻译西书和医学名词的确定颇有借鉴意义。傅兰雅认为:"合信氏《博物新编》之名目不甚差忒,而译书者可仍其旧,其名目妥洽,且其书已通行中国,妇人而知。"③但是由于翻

①　邓铁涛.中国医学通史近代卷.北京:人民卫生出版社,2000:354 - 355.
②　邓铁涛.中国医学通史近代卷.北京:人民卫生出版社,2000:354 - 356.
③　[英]傅兰雅.江南制造总局翻译西书事略.格致汇编第三年第五卷.

译以口译笔述方式进行,受到方言的影响,产生歧义。西医学校陆续兴办,需要统一规范的教材,医学名词的统一问题更加受到关注,需要统一的机构组织进行名词术语的规范化。

1886年中华博医会成立后,1890年成立名词委员会,进行医学名词统一的工作。1894年嘉约翰公布了一个病名表,博恒理随后提出了一个生理学名词表。尹端模编写了一个内容更多的病名表,惠特尼提出了一个解剖学名词表。纪立生提出眼科名词的统一问题。1905年中华博医会成立编译委员会,1908年名词委员会出版《医学辞汇》,是近代中国第一部关于医学名词的辞书。

医学传教士对近代中国的医学科学名词统一做出了较多贡献。最突出者是高士兰。高士兰出生于苏格兰,爱丁堡大学医学院学习,获得医学学士。1883年高士兰奉苏格兰长老会之命,来到中国广东潮州教会医院布道行医,在中国呼吁重视医学统计学工作。高士兰感到患病求治者多,而医生人数远不能满足其需要,因此认识到西医教育的重要性。1888年他开始招收中国学生教授西医。在教学过程中他着手编译医学书籍,后专门致力于医学书籍的翻译事业,成为中国博医会(China Medical Missionary Association)编译部创始人之一。高士兰最早呼吁统一医学名词翻译,为此做出不懈的努力,贡献卓著。1890年他出任医学名词委员会委员,承担主要工作,进行医学名词翻译及标准化工作。1894年出版《疾病名词》,1898年出版《眼科名词》,《生理学名词》、《解剖学词汇》等。1896年高士兰在《博医会报》上刊登《医学名词表》草案,征求各方面意见,进行全面的医学名词统一翻译工作。1900年高士兰成为名词委员会秘书,经过艰苦的工作,确定一批医学名词草案。在高士兰的努力下,1901年至1905年期间,名词委员会在上海举行了一系列会议,讨论通过解剖学、生理学、药理学、病理学、内科学、外科学、妇产科、细菌学、药物学等名词。1906年首次依据博医会名词委员会统一的名词翻译出版《哈氏生理学》(Halliburton's Physiology,高士兰译)、《格氏解剖学》(惠特尼译)、《化学详要》(纪立生译)等一批教科书。1908年5月高士兰编辑的《高氏医学辞汇》作为博医会名词委员会通过的标准名词正式出版,是我国近代医学史上影响最广泛的医学辞典,是20世纪50年代以前的标准中英医学辞典,不断修订适应医学的新进展,成为当时医学界最具权威性的医学词典,并且曾由教育部颁布作为暂行标准,为以后的医学辞典的编辑和医学名词统一奠定了基础。[1] 高士兰一生主要致力于中国的医学名词翻译统一事业,为我国西医传播的科学化、规范化作出了重要贡献。

---

[1] 张大庆. 高士兰:医学名词翻译标准化的推动者. 中国科技史料,2001(4).

第四节　西医传播与近代医学教育

一　近代西医教育概述

1. 晚清时期医学校及发展

近代中国的西医教育,在西医东输的背景下,发端于医学传教士与教会医院,传教士为传教对民众施以医药,建立诊所医院,渐渐供不应求,不能满足当地民众的医疗需求,于是收徒教授西医,乃至办起西医学校,培养西医人才支持医疗传教,开辟西医教育的先河。

19 世纪初,东印度公司的皮尔逊医生来华后,在广州、厦门设立医药局。1806 年开始招收华人学医。1837 年伯驾在广州设立新豆栏眼科医局,传授给中国学生医学知识,关韬在伯驾手下学习,成为我国最早学习西医者。1839 年合信在广州沙基金利埠开设惠爱医院,曾招收生徒传授医术,培养医疗助手。1843 年麦克高文在宁波开设眼科诊所,并教中国人学习解剖和生理。1879 年布恩在上海同仁医院,招收中国学生。1883 年巴克在苏州博习医院招收 7 名学生进行教学。1884 年司督阁在奉天盛京施医院招收学生,用中文教授。1885 年梅滕更在杭州广济医院招收学生。1885 年尼尔在登州医院招收学生。据 1887 年尼尔调查,当时的教会医院培养的生徒数量很少,在 60 所教会医院中,有 39 所兼收生徒,其中有 5 所招生人数超过 10 人,其余为 2—6 人,平均每所 4 人,当时已毕业的约 300 名,肄业生约 250—300 名。这种学徒式的训练方法成效不高,培养出来的人不能满足教会医疗上的需要。

早期教会医院的学徒式的培养方法不能适应客观需要,将医学作为一门独立的知识体系在中国介绍、学习,师徒的传授方式已不适宜。在华的传教医师和专职医师日见增多,为设立学校,开展系统的西医教学在客观上具备了条件。在华的各教会组织开始设立医学校,使西医知识的传授纳入正常轨道。最早的教会医学校是广州博济医学校,嘉约翰创建于 1866 年,对中国学生进行较系统的医学教育,共培养约 150 名医师。1930 年并入岭南大学医学院,逐渐向近代医学校过渡发展。1884 年美国安立甘会于杭州成立广济医学校,1905 年停办。1887 年英国伦敦会成立爱丽斯纪念医院,并于同年 8 月成立香港西医书院,第一届有两名毕业生,其中之一就是孙中山先生。1889 年南京成立斯密斯纪念医院医学校。1890 年济南成立济南医学校。1891 年美国监理会在苏州成立苏州女子医学校。1894 年成立苏州医学校(苏州女子医学校并入，1910年停办）。1896年美国圣公会在上海圣约翰大学设立医科，目的是培养为教会服务的医生人才，历年毕业生不到200人，学生均可获宾夕法尼亚医学院证书，抗战时期停办，1952年合并于上海第二医学院。1899年美国长老会在广州成立夏葛女子医学校，为我国早期较有影响的女子医学校，后并入岭南大学医学院。1903年上海成立大同医学校，1917年并入齐鲁大学医学院。1904年成立震旦大学医学院，1909年迁至上海并建立医学院（1952年合并于上海第二医学院），1904年英美教会在济南成立共和医道学堂，1917年改组为齐鲁大学医学院，1906年英美教会在北京联合创办沙妥医学堂，1915年由美国洛克菲勒基金会（罗氏基金会）及罗氏驻华医社接管。1908年成立北京协和女子医学校，1923年合并于齐鲁大学医学院。汉口成立大同医学堂，南京成立金陵大学医科。1909年广州成立赫盖脱女子医学专门学校，1910年南京成立华东协和医学校。众多教会医学校的建立，促进西医教育的发展。

近代译书系统全面介绍西医学知识体系，引起了社会上对西洋医学的兴趣。"有志于西洋医学者不断增多，许多地方开始出现'医学研究会''函授新医讲习班''自新医学堂'等组织，以及各种介绍西洋医学知识、探讨中西医学异同的报刊。"[1]科学救国、医学救国思想涌现，既体现了中国近代社会思潮的变革，更对统治者的制度变革产生了影响。中国人自办的医学校主要有同文馆医学班，1871年设立生理学和医学讲座，聘德贞为生理学教习。后设立医学班，课堂讲授西医知识，没有实习。1900年同文馆解散，分为译学馆和医学实业馆，后者于1903年并入京师大学堂。1895年中日甲午战争后，中国签订丧权辱国的《马关条约》，改良主义者主张教育改革，1896年梁启超拟定《学校总论》，康有为于1898年上清帝的《请开学校折》，建议仿效欧洲建立大学，将大学的体制分为4科，医学列为第四科，教学内容为先讲解剖、生理，后论病患诊治、药物原理等。1898年光绪帝接受维新派的主张，创办京师大学堂。管学大臣孙家鼐奏请："医学一门，所以保全生灵，关系至重。古者九流之学，医居其一。近来泰西各国，尤重医学，都城皆有医院。现在农务矿务，均已特派大员设立专门学堂。可否援例推广，另设医学堂，考求中西医学，即归大学堂兼辖。"光绪帝允诺并下谕："医学一门关系至重，亟应设立医学堂，求考中西医理，归大学堂兼辖，以期医学精进，即着孙家鼐详拟办法具奏。"[2]孙家鼐拟定一份详细筹办管理医学堂的章程。1901年清末新政建大学堂，并派张百熙为管学大臣。1902年8月，清廷颁布《钦定京师大学堂章程》，规定大学分科仿日本体例，共7科，医科为第七科，下设医学、药学两目。1904年颁布的《奏定学堂章程》中，医科被列为第四科，分医学和药学两部分，并规定医本科修业年

---

① 廖育群.岐黄医道.沈阳：辽宁出版社,1991：267.
② 大清德宗(光绪)皇帝实录(六).台北：华文书局,1960：3879.

限为3—4年。

1903年京师大学堂增设医学实业馆,于5月11日开馆招生。提调为朱锡恩,馆舍在后门(今地安门)内太平街民房,每月拨经费银1 000两,学生最多时达111人。有教员4人,计中医内科教习1人,中医外科教习1人,西医教习1人,西医助教1人。讲授中西医学,并诊治病人。馆内购有多种医药书籍,1904年医学实业馆改称医学馆,1907年医学馆停办,将学生全部送往日本。医学馆为创立国立北京医学专门学校提供了条件。

李鸿章等人认识到西方科学技术的价值,设立北洋医学堂。他在考察西方军事制度后,发现"西洋各国行军以医官为最重",所以在中国海军创建之初,他就雇募洋医分派至各舰。他提出"兴建西医学堂,造就人才实为当务之急"。1880年李鸿章资助马根济开办医院,提供2 000两银元的建筑基金,建成"总督医院"(英文名Viceroy's Hospital),并由马根济主持筹备,1881年医学馆成立,它附设在总督医院内,所以又称总督医院附属医学校(Viceroy's Hospital Medical School),定学制为4年,第一次招收8名学生,由马根济和英美驻天津的海军外科医生共同担任教学。1885年毕业时只剩6名学生,第一名学生林联辉和第二名学生徐清华留校任教,其余4名学生被分派至陆军或海军部队任军医。

1884年4月1日马根济去世后,李鸿章停止对总督医院的经济资助,医院被伦敦教会收买,医学馆由清政府接收。李鸿章创建较大规模的西式医院,1893年12月医院落成称天津总医院,原医学馆归天津总医院管辖。1894年6月26日李鸿章拟《医院创立学堂折》奏请设立,于本年校舍落成,正式招生开学,委任林联辉为第一任总办(校长),以原有的医院作为实习医院,同时正式改名为北洋医学堂。这是中国第一所官办的近代西医学校。该校直接由李鸿章领导,经费由天津地方政府拨给,学制为4年,不分科,教员包括中外医生,多为英国人,并以英语医书为课本,课程设置大体按照西方医学校的标准,设有生理、解剖、内外科、妇产科、皮肤花柳科、眼耳鼻喉科、公共卫生、治疗化学、细菌及动植物学,医院有60张病床供实习使用。教学既有基础课又有临床实践。医学堂的学生需经过严格考试,由中国官方代表和外籍医生监督考核,共同签署毕业证书。

1900年"北洋医学堂"因义和团运动而关闭。1902年袁世凯恢复该医学堂,改称海军医学堂。1913年改称直隶公立医学专门学校。1915年归海军部统辖,称海军医学校,于1928年停办。

1902年(光绪二十八年)袁世凯操练新军,在天津办北洋军医学堂,11月24日正式成立。任命北洋候补道徐华清为总办,日本军医平贺精次郎为总教习(教务长)。学制为4年,每班40人。后在天津四马路新建校舍,并附设防疫学堂,由日本人古城梅溪主持,教员多为日本人,课本亦用日文。1906 年由陆军军医司接收,改名为陆军军医学堂。1907 年伍连德任协办(副校长)。1908 年又增设药科,学制为 3 年。1911 年伍连德率该校学生去哈尔滨办理鼠疫防治工作,成绩显著。1915 年迁往北京。1933年又迁往南京,改称陆军军医学校。常有二三百人在校学习,这是我国最早设立的陆军军医学校。1909 年(宣统元年)在广东设立陆军医学堂及海军医学堂。

2. 民国时期医学校及变化

清末兴起留学潮,中国留学欧洲学医的第一人是黄宽,他是自费并得到教会医学校的赞助出国留学者。一批中国人出国留学,尤其到日本学习近代医学,促进西医在中国的传播发展,部分人回国后从事西医医疗与教育工作。1912 年民国建立后,10 月民国教育部公布《大学令》《壬子学制》,1913 年经修改后称《壬子癸丑学制》。规定医科分为医学、药学 2 门,其修业年限,医学预科 1 年,本科 4 年;药学预科 1 年,本科 3年。该学制一直执行到 1922 年《壬戌学制》公布为止。但这个新学制未包括中医教育,遭到中医界的反对。1915 年 9 月北洋政府又公布高等文官考试命令,凡在国内外高等学校修习各项专门学科 3 年以上毕业,并获得文凭者,皆可参加考试。考试分为一、二、三、四等,报考医科的第二试为基础医学,第三试为临床医学。报考药科的第二试为物理、化学、调剂学、生药学、制药学等科目,第三试则为各科的实际操作。1922年 11 月,北洋政府公布新学制(即《壬戌学制》)规定:大学分为 4 个层次:(1)大学:可设多科或单科,取消预科,学制 4—6 年,并规定医科至少 5 年;(2)专科学校:学制3 年,如超过 3 年,待遇与大学同;(3)大学和专科学校可设立专修科,年限不定;(4)大学院(即研究生院):招收大学本科毕业生,年限不定。1924 年 2 月公布《国立大学条例》,规定国立大学修业年限为 4—6 年,选科制,考试及格者发给毕业证书。北洋政府期间颁布的学制、章程等,主要是模仿日本的学制,适当地加入了一些我国的教育内容,规定了修业年限与必修科目,我国的医学教育纳入了正规的教育体系。

民国建立以后,直隶、江苏、浙江、广东等省先后设立一些国立或公立医学校。

1912 年北京成立北京医学专门学校(北京医科大学前身)。同年杭州成立浙江省立医药专门学校(浙江医科大学前身)。苏州成立江苏医学专门学校(1927 年并入上海医学院)。1916 年保定成立省立直隶医学专门学校,学制 4 年(1921 年 6 月并入河北大学为医科,1931 年医科独立建校,称河北省立医学院,学制 6 年。1949 年 4 月改称河北医学院),1921 年南昌成立江西公立医学专门学校。1927 年创办国立同济大学医学院。1928 年创立河南省立中山大学医科(1930 年改为河南省立河南大学医学院。学制 5 年)。

在此时期,我国还相继开办了一些私立医学院校。1909 年广州创办私立广东公医医科专门学校(中山医学院前身)。1912年张謇创办南通医学专门学校。1915年创办私立北京协和医学院。1918年中华德医会会员黄胜白、沈云扆等创办私立同德医学专门学校,1930年改称私立同德医学院,学制6年。1919年辽阳成立私立辽阳医学校(1923年停办)。1920年上海留日学生顾南群创办私立南洋医学院(1930年停办)。1922年沈阳成立奉天同善堂医学校(1932年停办,共毕业学生223名)。1926年上海郭琦元创办私立东南医科大学,校址在上海真如桃浦西路(初办专科4年制,1927年又办本科5年制,1930年改称东南医学院,学制6年)。

这一时期教会医学院有所发展,这同各列强国家的势力争相扩大其在华影响有密切关系。如1911年青岛成立德国医学校,美国在福州设立协和医学堂。1914年成都华西协和大学设立医科,长沙成立湘雅医学院。1917年美、英、加拿大三国教会创办齐鲁大学医科。据统计1915年美英教会医学校有23处,护士学校36处。1900—1915年间先后成立教会医学院校有323所之多。数十年间教会医学院校迅速发展,将中国的西医教育提高到正规化和体系化的层次。对中国医学教育产生了重大影响。帝国主义把西方医学作为工具传播至中国是为了达到其实施文化扩张的目的,而多数传教医师出于对宗教的信仰,对慈善事业的忠诚,常常专注于医学教育和科学研究,将培养训练中国西医生视为己任,促进西医的传播发展。

这一时期,虽然建立了不少各类学校,但由于国家、地方政府对教育经费的投入有限,尤其是一些私立学校,经费多赖学生学费、校方筹募基金、医院收入等,往往无确定经费收入,常有亏空。不少学校实习医院不足,不敷学生实习之用,实验设备简陋,教舍狭窄,教授不少为兼任等因素,造成当时的医学教育薄弱的问题。

我国近代教育体制在清末民初发生重大转变,封建科举制度被废除,引入近代西方教育制度。国家、地方、及私人开办的新式医学校陆续建立,教会及外人办的医学校在调整和扩充。美国洛克菲勒基金会(罗氏基金会)介入中国的医学教育,对中国医学教育的发展起到重要的作用。罗氏基金会支持在中国办医学教育事业,1914年成立中华医学基金会,1915年接办协和医学堂。中华医学基金会直接给予上海圣约翰大学、福建协和大学、岭南大学和长沙雅礼大学等经济援助,以加强这些学校与医预科有关的如物理、化学、生物等课程的教学。20世纪30—40年代中华医学基金会承担协和医学院的经费,并支持内迁至成都办学的医校。

南京政府成立后至抗日战争前,国民党政权处于相对稳定状态,社会经济得到一定的发展,医疗卫生工作及医学教育也取得了一些进步。相当一批留学海外的知识分子抱着"科学救国""教育救国"的理想回到祖国,积极努力工作,对医学教育的发展有着重要影响。我国自办的医学校,无论是国立或省立、私立学校都有较大的发展。

1928年南京国民政府成立后,成立医学教育委员会研究医学教育问题,拟定医学院及医药专科学校设立标准。规定学制与修业期限,医学院学习 6 年,医药专科学校学习 4 年。制定医学院校管理办法等。1927 年上海建立第四中山大学医学院(1932年改名为上海医学院),1928 年河南开封创办河南省立中山大学医科,1932 年甘肃兰州创建甘肃学院医学专修科(1954 年改称兰州医学院)。1932 年济南成立专科学校(1939 年改名山东医学院。)。1934 年镇江创建江苏医政学院(后定名为南京医学院)。1934 年南宁创建广西省立医学院(1936 年 7 月并入广西大学,改称广西大学医学院)。1936 年南京建立国立药学专科学校。1936 年西安成立陕西省立医药专门学校。1937年昆明创办云南大学医学院。1937 年 6 月福州设福建省立医学专科学校(1949 年改名为福建医学院)。1938 年 3 月贵阳建立贵阳医学院。此外还有许多大学办有医预科,如国立北京大学、国立南京中央大学、私立北平辅仁大学等。

据 1937 年教育部医学教育调查统计,当时全国有公私立大学医学院、独立医学院、医药、牙科学校及专修科总计 33 所。其中国立 4 所,省立 7 所,私立 6 所,教会办 8所,外人办 4 所,军医学校 2 所,不详者 2 所。南京国民政府时期,教会医学院校及外国人所办的医学院校仍占有重要作用,据 1936 年资料,美国教育救济机关在中国的总投资为 4 190 万美元,其中医药和教育费用占 52.9%。约在 1936 年,全国 30 几所医学院校经费共为 8 735 068 元,而外国人设立的协和医学院等 3 所医学院校的经费竟占 6 201 015 元。[1]

抗日战争时期,医学教育事业遭到严重破坏。由于日军的入侵,大部分国土沦陷,许多被侵占地区的医药院校被迫停办或内迁,教学仪器设备损失惨重,许多学校无法维持正常教学,内迁后与内地学校临时合并,组成联合学校。如齐鲁大学医学院、中央大学医学院和北京协和医学院的一部分迁到成都,与华西大学医学院组成联合医学院;北平大学医学院部分师生迁至西安,成立西安临时大学医学院,1938 年改称西北联大医学院;南京的陆军军医学校迁至贵州安顺等。抗日战争胜利后,内迁学校纷纷回原址并陆续复课。新建了一些医学院校,但是由于国民党政府忙于打内战,社会经济已濒于崩溃,教育经费匮缺,医药教育事业日趋衰落,处于每况愈下的境地。

二 近代教会、私立医学校及特点

1. 教会医校及特点

近代中国西医教育中,教会医学校占有重要的地位,如博济医校、协和医学堂、圣约翰大学医科、夏葛女医学校等,其教育管理模式,教学培养经验,促进国人西医教育

---

[1] 邓铁涛.中国医学通史近代卷.北京:人民卫生出版社,2000:494-495.

的发展。

20 世纪以前,教会所主持的西医教育,教学格局基本类似,一般的学制为 3—4 年,后期增至 5 年。课程设置有解剖学、生理学、物理、化学、生物、内科学、外科学、产科、儿科、五官科、皮肤科和药物学,教学内容集中在生理、解剖、化学、外科和药物学,以实用性为主,以中国社会流行且中医较难医治的疾病为教学重点,临床教学集中在眼科、皮肤科及儿科。当时受英美教学体制影响,尤其受英国爱丁堡医学院的影响最大。那时在华的许多著名传教医师如德贞、马根济等都是来自爱丁堡,中国有相当部分留学生,如最早的医学生黄宽即毕业于爱丁堡医科。中国的西医教育初具规模,开办的学校招收的学生人数不多,但其教育形式、内容和质量与欧美的教育水准相比较差距并不很大。

教会医学教育具有如下特点:

(1) 浓厚的宗教教育与人道博爱精神教育。教会医院对学生进行宗教教育,灌输宗教思想,学校设立礼拜堂,宗教课程成为必修课,教会学校强迫学生学习宗教课程,学生被要求学习宗教教义,参加举行宗教仪式,如唱诗班、祷告等,博济医校、夏葛女医学校都将宗教教育作为医学校的重要方面,圣约翰医学院早年规定学生必须参加每日例行的晨祷和晚祷。北京协和医学院专门设立了宗教及社会服务部,目的是"辅导学生于宗教及社会生活中,因各种活动而灌输耶稣教理想于个人之德性,并服务精神于社会之关系。"[①]学生除学习医学课程外,必须接受神甫的宗教灌输并参加宗教活动,目的是培养为基督教服务的中国青年知识分子,为教会工作服务。后来由于非基督教运动的影响,宗教教育逐渐世俗化,流于形式。

传教士对学生及病人进行宗教教义的弘扬,说服鼓励学生与病人信仰宗教,以基督教的博爱、慈善作为精神支柱。基督教倡导"博爱",医学传教工作要求传教士具备基督徒的奉献与仁爱精神。教会医院多以"普爱""博爱"或"仁济"命名,体现宗教精神。

宗教教育中博爱、忍耐、慈善等精神,对于医师从医的信念,对待病人的态度具有很大影响,对于建立友善互助的医患关系具有一定作用。在教会医院对病人的态度上,这一点特别引人注目,传教医师极力做到待病人如宾客友善,当病人走进医院时,首先门卫和挂号人员对他礼貌周到、热情,很容易使病人消除陌生感和畏惧情绪。病人心灵容易变得柔弱无助,特别需要安抚慰藉。"医生治疗并安抚他心灵,诊治他们的身体,耐心倾听患者反复诉说的重重心事,因病痛带来的烦恼和忧郁,用同情的语言抚慰、鼓励患者。陌生人立即觉得医生是可以信任的,从而获得慰藉。"[②]另外,许多教会医院还配

---

① 慕景强.西医往事.北京:中国协和医科大学出版社,2010:116－117.
② 慕景强.西医往事.北京:中国协和医科大学出版社,2010:116.

备专门教士,倾听每一个病人的心事和疾苦。他们认为病人也许正在痛苦中,需要得到救助,因此要充满慈善和仁爱之心。面对大量繁忙的医治工作,医生容易疲劳、烦躁、没有耐心。因此,在医疗中,早期传教医生非常强调对患者的服务态度问题。协和医学院设立的社会服务部扮演着这些协调服务的角色。宗教是一种精神寄托,基督教中的教义思想,如人道、博爱、慈善、奉献等,对于当时医学生做医师,提供一种精神信仰方面的支柱,当时医学传教士如伯驾、嘉约翰、德贞等人身体力行,以慈爱与耐心救治病人,传播医学知识,起到楷模示范作用。

(2)高水平的医学教育

近代教会办医学校很多,总体上教会医学教育的水平要高于其他类型的院校,当时教会医学校采用先进的教学模式,有教会资金作为经济后盾,有一批热心尽责的医学传教士办理,因此教会医学教育在当时是比较先进的,协和医学院、湘雅医学院、圣约翰医学院等都是当时著名的高等医学教育学府,华西协和大学医学院全部课程按照美国医学院所规定的美国、加拿大医学院所使用的普通 A 级标准,图书馆的藏书以及期刊的数量和质量仅次于北京协和医学院图书馆。牙科学教育在医学院独树一帜,华西牙科是我国最早的高水平专业。湘雅医学院完全用英语教学,是一所高水平的教会医学院,有"南湘雅、北协和"之誉。教会医学教育将医学理论与实践结合,学校与医院一体,使得医学生得到大量医学实习机会,博济医校与博济医院结合在一起,夏葛女医校有柔济医院做附属医院等,医学教育对于学生实践能力的培养比较有力,很多医学生成为教会医院的主要医疗人员。另一方面教会医院的语言教育很有特色,与众不同的最大标志是他们的外语教学,圣约翰是最典型的,一般都用英语教学,几乎包括了所有课程,仿效英美教育制度,是在华教会大学的普遍倾向。语言教育对于提高学生语言水平、传播西医科学具有很大的需要,使得学生接触到先进的西医教育。但是轻视国语,社会上对教会教育的批评之声不断,认为过度西化轻视民族文化。但是医学生很多凭借流利的外语,在医学、外交、海关等岗位有所建树,做出成就。

(3)院校结合、内外结合的董事会管理体制

教会学校的组织和管理可以分为内部和外部两部分。内部指内部管理机制。教会学校一般都实行董事会领导下的校长负责制。学校有办学自主权,集职务、权力、责任于一身,但必须对董事会负责。主要指教会学校管理中的社会力量所起的作用,一般来说包括托管委、基金会和校友会。董事会拥有很高的地位和较大的权限,它处于整个学校管理系统的顶端,医学院校的董事会具有筹资、决策、监督权力,对于学校的财政、政策、教育、学术等方面的重大问题做出决策,监督贯彻实施。同时教会学校外部管理的校友会对于学校发展具有重要影响作用,通过校友捐资助学、学术交流、实习教育等方面提供支持,是学校发展的重要力量源泉。同时教会学校仿照英美教育模式,建立比较完备的

医学教育管理规章制度,在管理机构、教学、考核、实习、教学设施等方面不断健全规范制度,使得教会学校能够遵循良好的规章进行教育教学管理,培养优良的医学人才。

教会医学校特有的西式管理模式、西学课程、西式教法、分级分科的西式教科书,使其成为西方资产阶级教育的移植,是西方教育输入中国的一条途径。中国教育人士通过它直接感受到了西式教育形态,开阔了视野,刺激中国一些先进知识分子摸索自我发展的教育道路。

2. 私立医学教育特点启示

（1）教育救国与医学救国的理想产物

民国初年,出现很多私立学校,尤其是私立医学校,不少是留学生们教育救国、医学救国理想的产物,体现一代知识分子启蒙救亡的爱国热忱。甲午战争时期,以"救亡图存"为己任的维新派就大声疾呼:要救亡需变法,而变法本原就在教育,把发展教育视为国家强弱兴衰和救亡图存的法宝。1871年率幼童赴美留学的容闳就提出了"教育救国"的主张,从改良派到革命派,都注重教育救国,逐渐形成思潮。民国初期出现不少主张教育救国的有识之士,开展教育实践活动,主张"教育救国"的马叙伦,"实业救国"和"教育救国"结合的职业教育家的黄炎培,为了救国兴学的华侨陈嘉庚,参与洋务新政到投身教育救国行动的马相伯,认为"自强之道端在教育"的张伯苓等,"教育救国论"是基于救国、强国而提出的一种爱国主义思想,民初产生了兴办教育的热潮,医学教育是其中的一个方向。在实业救国思潮下,推动教育、科学的发展,不少实业家投资兴办新式教育,如实业家张謇创办南通医学专门学校,马相伯捐资创办震旦大学医学院,华侨医生郑豪及广东商人捐资创办广东光华医学院,爱国人士郭琦元、张锡祺捐资创办东南医学院等,成为民初医学救国实践的典范。私立医学校充满国人自办医学教育的爱国精神特色,培育的医学生很多充满爱国民族主义思想,很多人在当时积极参加爱国活动,如对日抗战,参加战地救护活动等。郭琦元曾率红十字会参加对日的军队救护活动,东南医学院学生参加淞沪抗战的救护活动等。

（2）具有创办者的追求理念与艰苦奋斗精神

私人办院校具有个人的理念追求,私立医学院校在办学宗旨或办学过程中体现出学校具有独特的个性精神,与创办者的理想、气质追求密切相关。如张謇在他创办的南通医学校中注重学生"勤、俭、忠、信"及能力培养。强调"勤""俭""诚""信"等传统伦理,注重学生的品质教育。注重培养学生独立自主的人格、国格,反对屈从、奴隶思想,要培养"坚苦自立",朴素踏实的作风。他曾强调"俭"字,希望大家遵循这条校训,树立起独特的学风。将他实业家的作风与学校学风建设密切相关,成为办学的重要理念。

私立同德医学专门学校沈云扉创办,当时同济采用德国医学教育体制来运作。中国学生深深感到教育国权丧失所带来的无奈与刺激。于是沈云扉毕业后,依靠社会力量创办学校。学校的办学风格表现出对各派学术兼容并包,在培养学生爱国主义精神方面颇具特色。中国第一所民办的西医学院——广东光华医学院是华裔医生郑豪创办的。在郑豪的主持下,广东光华医学院由国人管理和执教,并招收女生,不少毕业生成为当时华南地区的医学教育栋梁。爱国、敬业成为广东光华医学院学生的光荣传统。

1926 年创办的东南医学院,创办者郭琦元、张锡祺等人是留学日本的西医高材生,其中执教者很多是日本千叶医科大学的高材生,学校是留学生医学救国理想的产物,艰苦创业,提出"好学力行,造就良医"的校训,在极为困难的条件下艰苦奋斗,毁家纾难,支持民族医学教育事业,培养一批优秀的医学人才。

1904 年清政府颁布《学务纲要》《奏定初等小学堂章程》,对捐资兴学作出了详尽的规定。除规定奖励捐资兴学者外,查地方官的政绩要与其推广学校的实绩结合起来,私立学校学生待遇与公立学校学生等同。民族意识的觉醒,面对亡国灭种的严重危机,民族意识表现为一种强烈的御侮救亡意识。教育家、实业家把捐助兴办教育作为服务社会、报效国家的重要手段,实现他们的人生价值。

(3)学校管理队伍精干、稳定,规章完备

私立大学在其开办之初,学生少,规模小,行政机构相应简单。保持机构精简、一人多任事的传统。在勤俭办学、合理支出经费、最大限度地减少冗员等方面都有丰富的经验,重视对干部的教育与培养,使他们尽职尽责,提高工作效率。

私立学校领导长期稳定,是学校发展的重要保证。在旧中国,公立大学的行政长官不断变化,引起学校的动荡。清华留美预备学校,经费来源于美国退还的庚款,从1911 年到 1927 年的 17 年间,先后十易校长,校长在短时期内不能有所建树。私立学校的校长大多由校董会选举产生,校长的任免不由官方,因而较少动荡的干扰。私立学校的校长多由创办人兼任,经费、校舍的营建、校务的擘划等,他们独任其劳,他们的职位较之公立校长稳定,任职时间也长。例如广东光华医学院的 23 年间,郑豪一直出任校长。私立同德医学院自 1930 年 7 月到 1952 年并入上海第二医学院后结束院务,先后仅有江逢治、黄钟、庞京周、顾毓琦四任校(院)长。东南医学院在 1926 年到 1949年间校长只有郭琦元、张锡祺两位担任,艰苦创业奋斗,保持学校发展的延续性与长效性。

三　近代西医教育的启示

关于近代西医教育,认真总结反思,对于当代医学教育具有积极有益的启示。清末和民初动荡的社会环境为西医来华提供了契机。近代西医传播对于西医发展具有开创之功。

从无到有,从教会医院的零星授徒到遍布全国的医学院校的出现,从最初的主要由教会办学到国有、私立自办医学教育等多元方式,实现了西医教育的本土化,在中国大地上建立了现代医学教育体系。通过坚持发展和不断探索,培养大量医疗人才,为西医教育在中国的进一步发展作了人才储备,也积累了开办医学教育的经验,留下一些有益的启示。

1. 西医教育需要精神信仰与人文意识

清末民国时期,许多人透过西医感受到西方文明,信服现代科学。西医集科学与真善为一体,透过传教医师的行医,人们不仅看到高超神奇的技术,也感受到济世救人的慈悲心肠。在来华传教士当中,传教医师普遍受到人们的好评。这也是西医的魅力所在——医学精神的感染力。西医与基督教相伴而生,本身具有浓厚的宗教情怀,教会传教士都具有宗教信仰,为实现宗教信仰而不辞劳苦,济世救人,西医本质具有基督教的博爱救世精神,因此在西医教育中,不仅传授医学知识技能,最重要的是学习医学的理想信仰追求,医学生首先应具有济世救人的博爱精神,有人道主义思想,具备服务社会大众的职业态度,这是作为良医的品质要求,博爱的信仰、精湛的医术、沟通能力、人文素养,是造就良医的重要方面。

医学科学的特点使医学教育本身也最具人文关怀,西医教育来华之初就带有人文精神,体现在教会医学校早期宗教课程的设置,对于患者的态度及沟通。民国时期,医学教育课程有具体规定,偏重技术科学,对于人文课程的安排没有认真研究。这既由于医学科学学习任务繁重,也和国内局势动荡有关,医学院校一般除医学课程外,都安排党义和军训课,有时上点中文、伦理、古文之类。人文课程的设置很少,医学生人文精神培养不足。新中国建立后,移植苏联的教育模式,培养大批工科专业技术人员,人文等重要系科则被排斥,造成了人文精神的流失,在医学教育领域显得尤为严重。反观西方医学教育,一直重视医学与人文教育,对于医学史、医学伦理、医学社会学、医患沟通等课程都有明确的规范要求,培养人格健全的医学人才。

专业知识技能都以文化素质和文化知识为基础。在一定文化社会背景下,加强医学生文化素质教育就是打破学科之间的界限,沟通不同学科专业的联系,使医学生获得更加综合的学科知识,不断地完善个性,提高实践能力与社会适应能力。改革课程体系,构建新的教学计划。开设医学史、医学哲学、医学社会学、医学心理学、医学伦理学、医学法学、医学美学等人文社会科学课程,并逐步纳入必修课计划,提高医学生人文素养。

在 21 世纪,生物—生理—社会医学模式将全面主导医疗卫生,面临新技术革命的挑战。当代医学生不仅应有扎实的医学专业知识,还必须具备广博的人文社会科学知识。医学教育若不以人为本,忽视人格理想、道义境界、社会职责的培养,将会出现医学教育的严重缺陷,最终造就科学的机器,由此带来的诸多医患之间纠纷与社会问题已经愈演愈烈,开始让人们反思我国医学教育面临的技术至上、人文缺失等问题,探索有益的解决之道。

2. 多元化办学模式

民国时期政权更迭频繁,社会动荡不安,给医学教育以相对自由的发展空间。形成了两大主要流派"德日派"和"英美派"。从办学主体来看,存在着多种办学模式,主要的有4种:首先是最初的传教士带来的教会医学,在民国期间无论在办学数量还是在办学质量上,教会医学都是首屈一指的,影响也大;其次,随着国人自主意识的觉醒,逐渐收回教育权开始自办西医院校,于是便产生了国内政府办西医高等教育(含国立和省立);第三,除教会办学外,后来国外政府及大财团也加入,经费充足,办学质量高,影响极大,典型代表是协和医学院和上海的同济医学院;第四,受教育救国、实业救国思想的影响,一些实业家创办的医学教育,也成为西医院校队伍中的一支生力军,出现私人办医学院校。不同的办学主体,其办学思路也不尽相同:教会及政府或财团把目标定在培养医界高层次人才,走精英教育路线,一般采取长学制模式(7—8年),招收人数相对较少;相反,其他两种类型的医校考虑实力,为了满足当时急需医疗人才的现状,大多走大众教育路线,学制一般5年左右,培养大量直接面向民众的医疗人才。各种办学模式的学校,其办学特点也不尽相同。相对自由的竞争环境促进了医学科学的发展,也使得民国医学教育呈现繁荣兴旺的局面。

1949年新中国成立以后,我国的大学都采用了统一的办学模式,私立学校全部被接收为公立。整齐划一的办学模式虽然有利于统一规划管理,也导致管理及发展上的僵化,1978年国门打开,民办医学教育的出现,带来医学教育的进一步发展。多元化主体的办学方式,给予现代医学教育积极的启示。

3. 医学教育资源合理配置

中国西医教育首先在广东、上海等沿海城市出现,然后西医教育从沿海向内地、从城市到乡村逐渐发展。整个民国期间,沿海城市的西医教育发展最快,规模也最大,先进程度也最高。但相对于中国人口总数,西医生数量还远远不够,且分布非常不均匀,大多集中在少数几个大城市,大城市也并非都能普及,当时的南京有三分之一的人口没有受到应有的关注。中国的医师大多被城市所吸引,宁愿在城市中挣扎生存,也不愿意到乡村去。根据1937年教育部医学教育调查统计,当时全国有公私立大学医学院、独立医学院、医药、牙科学校与专修科总计33所。从地域分布来看,上海、北京、广州居多。中国医学教育资源的配置极不平衡,优秀的医学教育资源大都集中于上海、北京、广州大城市以及一些沿海发达地区。抗日战争爆发之初,国民政府决定大批院校迁到远离战区的地方,重庆、成都和西安成了首选,保持医学教育的延续性。战争给医学教育带来了巨大的影响,但也创造了战时教育的新篇章,促进了医学教育资源的合理配置。

现在我国医学教育资源的配置失衡问题依然十分严重。优秀的教育资源仍然集中于大城市及沿海发达地区,老少边穷地区的医疗卫生状况依然堪忧。我们可以借鉴民国时期多元化联合办学的思路:优秀的教学资源可以联合,优势互补。发达地区和边远地区学校之间可以建立教育资源合作互补机制,国内院校和国外高水平院校之间都可以建立相应的合作机制。

4. 西医教育管理模式的启示

民国医学教育经过几十年的发展,逐渐形成了相对稳定的培养模式,考核大多表现出重视理论与实践相结合的特点,课程设置上渐趋一致;教学方法上主要是以教师、课堂、教材为中心的模式;不论学校学制长短,无论国立、私立还是教会办学,基本上都采用基础、专业和实习三段式教学模式;教学与科研并重;在师资培养上个别学校的成功做法也逐渐被广泛采纳,比如导师制、住院医师制度、进修制度、出国留学、客座教授制度等。这些做法最终固定下来,形成近代医学教育模式。

中国高等医学教育模式集中表现为应试教育的特点,静态评价,方法单一致使受教育者对知识过分记忆;取灌输式,学生对教师讲解内容消化方式是记忆;综合素质较低,人文教育没有受到足够重视。基础脱离专业,理论脱离实践的情况,课程体系陈旧,培养目标滞后,各科都强调自身的独立性和完整性,要将学生培养成本门学科的专家,加深了有限的学习时间与无限增长的矛盾。教师整体素质偏低,习惯并拘泥于传统的学科范畴,其自身的知识结构、能力素质不能适应新医学模式的要求。

民国时形成的医学教育模式为我国医学教育的发展作出重大贡献,我们现在依然可以从民国时期医学教育中汲取营养,获得启示,发扬民国医学教育精英们艰苦奋斗与不断创新的精神,在医学教育中注重学生的实践能力与创新思维培养,加强医学知识的整体性学习理解与医技能力,提高医学人文知识素养,将医学作为人学,注重医学对于人的健康全面呵护,树立仁爱人道的思想意识,培养出优秀的医学人才。

结　语

近代西医传播是独特的社会文化现象。西医作为西方科学,能够致力于国家强盛的"长技"被西方传教士与部分中国人热忱传播到中国,传播者从传教士到留学生、中国知识分子,传播对象是中国大众,从上层到底层均有,传播的内容夹杂着基督教宗教教义,救亡图强的改革宣传,陌生但深邃的西医知识技术,传播的方式是神奇的教会医疗手术、免费施药、热情感人的关怀、悲悯博爱的宗教精神等,对中国人是全新的医疗体验,与中医全然不同。从西医书籍的翻译、西医院的建立及医疗活动、西医教育的创办发展等,形成西医传播的完整链条,中国人从疑惧、怀疑,到认识认同,乃至推崇西医,贬斥中医,经过一个艰难曲折的心路历程。

近代西医传播与实践,是在近代中国受到列强侵略,面临救亡与启蒙的社会背景下,传统文化与西方文化发生冲突与交融,中西医之间也出现对立与汇通状况。西医一方面作为科学与富强之道传播到中国,在有识之士科学救国、医学救国的梦想中凯歌行进;一方面作为西方传播宗教,进行文化渗透的工具,通过传教士、教会医院与学校扩展影响,传播西医培养人才,成为国人抵制侵略、收回国权的对象。这一切交织成近代矛盾又丰富的一段医学与社会的历史。

西方医学在与传统文化、传统中医、反抗侵略、救亡图强的冲突中交织发展,在近代列强枪炮的突击轰鸣声中,基督教会势力的席卷中国声势中,随殖民地扩张大规模传入中国,从教会传播办医,到政府、民间纷纷办医,获得政府官方的认可,社会民众的认同,逐渐建立起自身的技术文化权威,中西医之间从冲突发展到对立,体现两种文化的不同观照性。随着西学东渐的进展,西医逐渐占据主要地位,成为实验科学为人们所弘扬支持,西医派甚至主张废除中医,余云岫指出中医没有病理解剖,没有细菌学,不识病,不识治病方法,因而不科学,要加以废除,引起民国时期废止中医案。可见近代西医在短时期内得到广泛的传播发展,成为医疗卫生的主体,影响社会的变化。

本书根据档案文献资料,选择传教士与国人的西医译述,以及广东、安徽主要教会医院、医学校,国人私立医学校作为个案进行深入研究剖析,反映西医传播中的社会历史状况,阐述传教士合信、嘉约翰、德贞、傅兰雅的西医学著述及对于西医传播的贡献,国人尹端模、赵元益、丁福保的西医著述及影响,从医学文献角度阐述西医文献传输及历史价值。西医传播者的医学专业造诣、不畏艰辛、热忱奉献、博爱无疆的精神,在今天仍然令人感佩,铮铮有声。在西医实践方面通过剖析广东教会博济医院、柔济医院、惠爱疯癫院、安徽芜湖弋矶山医院、安庆同仁医院、怀远民望医院、合肥基督医院等,分析教会医院在西医传播中的辩证作用。同时阐述教会博济医学校、夏葛女医学校、私立东南医学院西医教育规章制度、教育状况及价值,其中先知者的艰难耕耘,毁家纾难,爱国情殷,救国热情感人至深。

通过西医传播历程透视近代社会历史文化背景下西医传播带来的社会影响,包括西医技术的输入、对西医观念的变化、医学制度体系的构建、医学名词的统一规范、医学教育的变化发展等,反映近代西医传播与社会历史文化的内在规律性,体现医学发展与社会变迁的关系,为现代西医的发展路径与社会文明进步提供有价值的启示。

医学是人学,清末民国时期的西医教育、医疗活动既是科学启蒙,也是理性认识,人文关爱,值得我们今天医学发展借鉴。"历史的价值不是使我们回到历史中去,而是为新的历史提供资源"。在当代医学技术发展与医患纠纷之间,如何进行医学教育、医院体制建构,赋予医学以人道、博爱的灵魂信仰,弘扬医学人文精神,提高师生间的人文素养,晚清民国的西医传播发展历史给予宝贵的经验借鉴,以史为鉴,访故知新,必将迎来一个杏林满园、桃李芬芳的美好明天。

附录一　部分近代医学著述译述序跋

泰西人身说概
邓玉涵

是书分卷上、卷下，耶稣会士邓玉函译述，东莱后学毕拱辰润定，与《人身图说》合装，惟是书远西耶稣会士罗雅谷译述，同会龙华民、邓玉函校阅。二书系钞本，北平燕京大学图书馆据张荫麟藏本传钞。书中所论系人之生理学与医学之剖解亦有关系，诚一部科学书也。

按：毕拱辰，明掖县人，字星伯。好读书，工诗。万历进士，由知县迁冀宁兵备佥事，李自成攻太原，拱辰与巡抚蔡懋德以死守，城破抗节死。

《泰西人身说概》序[①]
毕拱辰

故夫元黄剖判，上下相呕，权舆生人，实名三才。然证理学公论，地之视天，小大悬绝，无分数可论者也，何居乎竝立而三之？盖人虽渺焉中处，而肢体赅存，灵性炯炯，于兹附丽，倘非人而九重圜抱、诸曜行次，谁推测之？水土金球、对足环处，谁周岁之？将二仪不免抱独知之契，而参赞之理举归息灭矣，故有天地不可无人类也。人固一小天地也，远西名士浮槎九万里来宾上国，惟一意虔奉景教，昭事陡斯是务，间出其余绪，著有象纬、舆图诸论，探源穷流，实千古来未发之旨。俾我华宗学人，终日戴天，今始知所以高；终日履地，今始知所以厚。昔人云"数术穷天地，制作侔造化"，惟西士当无愧色耳。甲戌岁，余得交汤道未先生于京谷，一日乘间请之，谓贵邦人士范围两仪，天下之能事毕矣，独人身一事尚未睹其论著，不无觖望焉。时先生出西洋人身图一帙相示，其形模精详、剞劂工绝，实中土得未曾有，谓西庠留意此道，论述最多，但振笔日译教中诸书，弗遑及此，请以异日。后示亡友邓先生《人身说》二卷，乃译于武林李太仆家者，虽素草，已生人琴之痛剧切，而余泽犹在，鼎脔之味可寻，此其大概也。邓先生格物元学可窥一斑矣。闻邓先生淹贯博学，慧解灵通，足迹遍天下，曾与西邦名士校艺，冠军第

---

① 泰西人身概序. 北京：北京大学图书馆抄本.

一，颇似吾中国殿元之例，亦利西泰畏友也。编中胪列诸部虽未全备，而缕析条分，无微不彻，其间如皮肤、骨节诸类，昭然人目者，已堪解颐，惟是膏油培养元火，可拒外攻肉块，凡四百余，分布运动，细筋为知觉之司，脆骨有利益之用，轩岐家曾经道只字否？又论人记含之所悉在脑囊，乍聆之未免创论可骇，然人当思索时瞑目蹙眉，每向上作探取状，且二东方言以不能记者谓"没脑子"，此亦足征其持论不诬，而东海、西海理相符契者矣。余曩读《灵》、《素》诸书，所论脉络，但指为流溢之气，空虚无著，不免隔一尘劫，何似兹编条理分明，如印印泥，使千年云雾顿尔披豁，真可补《人镜》、《难经》之遗，而刀圭家所当顶礼奉之者。闻西土格致名流，值有殊死重囚，多生购之，层剥寸刲，批却导窾，毫发无不推勘，故其著论致为精详。按新莽时捕得王孙庆，使太医尚方与巧屠共刳剥之，量度五藏，以竹筵导其脉，知所终始，亦可治病。又宋庆历间持制杜杞执湖南贼欧希范与酋领数十人，尽磔于市，皆剖腹刳其肾肠，使医与画人一一探索，绘以为图，事与泰西颇类。至于精思研究，不作一影响揣度语，则西士独也。闻邓先生译说时，乃一纰陋侍史从旁记述，恨其笔俚而不能挈作者之华，语滞而不能达作者之意，恐先生立言嘉惠虚怀晦而不章也，不揣谫陋，僭为之通其隔碍、理其棼乱、文其鄙陋凡十分之五，而先生本来面目则宛尔具在矣。日驰简蓟门，索汤先生所译人身全书，尚未就绪，来札谓不妨先梓其概以为前茅。噫嘻！余幸获兹编，无异赤手贫儿蓦入宝山，乍睹零玑碎璧，已不胜目眩心悸，骨腾肉飞，遑待连城鼙采、照乘夜光哉，遂急授之梓，为先生全书嚆矢，而仰观之、俯察之，近取三才，庶几无漏缺之憾矣，概云乎哉？羼提居士毕拱辰谨序。

进呈鹰论[①]

利类思

极西耶稣会士利类思纂译，无序，无刊印年月，只有目录如下：

论鹰，佳鹰形象、性情，养鹰饮食，教习生鹰，教习鹰认识司习者之声音，教习勇敢，教习认识栖木，教习攫鹊，教习鹰飞上，教习攫水鸭，教习逐雀不前栖于树者，教习喜息于栖木。教习肥懒之鹰，鹰远飞叫回。远方之鹰性情，神鹰性情，入而发儿觉鹰性情，山鹰，山鹰形象、性情，楠子鹰性情。论鹰致病之由，治鹰发热之病，治鹰头上筋缩之病，治鹰头毒之病，治鹰伤风眼泪及鼻之病，治鹰头晕之病，治鹰眼朦瞀之病，治鹰口之病，治鹰气痒之病，治鹰吐食之病，治鹰生虫之病，治鹰独另有本虫之病，治鹰脾胃杂病，治鹰肝之病，治鹰脚爪之病，治鹰流火之病，治鹰大小腿骨错之病，治鹰大小腿破损之病，治鹰受伤之病，治鹰生虱之病。佳鹞形象，鹞子性情，教鹞子攫鸟，鹞子饮食，保

①　徐宗汉.明清间耶稣会士译著提要.上海：上海世纪出版集团，232.

存鹞子,除鹞子弊病,治鹞子之病,试鹞子有病与否。

从上目录所言,可见此书为一部殊特之动物学,动物之心理、性情及训练等等均概括言之,实有殊特之价值。

狮子说
利类思

极西耶稣会士利类思述,有自序,序后有狮图。此书之作书首云:

"康熙十七年八月初二日遐邦进活狮来京,从古中华罕见之兽,客多有问其像貌、性情如何,岂能尽答,兹略述其概。"目录如下:狮子形体,狮子性情,狮子忘恩,狮体治病,借狮箴儆,解惑。

共10张连序,法京巴黎国家图书馆有藏刻本,徐汇书楼藏印片。

《狮子说》序①
利类思

尝观寰宇诸物,岂非一大书智愚共览乎?愚者惟视其外形观悦而已,智者则不止于外形,反进而求其内中缊义,如不识字者独观册内笔画美好,识者不但观字画精美,且又通达其字文所讲之理焉。盖受造之物不第为人适用养肉躯,且又授学养灵性,引导吾人深感物元,勿负生世之意,即特仰观飞禽、俯视走兽,无灵觉类,愈训我敦仁处义积德之务,如于君尽忠、于父尽孝、于兄尽弟、夫妇尽爱、朋友尽信。试看蜂王争战,郡[群]蜂拥护,至于亡身不顾,示有君臣之分;狮子养父,获兽吼招父同食,狮之父保其子,虽伤不避,此存父子之亲;各兽不杀同类,显兄弟之爱;鸽子、鸳鸯一匹不相渎乱,雁失偶不再配,是守夫妇之节;一鸦被击,众鸦齐集护噪,此有朋友之义。至论其各德亦足训人,蜂王虽针刺而不用,指治国刑措之化;蝼蚁夏运收、冬积贮,示人勤劳预国之智;又死蚁必带入穴藏埋,示安葬暴露之[仁];狮子不杀蹲伏者,即宽恕归顺之诚;蜂采花作蜜而不伤果实,犹之取公利而不害理群义;雁同宿必轮一醒守以备外害,兔营三窟以断猎犬嗅迹,皆保身防盗之策;飞鸟构巢外取坚材、内取柔物,蜘蛛结网经纬相错,一以为作住之宫室、一以为织造文绣之服,或趋利避害,且有巧法,吾人多有取焉。诸如此类,无知蠢物非造物主具有全知默赋,岂能然哉?今述狮之相貌、形体及其性情、力能,不徒以供观玩畅愉心意而已,要知天地间有造物大主化育万物、主宰安排,使物物各得其所,吾人当时时赞美感颂于无穷云。

---

① 徐宗汉.明清间耶稣会士译著提要.上海:上海世纪出版集团,232-233.

《全体新论》序①

合 信

　　凡天下之物,莫不有理。惟理有未穷,即知有不尽。若能穷理有据,则不论何人言之皆当信之。盖人同此心而心同此理,固不得异其人而并异其理也。予来粤有年,施医之暇,时习华文,每见中土医书所载,骨肉脏腑经络多不知其体用,辄为掩卷叹息。

　　夫医学一道,工夫甚巨,关系非轻,不知部位者即不知病源,不知病源者即不明治法。不明治法,而用平常之药犹属不致大害,若捕风捉影,以药试病,将有不忍言者矣。然以中华大国,能者固不乏人,而庸医碌碌,唯利是图者亦指不胜屈。深为惜之。予自弱冠业医,于人身脏腑部位历经剖骸看验,故一切体用倍悉其详。近得华友陈修堂相助,乃集西国医谱,参互考订,复将铰连骨骼及纸塑人形,与之商榷定论,删烦撮要,译述成书,颜曰《全体新论》。形真理确,庶几补医学之未备。若以为矜奇立异之说,则非予之素志也。是为序。

咸丰元年岁次辛亥季秋日合信氏识于惠爱医局

《全体新论》弁语②

潘仕成

　　医家自东垣李氏之书出,罗谦甫传其学于江浙,是为南医;自丹溪朱氏之书出,刘光厚传其学于关陇,是为北医;几如禅门之有南北二宗,画苑之有南北二派矣。迨朝鲜国阳平君许浚《宝鉴》一书行于中土,于是又有东医之名。盖其书有可传不以僻陋在夷而外之也。西域人运思灵巧,好语精微,其天文算法诸书久为中国所收录,而医学独未之前闻。嘉庆初西洋医士以彼国种痘之法传之华人,近复来广州设药局为人疗病,是东医外不妨又称"西医"矣。

　　《全体新论》者,西医合信氏所著也。彼国有患奇疾而死者,必剖视脏腑,以穷其故,历试诸药以求其方,故其言当有可取。其书略如宋王惟一铜人图之例,第言全体之本,然而不及治病之法。盖起废疾针膏肓亦不过还其全体之本然。知其本然,自可研精究思以求治病之法也。

　　书中自创新论,未必全无所见。唯与《灵枢》、《素问》故相刺谬者,适足以成其为偏隅之学、一家之言耳。如谓勇决非由于胆大,不知古书所记,亦由剖视而知,岂彼国之剖视可据而中土之剖视皆不足据耶?至其论精血由某处达某处,胚胎在何时作何状,

---

①　全体新论.海山仙馆丛书本,1852.
②　全体新论.海山仙馆丛书本,1852.

245

又岂剖视已死之人所能见其运动,考其时日者耶?此皆故作龃龉,言之过当者。惟其人能读中土之书,能识雅训之字,似非尽出无稽。虽在彼不过曰想当然耳,而在我亦何妨姑妄听之。由此书而牖启其心思,触悟其治法,未必非医家之一助也。因采以入丛书,并略论其得失,以弁其首。

咸丰二年岁在元黓困敦海山仙馆主人记

《体功学》译例①
高士兰

习医学生宜先明化学、格致学,后读人体学,即人权体制如何结构,再读人体网学,即详周身之织质,藉显微镜以验悉,再读人体各部之功用,即所曰体功也。旧名体用,或曰生理等是也。

是书原本为英国体功家名士哈利孛吞所著,甚为嘉善。英美两国医学堂信用已久。是书译成华文,较原本略省。有太深,或与医家不甚关切,或因无奥机,难以窥测,如胚学、骨部等舒长,故有者遗而不译,或译不周详,仅译其概而已。度量权衡,是书所用寸、尺、厘、两、磅,俱用英数,惟米(枚,metre)瓦(格,grammne,gm.)乃照法国数,又名十进法。

是书所用名目,多从新拣。有者为先所未有,今则重为更改,而异其名。所用新名,乃中国博医会于近年所选者(见《医学辞汇》)。所望为一定之名目,以后不必更改也。将来各等医书,俱用此等新拣之名。

《儒门医学》凡例②
赵元益　傅兰雅

一、此书原本,病名药名俱依字母编次,翻译成书,不能悉遵其例,故病名依脑髓脏腑内外,次第列之。妇人小儿各病,亦依次附列。药名则以性之汗吐补泻等分为十四类,其有一药而具数性者,则详于一类之中,而列其名于他类,注云详见某药类,省重复也。

二、西国病名甚多,不能悉与中土相符,有不得不另立新名者,如炎症之红热肿痛,中土向无总名,《内科新书》等书译其意曰"烧",定其名曰"炎症",兹仍用之是也。有中土原有此名,细考之实与病源不合而仍用其名者,如中风全属脑体之病,而中风症人所共知,不得不用旧名也。有中土原有此名,而实与他病相混,宜另立一名者,如小儿气管有病,呼吸不利,咳嗽吐痰,中土概称肺虚久病,名既不确,安能施治?兹定其名

---

① [英]高士兰,译;萧惠荣,述(1908).体功学.博医会印行,3.
② [英]傅兰雅,口述;赵元益笔,译.儒门医学.江南制造局刻本.

曰呃逆,从西名而译其意也。

三、此书各药,有中土所有者,则仍用中土之名,有中土所无或虽有而有纯杂之分,或一时难考其名者,则仍用西名,而以字译其音。间用化学中药名者,取其原质与分剂,一览可知。读者欲知其化分化合之理,须观化学诸书,方能明晓。

四、泰西权量与中土不同,如翻译时改从中土,则有奇零,若去此奇零,则方剂不准。且泰西药品大半藉化学之法取其精质,故以少许胜多许,有用至不及一厘者。如用中权,则难秤准。不如即购英权用之,可免差误。

五、量药水之具,西国制就量杯,画线作记号,取其准便,中国尚无此物,亦必向番药房购买。

六、此书所载之药,各埠番药房大约十有八九,华人不难购买。后附药品名目,专为便于买药而设,不通英语者,指名买之可也。

《西药大成》序①
程祖植

或有问于余曰:"中国方药之书,《神农本经》尚矣,自时厥后,梁则有《名医别录》,宋则有《大观本草》,明则有《本草纲目》,可谓大备。今沪上制造局译《西药大成》一书,是亦不可以已乎?"余应之曰:"子不见《东医宝鉴》刊行于中土乎? 夫药以攻病者,病者,人身之寇,药则荡人身之寇也。今西国器械之利,不妨取以荡寇,又何疑于西药? 且今日之寇,即吾国吾民之病,故制造一局,以除戎器,亦以译医书,事异而理同也。"

曰:"《神农本经》药凡三百六十五品,历代附益,至李时珍之《纲目》采至一千八百九十二种。近钱塘赵学敏复有《本草纲目拾遗》之刻,何尚不足于中,而必益以西乎?"余曰:"闻诸徐灵胎氏云:造物之机,久而愈泻,后世所增之奇药,或出深山穷谷,或出殊方异域,乃偏方异气所钟,能治古方所不能治之奇病,博物君子,亦宜识之,以广见闻。西药即此类耳。且《神农本经》人第以为方药之祖,不知乃上古圣人穷理尽性以至于命之书也。西人论药,多兼化学。苟能扩而充之,可以探万物之源,可以利五行之用,可以知天地之化育,可以辅相天地之宜。虽谓其为神农氏之功臣可也。"

曰:"西药竟无异于中药乎?"曰:"否否。中力弱,西力强;中性柔,西性刚。中药如素附循之众,用命者惯如疲惫之卒,驯而易扰;西药则如唐借回纥之兵,马燧驭之,乃拱手遵约束,否则肆行杀掠矣,如虞诩所募三科壮士,类皆桀骜不驯,易他将莫能控制矣。又,中以多胜,西以少胜。善用多者,惟孙真人《千金方》,犹淮阴侯之将兵,多多益

---
① [英]傅兰雅,口述;赵元益笔,译. 西药大成. 江南制造局刻本,1887.

善,分数明也,否则散无友纪,有此病未去,他病复增之虞。善用少者,犹世传之单方,恒获奇效,乃兵贵精不贵多之旨。然或不能治奇病重病。笠泽之战,越非以左右句卒,鼓噪左右,然后以三军潜涉,则不能败吴。垓下之围,非信越黥布皆会,则汉不能灭楚。此中西异同之大略也。"

曰:"书为言药之书,而兼言病者,何也?"余曰:"不识时务者不可以使治国,不晓军机者,不可使治兵,不博通经史、洞达古今,深明驭敌交邻之道者,不可使掌邦交,不洞见脏腑症结,深知病源者,不可使业医药。药譬之刃,握兵手则杀贼卫民,握贼手则民被贼杀。若不究病证,专识药方,恐刃操于贼矣。然则恶可不以言病者兼之乎?"

友人赵静涵博学好古,兼通岐黄家言。上海制造局设翻译官译西书也,聘静涵襄其事,今译成《西药大成》十卷,累致书于余,属为之序。爰举与或所问答者应之,其有当于诗书之义否也?

光绪十年岁次甲申春正月桐城程祖植序

《万国药方》序①
李鸿章

《汉书·艺文志》列方技为四种,凡经方十一家,谓本草石之寒温,量疾病之浅深,辩五苦五辛,致水火之齐,以通闭解结,反之于平,然恒言气感之宜,未及物理之变,故撰用本草三百六十五品,制为一百十三方,迹其撰录,非不粲然雄观,然以意进退病机,凭虚构象,非实测而得其真也。

泰西医学有专官,有学堂,又多世业孤学。藏真府俞,悉由考验,汤液酒醴,更极精翔。且俞跗治疾,割皮解肌,湔浣肠胃,此法久佚,而彼方于肿疡金疡折疡溃疡之祝药劀杀,尤得其传。且于草木金石之原质化质,一一格致微眇,务尽实用,非仅以炮制为尽,物性则尤中土医工所未逮者。予久伟其用心之精而立法之善矣。

美人洪士提反君以所著《万国药方》一书见示问序。其为书,方药配制悉从英国本草,而于流质之用量,定质之用秤,与凡猛剂之用林士极小之数,深合刀圭铢两之义。其所分药,精金石酸盐,各类改病改血解酸补虚等数十剂,更绘列药器各图,俾阅者心目洞然,无索途摘埴之患,甚矣,其言之可徵也。

予尝慨中国医藏一目综,今存者几与释道二氏埒,而海外之方绝未一见著录。近时日本书禁大开,所藏医书往往流入吾土,仍是旧观。舶交海中,异籍踵至,西医之说甚盛益兴。而予深喜罗雅谷之《人身图说》,最与吾书相印证。如以脑髓筋为激发,即

① 洪士提反.万国药方.光绪二十四年重印本.上海:上海美华书馆,1898.

《素问·五藏别论》"予闻方士,或以脑髓为藏",《灵枢·海论》"脑为髓海"之意,而俞理初反非之。他若罗络之血与《内经》合,心肝之系居右与郑注《周礼》合,皆足以广异闻。至其谓脉络血络经络之异,肝叶肺叶心窍之殊,更可补吾铜人图所未备。奇光斓然,发于舜迹禹踵未届之域,乌得以其说之畸侅而斥之哉?

是书专明用药方剂,亦如葛洪《肘后》,思邈《千金》之体,以便循省。倘学者合中西之说而汇其通,以造于至精极微之境,于医学岂曰小补? 则君嚆矢之功,其寿世寿人,讵可量欤?

光绪十六年九月合肥李鸿章序

《万国药方》自序[①]

洪士提反

药也者,天生之以疗民之病者也。然南朔东西,产之有地,春秋冬夏,取之有时。苟不能并蓄兼收,欲用而恒虞不给,则药笈之选,有不能不备之于先者矣。

考中华自神农尝百草,见于《本草经》者,上中下三百六十五品而已;汉唐而后,三十余家,代有增补,而天竺波斯西藏诸处之产亦渐纂入,固不徒中土之方物矣。至明季李时珍著《本草纲目》五十二卷,统分六十二类,计药一千八百九十二种,其间产于他邦者更不可胜数。盖临症如临敌,必思有以制之,用药如用兵,必思有以胜之。某病宜用某药,自有一定,舍是则药不对症,亦何益之有? 故采购者不惮跋涉之劳也。

迩与泰西互市,火车轮舶运至中邦者更多奇品,一时用药何至有药少之虞乎? 然出之近地者,固谙其功,而来自远方者,难知其性。苟不条分缕析,指利陈害,将不免以剽悍之品视为寻常之剂,则利人者转以害人矣。药性可不急讲哉? 且前此售于中华者名尤纷繁,于华人记忆殊属不便,予特加改正,指明各药之地道,各药之性形,各药之功用,而制法之或久或暂,服法之宜先宜后,与配药之公法,机器之图形,亦尽表而出之,俾阅斯编者见其中虽多新奇名目,勿以少见而多怪。此其故有二焉。一数年来商船外来,列国懋迁有无,故药渐多而名亦多;二因化学家能核各药之原质于金石等类化为别种,草木等类制出真精,务使药之功力尽出而靡遗。故每用率皆分厘,从无用至两觚者。自有化学,用泰西药品倍多,且年增一年,故各国本草期以十年酌加增损,重行刊定。各国药肆配合方药各有成法,是书方药之配制悉从英国本草思快尔先生之集注译出,诚以售于中华各口者,皆系英法制造,故今仍之,而于各药名字则英汉并列,庶使买卖药材中西两便,各无误认。且外国之药,如金石等类,化学书已定原质诸名,按名录出,草木等类则以汉代洋,惟藉字以定音,无取字之意义。至因地而名者,即以其地其

---

① 洪士提反. 万国药方. 光绪二十四年重印本. 上海:上海美华书馆,1898.

物之字译之。阅者自知。间有与华产相似而微异者,则加洋字以别之。欲知药性之确实,须明化学,欲知制配之精细,须明格物。予虽医士,自问于医学未能探测渊微,今译此书,名曰《万国药方》,公诸中华医士,欲华人深明西人所用之药,不至妄用,并知西人所传之方,藉广流传,从此中外一体,疴痒相关,共登仁寿,是予所厚望也。夫至于缺略不备,语意未明,唯愿诸君子谅予之心,匡其不逮而惠教之,则幸甚。

光绪十二年丙戌孟秋美国医士洪士提反识于山左烟台寓斋

重刻《化学卫生论》序①

傅兰雅

　　是书起译于光绪巳卯夏,次年庚辰,与栾学谦先生陆续同译,印诸《格致汇编》,阅二寒暑始卒其业。外另订数百本,早已不胫而走,阅者咸推为有用之书,不可不广其流传,现经细加校譬正,重付手民,刻成四卷,于常图之外复增新图三十余个,字既大而便观览,图亦多而易晓畅明,然费苦心,遂成善本。读者从此有得精明卫生之术,咸登仁寿之域。

　　夫卫生者,最切于人身者也。近之侈谈格致者动曰"机器之巧,人所宜知,化学之精,人所宜明,声热光电之奥,人当讲求,地矿金石之益,人当讨论"。殊不知此皆身外之学,犹其末也,而寻常日用之端无非大道,居处饮食之事,要有至理。由其道则人强而寿,违乎理则人弱而夭。于此,诸事知所趋避,即所谓卫生之道矣。惟卫生之理非由积习俗见人云亦云,非藉忆度虚拟我是则是,要本确凿之据,出乎自然,取诸造化之奇,合乎天性,则卫生之理始信而不虚矣。欲如斯者,非出化学不可。盖化学一道,足泻天地之奇,能发万物之隐。凡起居动作之理,日用饮食之物,莫不可以化学而推其详。是书所论,悉本化学,故曰"化学卫生论"也。读者由此推求,引而伸之,或能补是书之所不逮也。吾其拭目望之。

英国傅兰雅识

《民国新教科书生理及卫生学》编辑大意②

王兼善

　　一是书依据教育部令编辑。专为中学校、女子中学校及师范学校、女子师范学校之用。在使学者得生理及卫生之要旨,而领悟其中相互之关系。

　　二是书共分上下二编上编曰生理学,专论躯体之构造,及其天然之功用;下编曰卫

① ［美］真司腾原;［英］傅兰雅,译.光绪十六年上海格致书室校订重镌本.化学卫生论,1890.
② 王兼善.民国新教科书生理及卫生学.上海:上海商务印书馆,1914.6.

生学,进论躯体保养之道。不知生理,则卫生之学仅属皮相;不能卫生,则生理之学如同赘疣。二者相因,不可偏废。

三本书按照教育部所颁课程标准,约供一学年之用。除假期即试验期之外,其教授时间,共约八十余小时,如各校时间,有所伸缩,则教授事项,亦不能不随之增减,故本书排印,用四号及五号字,其非甚紧要者,则用五号字。故时间充裕,则可全行讲授,若时间稍促,则四号字各段,照常讲授,其五号字各段,可酌量择用,不必全授。

四是书次序,务求明晰,文字务求简单,讲解务求详明。自首至尾,线相贯,由浅入深,循序渐进,以启学者之心思,而引起其进取之兴味。均以薪合乎教授法之原理。又书中每节上角,均附有本节之节略,使教者及学者易于会悟。

五书中所用术语,均取其最通用者,每一术语之旁,必附注西文以便参考。

中华民国三年四月,商务印书馆编译所谨识。

《西药大成药品中西名目表》序[①]

此表载英国医士来拉著《西药大成》一书内各种药品名目,并化学料与植物动物名,其中拉丁与英文俱依字母排列,便于用此书者查考,令其用处更广。凡植物动物分类所有之拉丁名目,平常译其音,尚有分种之名,则译其义,而列于类名之前。如圆叶金鸡哪,其金鸡哪为类名,圆叶为种名是也。如其种名原为人名或地名或因他故无法译其义,则仍译其音。凡能察得中华已有常用之名目亦并记之。凡植物动物之英文名目亦照前款之意译之,如确知中华名目者则不译其音。

凡药料变成之名目,必存其原音之根,或原音之要分,如金鸡哪以尼,金鸡哪以西尼,金鸡哪以弟亚等,俱存金鸡哪为音之根,又如鸡哪以尼,鸡哪以弟亚,鸡哪哇尼等,俱存鸡哪为音根之要分。凡生物碱类等,其各名之末字,当归一例记之。如以克以尼以亚等是也,与西名同法。凡死物质之名,俱依前印《化学材料中西名目表》所载之公法而定之。另附人名地名二表,此不但有来拉所作《西药大成》一书中之人名地名,兼有医学化学等书内常遇之人名地名。此各名不用一定之华字代一定之西音,又如在中国书内,得合用人名地名,则必从之,不敢另设新法记之。初译此书兼造名目,自起手迄今,已逾十二载。只为试作之意,故不免有弊,且其弊有试作者所预知,而比他人知之更详者,然如改其一弊,又恐他弊由此而生,所以改弊之全法,以俟后之君子。

光绪十三年夏四月江南制造总局排印

---

① 西药大成药品中西名目表. 江南制造总局本. 光绪十三年(1887 年).

附录二　清末民初西医译述主要书目

全体学

1. 泰西人身说概 · 二卷
（瑞士）邓玉函译，毕拱辰润笔

杭州，明崇祯十六年(1643 年)；清抄本，一册，燕京大学藏抄本，二册线装与《人身图说》合装一函；清抄本，一册。最早传入我国的西洋解剖生理学书。

2. 人身图说 · 二卷
（意）罗雅谷译述，（意）龙华民，（德）邓玉函校订

清抄本，一册；钞本，二册线装，燕京大学藏本与《泰西人身说概》合装一函。

3. 全体新论 · 十卷
（英）合信口译，陈修堂笔述

广州惠爱医馆初刻，清咸丰元年(1851 年)，一册；上海墨海书馆重刻，清咸丰五年(1855 年)，一册；海山仙馆丛书本前有 1851 年作者自序；制造局本；香港印本，一册

我国公开出版第一部系统介绍西方生理解剖学著作

4. 全体通考 · 十八卷　附图二卷
（英）德贞(John，Dudgeon)著

同文馆聚珍版，清光绪十二年(1886 年)，十六册；同文馆，1886 年，十四册

详细介绍西方生理解剖学知识及理论学说

5. 身理启蒙 · 一卷
（英）艾约瑟译

总税务司署刻本，清光绪十二年(1886 年)，一册，图（艾译西学）；上海著易堂，清光绪二十二年(1896 年)，一册，图（西学启蒙十六种）；上海图书集成局刻本，清光绪二十四年(1898 年)，一册，图（西学启蒙十六种）；清光绪间刻本，一册，图

6. 解剖学讲义
博医会译

上海博医会，1911 年，一册

7. 体学全旨

施尔德译

上海博医会,清宣统二年(1910 年),一册

8. 省身指掌·九卷

(美)博恒理(Henry D, Porter)著

上海基督教育会,清光绪十一年(1885 年)初版,1915 年再版,一册;上海美华书馆清末,一册,博恒理,传教士兼医师,1882 年在山东恩县开设医院。

9. 五脏躯壳图形·一卷

(意)罗雅谷译述

清抄本,一册

10. 全体阐微·六卷·附图

(美)柯为良(D. W. Osgood)译

福州圣教医馆,清光绪七年(1881 年)出版,清光绪十五年(1889 年),清光绪二十四年(1898 年),四册

11. 全体阐微·三卷

(美)柯为良译,林鼎文笔述

惜荫书屋刻本,清光绪三十一年(1905 年),一册

荟萃英美所出各书翻译而成,述解剖学,对大脑和神经系统有较详介绍。插图260 幅。

12. 全体图说·二卷

(英)稻维德(A. W. Douthwaite)译

上海益智书会,清光绪十年(1884 年),一册

图 8 幅:骨骼、骨节并筋处、全体诸肌、脉管、回管、养生路并吸管、全体脑筋觉悟诸具

13. 体用十章·四卷

(英)哈士烈著,(美)嘉约翰译,孔庆高述

广东博济医局,清光绪十年(1884 年),一册

首论全体功用,次论血脉运行,血液、呼吸、消化、运动、知觉、脑部等。

14. 全体须知·一卷

(英)傅兰雅译

清光绪二十年(1894 年)初版一册;香港书局,清光绪二十三年(1897 年),一册

此为生理学和解剖学。

15. 全体解剖图二十幅

(日)塚本岩三郎绘

日本东京造画馆,清光绪末,一册

16. 身理启蒙·一册

(英)艾约瑟译

税务司本,在《西学启蒙》十六种中,清光绪十二年(1886 年)一册

17. 全体学问答·一卷

苏州崇辨学堂编

《便蒙丛编》本,开智书室排印本

18. 全体学·一卷

北洋学校司编

北洋官报局排印本

19. 全体图说·一册

(英)傅兰雅撰

益智会本

20. 人体解剖学

陈滋纂译

上海新学会社,清宣统元年(1909 年),一册

21. 人体解剖实习法

(日)石川直喜著,孙祖烈译

上海医学书局,清光绪宣统间,一册

22. 新撰解剖学讲义

(日)森田齐次郎著,丁福保译

上海医学书局,清光绪宣统间,四册

23. 体学图谱

(英)高士兰译

上海博医会,清宣统三年(1911 年),一册

24. 解剖学讲义·四卷

(日)森田齐次郎著,丁福保译

上海医学书局,1912 年 6 月,一册

25. 体骨考略

(英)德贞著

上海制造局本,清光绪初,一册;北京刻本,清光绪间,一册

26. 哈氏体功学

(英)高士兰译

上海博医会,1914 年 6 月,一册

生理学

1. 生理卫生学·一卷

(日)斋田功太郎著,田吴炤译

汉阳刘氏六吉轩刊本,北洋官报局排印本

2. 中学生理教科书·九卷

(美)斯起尔原本,何燏时译述

附录一卷,教科书辑译社洋装本,清光绪二十九年(1903 年)初版,一册

3. 生理教科书

沈紘译

江宁江楚编译馆书局,清光绪二十九年(1903 年),一册

4. 最新解剖生理卫生学

商务印书馆编译所译

上海商务,清宣统二年(1910 年),一册

以日本官岛满治郎《解剖生理及卫生》一书为主,参以它书译编而成。

5. 简明生理学·一卷

(日)岩崎铁次郎编,吴治恭译

上海商学会,清光绪末,一册

6. 新编中学生理书·一卷

(日)坪井次郎著,何琪译

绍兴通艺学堂石印本,一册

分总论、骨系统、筋系统、皮肤系统、循环器系统、呼吸器系统,共十篇,附图八十。

7. 高等小学生理卫生教科书·一卷

(日)斋田功太郎著,丁福保译

文明书局本

本书原著即田氏所译之《生理卫生学》,丁氏译为教科书,稍变其体例。

8. 生理学问题

(日)富士山房编,范迪吉译

上海会文学会,清光绪二十九年(1903 年),一册

9. 生理卫生学

(英)李惹(Ritchie)著,节丽春(Joynt)译,王调生校

上海广学会,1913 年,二册

10. 蒙学生理教科书·一卷

丁福保

文明书局第三版本,清光绪三十五年(1909 年)

11. 生理学教科书

(美)琴西忒著,陆瑞清译

上海文明书局,清光绪三十年(1904 年),一册

12. 中学生理学教科书

(日)坪井次郎著,杜亚泉译

上海商务,清光绪三十三年(1907 年),1913 年版,一册

医学基础

1. 西医略论·三卷

(英)合信著

惠爱医馆刊本,一册

2. 病理撮要·一卷

不著撰人名氏,尹端模译

博济医局刊本,清光绪十八年(1892 年),二册

3. 儒门医学·三卷附一卷

(英)海得兰著,(英)傅兰雅译,赵元益述

制造局本,四册,排印本

4. 医学纲要

丁福保译著

上海医学书局,清光绪三十四年(1908 年)初版,1915 年 3 月

5. 临床医典

(日)简井八百珠著,丁福保译

上海医学书局,1913 年,一册

6. 病理撮要·二卷

(美)阿庶顿辑,尹端模译

广东博济医局,清光绪十八年(1892 年),二册

7. 病理学讲义

丁福保译

上海文明书局,清宣统二年(1910 年)第二、三册初版,1918 年 7 月第一至三册再版

8. 临床病理学

(日)田中祐吉著,丁福保译

上海医学书局,1912 年 5 月初版,一册

9. 病原细菌学(前后编)

(日)佐佐木秀一著,丁福保译

上海医学书局,1914 年,二册

10. 诊断学实地练习法

(日)系左近著,丁福保译

上海文明书局,清宣统元年(1909 年),1913 年,二册

11. 诊断学大成

(日)平出谦吉著,丁福保译

上海医学书局,清光绪宣统间,一册

12. 诊断学

(日)下平用彩著,汤尔和译

上海商务,1919 年,二册

临床各科

内科

1. 内科新说·二卷

(英)合信著,管茂材笔述

上海仁济医馆刻本,清咸丰八年(1858 年),一册;广州惠爱医馆本,1858 年,一册

2. 内科理法前编六卷后编·十六卷

(英)虎伯著,茹合哈来参订,舒高第译,赵元益述

制造局本,十二册,附药品分类并药方一卷,19 世纪我国译介西医内科学卷帙最大者

3. 内科阐微全书·一卷

(美)嘉约翰译,林湘东述

广东博济医局,清同治十二年(1873 年)初刻,清光绪十五年(1889 年)重刻本,一册

解释西医精通内科原因,较早评论中西医得失

4. 西医内科全书·十六卷

（美）嘉约翰,孔庆高同译

博济医局刊本,清光绪八年(1882 年),六册

是当时重要的西医内科著作

5. 内科全书

（日）河内龙若著,丁福保译

上海文明书局,清光绪三十四年(1908 年),一册

6. 内科学纲要

（日）安藤重次郎等著,丁福保译

上海文明书局,清光绪三十四年(1908 年)6 月,一册

7. 嘉氏内科学

（美）赖马西译,潘剑生校

上海博医会,清宣统元年(1909 年),一套(634 页);上海美华书馆,1917 年,3 版,一册

8. 欧氏内科学

（英）欧司勒(W, Osler)原著,（英）高士兰(P. B. Cousland)译

上海博医会,清宣统二年(1910 年),一套

9. 近世内科全书

（日）桥本节斋著,丁福保译

上海医学书局,清光绪、宣统间,二册

10. 医理略述·二卷

（美）嘉约翰口述,尹端模笔译

广州博济医局,清光绪十八年(1892 年),一册;格致汇编本

11. 脉说·一卷

（英）德贞著

万国公报本

12. 脉表诊病论·一卷

（英）傅兰雅辑译,（英）散特生(Sanderson)著

《格致汇编》本,清光绪十六年(1890 年),一册

外科

1. 割症全书·七卷

（美）嘉约翰译

博济医局 1871 年初刻本,七册,1890 年重刻本,有图。西人谓炎症实百病之总纲,无论内外症皆可发炎,西医外科以此本为最早译本。

2. 炎症论略·一卷

(美)嘉约翰译

广州博济医局,清光绪十年(1884 年),清光绪十五年(1889 年),书前有译者自序。述炎症各种症状及治疗方法

3. 裹扎新法·一卷

(美)嘉约翰译,林湘东述

博济医局刻本,清光绪元年(1875 年),一册

论割症之理当先明全体部位,部位明然后裹扎亦得其法,专论外科手术裹扎法。

4. 济急法·一卷

(英)舍白辣著;(英)秀耀春译,赵元益笔述

上海制造局,清光绪二十九年(1903 年),一册,介绍军营急救之法。

5. 内外科新说

(英)合信著

广州刻本

6. 外科理法

刘廷桢译

上海排印本

7. 外科学一夕谈

(日)桂秀马著,丁福保译

上海丁氏医院,1910 年,1913 年,一册

8. 临阵伤科捷要·四卷·附图

(英)帕脱编;舒高第,郑昌棪同译

上海制造局本,四册

此为临阵便用之书,述战地各种伤病之治疗与护理。附伤科捷要图与《割症全书》。

妇产科

1. 造化机新论·一卷

(日)细野顺著,出洋学生译

上海商务印书馆本,清光绪末年,一册

所言生殖各器构造功用与《生殖器新书》略同,其言胎产、婚配、乳儿各说甚多至理。

2. 妊娠论·一卷

出洋学生编译

洋装本,清光绪二十九年(1903年)再版,一册

本书二十三章,详论生殖器之生理障害,以及胎孕结婚之合度、花柳病之预防。

3. 胎内教育·一卷

(日)伊东琴次郎著,陈毅译

广智书局排印本,一册

4. 生殖器新书前后编二册

(美)霍立克著,仇光裕译,王建善述

嘉定日新书所洋装本

5. 男女育儿新法·一卷

(日)中景龙之助著,诱民子译

香港启智书会本

按强国以强种为要,康健小儿即为人类之本,则生理学之宜亟讲也明矣。

6. 妇婴新说·一卷

(英)合信著,管茂材笔述

惠爱医馆刊本,一册,上海仁济医馆,清咸丰八年(1858年),一册,述妇科及儿科病症。此为西医妇科、小儿科最早中译本。

7. 妇科精蕴图说·五卷

(美)妥玛氏著;(美)嘉约翰,孔庆高同译

博济医局刻本,清光绪十五年(1889年),五册

详密阐述西医妇科、产科

8. 胎产举要·二卷

(美)阿庶顿辑,尹端模译

博济医局刊本,清光绪十九年(1893年),一册

9. 传种改良问答·一卷

(日)森田峻太郎著

上海商务刻本,清光绪二十七年(1901年),一册;会文堂,清光绪二十八年(1902年),一册

10. 子之有无

(日)田村化三郎著,丁福保译

上海医学书局,清光绪三十二年(1906年),1916年,一册;上海制造局,清宣统元年(1909年)初版,一册

11. 妇科五十二章

（美）汤麦斯著；舒高第，郑昌琰译

上海制造局，清光绪二十六年(1900 年)，六册，附图一册

12. 产科·一卷·图六十五幅

（英）密尔著，舒高第译，郑昌琰笔述

上海制造局，清光绪三十一年(1905 年)，一册

13. 竹氏产婆学

（日）竹中成宪著，丁福保译

上海医学书局，清光绪三十四年(1908 年)，一册

14. 分娩生理篇　产褥生理篇

（日）今渊恒寿著；华文祺，丁福保译

上海医学书局，清宣统二年(1910 年)，一册；上海文明书局

15. 产科学初步

（日）伊庭秀荣著，丁福保译

上海医学书局，清光绪宣统间，一册

16. 产科心法

刘廷桢译

上海排印本

17. 伊氏产科学

（美）赖马西译

上海博医会，1913 年版，一册

18. 卞劳妇科学

（美）富马利译

上海博医会，1914 年 2 版，一册

19. 看护产科学

雷白菊译

上海广学会，1916 年，一册

20. 富氏产科及妇人科学

丁福保编译

上海医学书局，1918 年，一册

21. 胎产举要·二卷

（美）阿庶顿著，尹端模译

广州博济医局，清光绪十九年(1893 年)，一册

22. 西医产科心法·二卷

（英）梅滕更（Main，Duncan）著，刘廷桢译

杭州广济医局，清光绪二十三年（1897 年），一册

卷一论受孕生产，卷二论难产及产后诸症。书前有刘廷桢光绪丁酉序

23. 妊娠论·一卷

出洋学生编译

清光绪二十九年（1903 年）再版，一册

共二十三章，插图 39 幅。详论生殖生理、性病及男女间疾病卫生

24. 妊娠生理学

（日）今渊恒寿著；华文祺，丁福保译

上海医学书局，清宣统二年（1910 年），一册

25. 娠妇诊察法

（日）今渊恒寿著，丁福保译

上海医学书局，清光绪宣统间，一册

儿科

1. 儿科撮要·二卷

不著撰人名氏，尹端模译

博济医局刊本，清光绪十八年（1892 年），二册

据各西书撮其要也，书中辨证皆设为问答，间列药方，甚为详便

2. 儿科论略·一卷

（美）富医生选，庞文卿译

广州博济医局，清光绪间，一册

3. 新纂儿科学

（日）伊藤龟治郎著，丁福保译

上海医学书局，清光绪宣统间，一册

4. 豪慈儿科学

（美）富马利译

上海博医会，1915 年 2 版，一册

眼科

1. 眼科撮要·一卷

不著撰人名氏，（美）嘉约翰译

博济医局刊本，清光绪六年（1880 年），一册，西医眼科学中最早中译本

2. 眼科指蒙·一卷·附图

（英）稻维德译,刘星垣述

上海益智书会本,清光绪十三年(1887 年),一册

书分三十七篇,其教学者以剖析猪、羊目互验部位病症,是诚西国之医术。

3. 眼科证治·三卷

（美）聂会东译,尚宝臣笔述

上海美华书馆印本,清光绪二十四年(1898 年),一册,上海博医会,清宣统二年(1910 年)5 版

论症治及割刺之法详于《指蒙》,后附试眼字码其法甚善,无病之目平时亦可用此法试之。

4. 眼科书

舒高第译,赵元益笔述

上海制造局,清光绪六年(1880 年),一册

5. 眼科证治·一卷

（美）聂会东译,尚宝臣笔述

上海美华书馆,清光绪二十四年(1898 年),清光绪三十二年(1906 年),一册

上海博医会,清宣统二年(1910 年)5 版,一册

6. 眼科锦囊·四卷·续二卷

（日）木庄士雅著

福瀛书局,清光绪间,一册

7. 傅氏眼科

（美）聂会东译

上海博医会,清宣统三年(1911 年)

8. 眼科临床要领

（日）宫下左右踊著,沈毅译

上海医学书局,清光绪宣统间,一册

9. 屈光学

盈亨利译

上海博医会,1914 年,一册,有图

皮肤科

1. 皮肤新编·一卷

（美）嘉约翰译,林湘东笔述

广州博济医局,清光绪十四年(1888 年),一册;上海制造局本

论皮肤诸症及药方。此为西医皮肤科最早译本。

2. 皮肤证治·一卷

(美)聂会东译,尚宝臣笔述

上海美华书馆,光绪二十四年(1898 年),一册

3. 皮肤病学

(日)简井八百珠著,丁福保译

上海虹桥疗养院,1912 年,一册

4. 瘰疬之原因及治法

丁福保译

5. 增订花柳指迷

(美)嘉约翰译,林应祥述

上海医学书局,1917 年 4 月再版,一册

羊城博济医局刻本,清同治十一年(1872 年)初版,清光绪十五年(1889 年)再版,一册,有图,清光绪间石印,一册,有图,述欧美对花柳病的治疗方法,使用药物等。

6. 皮肤病学: 美容法·一卷

(日)山田弘伦著,丁福保译

上海医学书局,1913 年初版,1916 年 5 月 3 版,一册,专述性病防治及其用药。

7. 喉痧新论不分卷

丁福保译

上海医学书局,清宣统元年(1909 年),1913 年,一册

书分喉痧浅说、喉痧言粹两部分,述白喉之病原、流行、诊治及预防。

精神心理

1. 教育心理学·一卷

(日)高岛平三郎撰,田吴炤译

商务印书馆《哲学丛书》本,1904 年版,一册

2. 心理学讲义

(日)服部宇之吉讲述

商务印书馆《京师大学堂讲义》本,清光绪三十一年(1905 年)初版

3. 教育应用心理学·一卷

(日)林吾一撰,樊炳清译

《科学丛书》本,上海教育世界出版社石印,清光绪二十七年(1901 年),一册

4. 心理教育学·一卷

（日）久保田贞著

广智书局《教育丛书》洋装本，清光绪末年，一册

5. 记忆术·一卷

（日）井上圆了著，梁有庚译

上海排印洋装本，清光绪间，一册

本书比较东西记忆各法加以著者新考出之方法，分学理、应用二派，且列表式以相印证。

6. 治心免病法·二卷

（美）乌特亨利（Wood Henry）著，（英）傅兰雅译

上海，清光绪二十二年（1896 年），一册；上海益智书会，清光绪二十三年（1897 年），一册

乌特亨利（1834—1909）是波士顿著名精神治疗专家。译本二卷七章，作者认为，治病应以治心为本。书中列举治心免病 27 则要诀，每则要诀均有详细解说。

7. 自律神经系

（日）吴健著，萧百新译

清光绪宣统间，一册

8. 灵心病简述

（英）高士兰，朱钊译

上海博医会，1913 年，一册

9. 神经衰弱之大研究

华文祺，丁福保译

上海医学书局，1919 年 12 月再版，一册

10. 心理疗法

（日）井上圆了著，卢谦译

上海医学书局，1917 年，一册

11. 高等催眠讲义

（日）岗田喜宪著，善哉译

上海学海书局，1919 年，一册

12. 近世催眠术

（日）熊代彦太郎著；丁福保，华文祺译

上海医学书局，1914 年，一册

医药学

1. 药露说·一卷

（意）熊三拔著

旧抄本，一册

作于明万历四十六年（1618年）。专论西药制法，介绍蒸馏法制药露以及如何筑灶造锅等，有图。为西洋药剂学最早传入我国之著作。

2. 西药略释·四卷

不著撰人名氏，（美）嘉约翰、孔庆高译校

博济医局刊本作一卷，清光绪元年（1875年），光绪十二年（1886年）新增重刊本

3. 泰西本草撮要·一卷

（英）傅兰雅辑译

《格致汇编》本，清光绪六年（1880年），一册

4. 泰西本草名疏·三卷

（日）伊藤清民著

东洋刊本，清光绪间，一册

书以穷究植学之理为主，故雌雄之辨、种属之条颇为详密，说恐不明附之以图。

5. 西药大成十卷·首一卷

（英）来拉、海得兰同著，（英）傅兰雅译，赵元益述

上海制造局本，十六册

书以割破牲畜试各种药品功用为是，能集西医之长而不护西医之短。西药之书此为最备。

6. 西药大成药品中西名目表·一卷·附人名地名表

（英）傅兰雅译，赵元益述

上海制造局本，一册

列以西字对以中文，专为查阅来拉氏《西药大成》而设。

7. 万国药方·八卷

（英）思快尔（Squire）著，（美）洪士提反（Hunter S. A.）译

上海美华书馆，清光绪十六年（1890年）第三次重镌，八册线装；上海美华书馆石印，清光绪三十年（1904年）八册，有图；山东刻本，前有李鸿章光绪十六年序

译自思快尔著《英国药物学指南》第14版，后刻本增收中国药品数十种。

8. 医方汇编四卷首·一卷

（英）伟伦忽塔著,（英）梅滕更译,刘廷桢述

杭州广济医局刻本,清光绪二十一年(1895 年),五册;上海广学会,清光绪二十二年(1896 年),一套(598 页);上海商务,清光绪二十五年(1899 年)

卷首为目录及中西权量表,其余四卷罗列诸症及治法。

9. 药物学纲要

（日）铃木幸太郎著,丁福保译

上海文明书局,清光绪三十四年(1908 年),1912 年 3 月,一册

10. 化学实验新本草

丁福保译

上海医学书局,清宣统元年(1909 年),一册

介绍麻醉学、兴奋剂、驱虫剂、清凉剂等药物化学成分、药性。

11. 药物学一夕谈

丁福保译

上海医学书局,清宣统三年(1911 年)8 月,一册

12. 西药大成补编·十卷·首一卷

（英）哈来著,（英）傅兰雅口译,赵元益笔述

上海制造局刻本,清末,五册

13. 新译西药新书·八卷·附中西名表

著译者并阙名

上海制造局本,清末,一册

14. 药物学大成

（日）系左近著,丁福保译

上海医学书局,清光绪宣统间,一册

15. 中外药名对照表·一卷

万钧编

上海医学书局,1913 年,一册

16. 中西药名表

江南制造局翻译馆编译

上海制造局,清光绪间,一册

17. 普通药物学教科书

（日）系左近编,丁福保译

上海医学书局,清光绪宣统间,一册

18. 普通药物学教科书续编

丁福保译

上海文明书局,清宣统元年(1909 年),一册

19. 新万国药方

(日)田村化三郎著,丁福保译

上海医学书局,清光绪宣统间,一册

20. 医科大学病院经验方不分卷

万钧译

上海医学书局,1914 年,一册

21. 新万国药方

(日)恩田重信著,丁福保译

上海医学书局,1914 年 5 月再版,一册

22. 救人良方·一卷

(英)秀耀春著

上海美华书馆,清光绪间,一册

23. 食物新本草

丁福保译

上海医学书局,1913 年再版,1917 年第 3 版,一册

卫生学

1. 孩童卫生论·一卷

(英)傅兰雅辑译

益智书会本,清光绪十六年(1890 年),一册

极言血之功用,尤以饮酒、吸烟为大害人身,书中发明食物之利害独详。

2. 幼童卫生编·一卷

(英)傅兰雅辑译

益智书会本,清光绪二十年(1894 年),一册

原书为约翰怒及布登所著,大旨与《孩童卫生论》略同。

3. 初学卫生编·一卷

(美)盖乐格著,(英)傅兰雅译

益智书会本,清光绪二十二年(1896 年),一册

中载护脑、免病各说,皆体贴微密,译著 26 章,述人体生理、饮食要道,免病良方,害人毒质等。

4. 居宅卫生论·一册·附图

（英）傅兰雅辑译

《格致汇编》本，清光绪六年(1880 年)，一册

是书六章，为图六十有五，其汲汲于造屋事，内却病通气之法讲求摄生，可谓详备。

5. 居处卫生论

（英）夫兰考尔著，蓝寅译

《蒙学报》本

凡七章，皆言筑造房屋饮水、沟渎、天气诸事，于病人所居之室言之尤详。

6. 学校卫生学·一卷

（日）三岛通良著，汪有龄译

《教育世界》本，清光绪二十九年(1903 年)，一册

7. 化学卫生论·四卷

（英）真司腾著，（英）傅兰雅译

广学会本，四册；《格致汇编》本，清光绪十六年(1890 年)，二册

广学会重印本复增新图三十余幅。

8. 学校卫生

（日）三岛通良著，汪有龄译

教育世界社，清光绪二十七年(1901 年)

9. 延年益寿论·一卷

（英）爱凡司著，（英）傅兰雅辑译

《格致汇编》本，清光绪十八年(1892 年)印本，一册

大旨以免病为主、延年为宗，所论平实可听，亦西人养生之要书。

10. 免晕船呕吐说·一卷

（美）巴次著，（英）傅兰雅译

《格致汇编》本

巴氏久在轮船行医，考悉晕船之根源与治法，虽依其法未能全免，然十验八九。

11. 保全生命论·一卷·附一卷

（英）古兰肥勒撰，（英）秀耀春译，赵元益述

上海制造局刻本，清光绪二十七年(1901 年)，一册

12. 处女卫生·一卷

（美）来曼波斯撒利著，（日）北岛研三译，冯霈重译

广智书局洋装本，清光绪末年，一册

书凡二十三章，论处女卫生各节甚详，目今时值群兴女学，则此书亦所宜读者矣。

13. 最近卫生学·一卷

（日）桥善次郎著，海天独啸子译

广智书局洋装本，一册

14. 实用卫生自强法·一卷

（日）医学得业士崛井宗一著，赵必振译

上海广智书局排印本，清光绪末

书凡六十章，于饮食身体、疾病、结婚各节皆言之详晰，推论其致病之由而筹防御之法，其戒青年以方正自持，务养成康健国民而尽体育之功，尤为有功世道之言。

15. 高等小学卫生教科书·一卷

（美）项尔构著，章乃炜译

上海文明书局本

全书十六章，补篇二章，皆就儿童身体、空气、呼吸、饮食、洁净、运动、休息、知觉浅近之理言之，颇为简易。

16. 齿牙养生法·一卷

（日）四方文吉著，虞泰祺译

启文译社洋装本，清光绪末

吾华齿牙之学素不讲求，故多胃病、喉疾，本书发明齿牙养生之理，足为吾人卫生之助。论牙齿与养生的关系。

17. 救急处置·一卷

（日）立宽讲述，王明怀译

启文译社洋装本

书分甲、乙二卷，甲论卫生大意，乙论防救危急之法。

18. 食物标准及食物各货化分表

亚泉学馆译

《亚泉杂志》本

系从日本近藤会次郎与田中礼助所编之《有机化学》内节译。

19. 预防传染病之大研究

丁福保译

上海文明书局，1911年，一册，述传染病防治方法

20. 传染病预防看护法

（日）菊池林作著，李犹龙译

上海群益书局，1917年，一册

21.　卫生要旨·一卷

（美）嘉约翰口译,海琴氏笔述

广州博济医局刻本,清光绪八年(1882 年),一册;上海基督教育会,1882 年初版,1917 年再版,一册;上海,1883 年石印,一册;上海益智书会本

首总论,次论寿考康宁,内外集益,各病之由,病赖良医,饮食养身之要等卫生诸说。

22.　通俗卫生法防疫法之部

（日）川田德次郎著

北京顺天时报,1905 年,一册

23.　卫生一夕谈

（日）桥本善次郎著,日本富山房编辑部译

东京富山房,1906 年,一册

24.　卫生保寿术·一册

许蓊屏

广智书局本

25.　卫生粹言·一卷

同志学社

上海竞化书局洋装本

26.　蒙学卫生教科书·一卷

丁福保

文明书局第四版本

参考文献

▲ 档案资料

1. 芜湖医院报告. 弋矶山医院档案室.

2. The Wuhu General Hospital, Rorert E. Browo, M. S. P. H（芜湖中心医院. 弋矶山医院档案室）

3. 弋矶山医院编撰. 弋矶山医院志. 弋矶山医院档案室. 1985 年.

4. 戴世璜自传（英文版）. by Harry B. Taylor. 安庆档案馆.

5. 广州市宗教志编纂委员会. 广州宗教志资料汇编. 第五册（基督教）. 1995 年.

6. 柔济医院史略. 广州档案馆.

7. 柔济医院董事会记录. 广州档案馆.

8. 柔济医院章程. 广州档案馆.

9. 孙逸仙博士学院成立史略. 孙逸仙博士医学院月刊创刊号.

10. 广州文史资料. 第 45 辑. 1993 年.

11. 柔济夏葛校院史略. 广州档案馆.

12. 柔济夏葛医学院组织章程. 广州档案馆.

13. 私立夏葛医学院组织大纲. 广州档案馆.

14. 夏葛医科大学章程（1923—1924）. 广东地方文献馆.

15. 东南医学院要览. 安徽医科大学档案室.

16. 东南医科大学暂行章程. 安医大校档案室.

17. 东南医学院呈请立案用表. 藏上海档案馆.

18. 中国丛报第 2 卷.

▲ 著作

1. 梁启超. 饮冰室合集. 北京：中华书局, 2003.

2. 丁福保. 畴隐居士学术史. 上海：诂林精舍出版社, 1949.

3. 王韬. 泰西著述考（王韬. 西学辑存六种）. 淞隐庐活字版.

4. 徐宗汉. 明清间耶稣会士译著提要. 上海：上海世纪出版集团.

5. （法国）费赖之；冯承均，译.在华耶稣会士列传及书目.北京：中华书局,1995.

6. 王韬.近代译书目.北京：北京图书馆出版社,2003.

7. 熊月之.晚清新学书目提要.上海：上海书店出版社,2007.

8. 张晓.近代汉译西学书目提要.北京：北京大学出版社,2011.

9. 民国时期总书目——医药卫生.北京：书目文献出版社,1986.

10. 徐维则,顾燮光.增版东西学书录.第4卷,1902.

11. 江文汉.明清间在华的天主教耶稣会士.北京：知识出版社,1987.

12. 张维华.明清之际中西文化交流简史.济南：齐鲁书社,1987.

13. 熊月之.西学东渐与晚清社会.上海：上海人民出版社,1994.

14. 陈邦贤.中国医学史.北京：商务印书馆,1937.

15. 李经纬.中国医学百科全书·医史卷.上海：上海科技出版社,1984.

16. 王振国,张大庆.中外医学史.北京：中国中医药出版社,2013.

17. 赵洪均.近代中西医论争史.合肥：安徽科技出版社,1989.

18. 朱潮.中外医学教育史.上海：上海医科大学出版社,1988.

19. 马伯英.中外医学文化交流史.上海：文汇出版社,1993.

20. 尚智丛.传教士与西学东渐.太原：山西教育出版社,2008.

21. 何小莲.西医东渐与文化调适.上海：上海古籍出版社,2006.

22. 余新忠.清以来的疾病、医疗和卫生.香港：生活·读书·新知三联书店,2009.

23. 慕景强.西医往事.北京：中国协和医科大学出版社,2010.

24. 李经纬,鄢良.西学东渐与中国近代医学思潮.武汉：湖北科技出版社,1990.

25. 王扬宗.傅兰雅与近代中国的科学启蒙.北京：科学出版社,2000.

26. 王扬宗.近代科学在中国的传播.济南：山东教育出版社,2003.

27. 顾长声.从马礼逊到司徒雷登.上海：上海书店出版社,2005.

28. 顾长声.传教士与近代中国.上海：上海人民出版社,1995.

29. 嘉惠霖；沈正邦,译.博济医院百年.广州：广东人民出版社,2009.

30. 朱维铮.利玛窦中文著译集.上海：复旦大学出版社,2012.

31. 方豪.中国天主教史人物传.上册.北京：中华书局,1973.

32. 钟鸣旦,杜鼎克编.艾儒略.性学觕述卷三.影印本.

33. 董少新.形神之间——早期西洋医学入华史稿.上海：上海古籍出版社,2008.

34. 席文.为什么科学革命没有在中国发生——是否没有发生？//王扬宗主编.中国科学与科学革命：李约瑟难题及其相关问题研究论著选.沈阳：辽宁教育出版社,2002.

35. 甄志亚.中国医学史.北京:人民卫生出版社,2008.

36. 雷雨田.近代来粤传教士评传.上海:百家出版社,2004.

37. 米歇尔·福柯;林志明,译.古典时代疯狂史.北京:生活·读书·新知三联书店,2005.

▲论文

1. 胡铸人.芜湖基督教历史的片断回忆[J].芜湖文史资料.第一辑.

2. 陈超勋.民望医院[J].荆涂春秋.怀远文史.第一辑.

3. 张诗文.合肥基督医院回顾[J].安徽卫生志通讯,1986(1).

4. 钱存训.近世译书对中国现代化的影响[J].文献,1986(2).

5. 闻性真.康熙的医学与养生之道[J].故宫博物院院刊,1981(3).

6. 秦永杰.传教士对中国近代医学的贡献[J].医学与哲学,2006(7).

7. 陈建明.近代基督教在华医疗事业[J].宗教学研究,2000(2).

8. 李传斌.近代来华新教医学传教士的西医译著[J].中华文化论坛,2005(1).

9. 李传斌.20世纪基督教在华医疗事业研究综述[J].南都学坛(人文社会科学学报),2006(1).

10. 张玉莲.传教士与19世纪中国医疗事业现代化启蒙[J].沧桑,2007(1).

11. 赵璞珊.西洋医学在中国的传播[J].历史研究,1980(3).

12. 赵璞珊.合信〈西医五种〉及在华影响[J].近代史研究,1992(2).

13. 梁碧莹.嘉约翰与西医学在中国的传播[J].中山大学学报,1996(3).

14. 梁碧莹."医学传教"与近代广州西医业的兴起[J].中山大学学报,1999(5).

15. 高曦.德贞的西医学译著[J].中华医史杂志,1995(4).

16. 高曦.德贞,东西方文化的交流使者[J].自然辩证法通讯,2011(4).

17. 陈一鸣.不能忘记的开拓者——记嘉约翰医生与广州惠爱医癫院[J]临床精神医学杂志,2009(5).

18. 陈小卡.近代中国西医教育的奠基人——嘉约翰的中国生涯[J].神州民俗,2013(200).

19. 余望.论傅兰雅在近代中国的科技传播实践[J].中国科技期刊研究,2008.

20. 孙邦华.傅兰雅与上海格致书院[J].近代史研究,1991(6).

21. 孙邦华.论傅兰雅在西学汉译中的杰出贡献——以西学译名的确立与统一问题为中心[J].南京社会科学学报,2006(4).

22. 杨欣.傅兰雅——致力于中国近代科学启蒙的传教士[J].南方文物,2006(3).

23. 孙邦华.寓华传播西学的又一尝试——傅兰雅在上海所编《格致汇编》述论

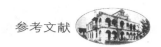

[J].华东师范大学学报,1994(5).

24. 徐淑兰.傅兰雅与中西文化交流[J].兰台世界,2013(4).

25. 袁锦翔.晚清杰出的科技翻译家傅兰雅[J].中国翻译,1984(2).

26. 刘泽生.早期医史学者——尹端模[J].中华医史杂志,1998(3).

27. 赵璞珊.赵元益和他的笔译医书[J].中国科技史料,1991(1).

28. 牛亚华.丁福保与近代医学交流[J].中国科技史料,2004(4).

29. 尹广谦.丁福保生平及其著述[J].医古文知识,2003(1).

30. 张爽.丁福保与近代"西医东渐"[J].江苏教育学院学报(社会科学),2013(4).

31. 王尊旺.嘉约翰与西医传入中国[J].中华医史杂志,2003(2).

32. 陈星.中国近代西医学及皮肤花柳病学开拓者嘉约翰及其专著[J].中国皮肤性病学杂志,2014(4).

33. 向磊.湘雅医学院与西医入华的社会效应[J].中南大学学报》(社会科学版),2007(6).

34. 王友平.近代四川教会医院述论[J].宗教学研究,2010(3).

35. 陆翔.安徽省近代几所教会医院概述[J].中华医史杂志,2000(4).

36. 朱凤林.试论近代广西教会医院[J].沧桑,2008(4).

37. 李传斌.教会医院与近代中国的慈善救济事业[J].中国社会经济史研究,2006(4).

38. 郭强,李计筹.近代广东教会医院的创办及时空分布[J].宗教学研究,2014(4).

39. 郝先中.西医东渐与中国近代医疗卫生事业的肇始[J].华东师范大学学报,2005(1).

40. 冯秋季.近代豫北加拿大传教士借医传教与妇幼卫生观念变革研究[J].河南大学学报,2010(1).

41. 周典恩.近代福建基督教教会医院西医教育之初探[J].中华医史杂志,2005(3).

42. 吴枢.近代广东的西医传播和西医教育[J].广州医学院学报,1996(6).

43. 赵翎,刘力欣.近代教会医院对武汉民众西医观演变的影响[J].法制与社会,2006(8).

44. 陈雁.西方医学在近代中国传播的社会效应[J].辽宁医学院学报(社会科学版),2011(3).

45. 冯尔康.晚清学者吴汝纶的西医观[J].天津社会科学,2007(3).

46. 毕拱辰.《泰西人身说概》序[J].北京大学图书馆抄本.

47. 牛亚华.《泰西人身说概》与《人身图说》研究[J].自然科学史,2006(1).

48. 邹振环.《泰西人身说概》最早传入的西洋人体解剖学著作[J].编辑学刊,1994(3).

49. 刘泽生.合信的《全体新论》与广东士林[J].广东史志,1999(1).

50. 陈万成.《全体新论》插图来源的再考察[J].自然科学史研究,2011(3).

51. 邹振环.合信及其编译的《博物新编》[J].《上海科技翻译》,1989(1).

52. 孙琢.近代医学术语的创立[J].自然科学史研究,2010(4).

53. 陈永生.晚清西医学文献翻译特点及出版机构[J].中华医学杂志,1997(2).

54. 陈雁.西医教育在近代中国的确立[J].西北医学教育,2008(1).

55. 宋耀新.我国近代西医学教育的发展研究[J].中国医药指南,2012(18).

▲ 英文文献

1. CHOA G H. Protestant missionaries in China[M]. Shanghai：The China University Press，1990.

2. CADBURY W W，JONES M H. At the point of a lancet-100 years of the canton hospital (1835—1935)[M]. Shanghai：Kelly and Walsh，Limited，1935.

3. Dugald Christie of Manchuria. Pioneer and medical missionary[M]. London：James Clarke Company，Limited，1932.

4. BALME H. China and modern medical missionary：a study in medical missionary development[M]，1921.

5. Editorial Committee. Records of the general conference of the portest missionayies of China[M]. Shanghai：American Presbyterian Mission Press，1890.

6. SELDEN C C，JOHN G. Kerr refuge for insane：The opening of a hospital for Insane[J]. The China Medical Journal，March，1909：82 - 91.

后　记

2015 年羊年初春,本书稿终于完成。"鞭炮声里辞旧岁,松窗竹影谱新篇"是为写照。除夕夜里听着欢声笑语,仍在窗前赶写,如人饮水,冷暖自知。虽然仍有很多不足,总可以告慰泉下的导师张子侠教授。2011 年我博士毕业后出版《明清医学专科目录研究》,主要是中医文献书目,张老师就期望我将近代西医文献书目做点研究,期间做些资料收集工作,因为诸种缘故,迟迟未有充分时间来完成。2011 年底张子侠教授不幸病逝,失去他的指导,此项研究更被搁置。在此期间繁重的教学科研之余,一直不忘初心,陆续着手做些研究与资料收集整理的工作。感谢安徽档案馆、安徽医科大学档案馆、广州档案馆、芜湖弋矶山医院、怀远县卫生局、安庆同仁医院等的支持,使我得到一些第一手可贵的档案资料,为研究此项工作打下基础。同时在校领导支持下调整研究思路,将西医著述文献书目,与西医医院、西医教育有机结合,全方位反映西医传播与近代社会变迁问题,拓宽学术思路视野。

在本书写作过程中,得到研究生胡连翠、张碧、杨姗姗等人的支持,在资料收集、翻译方面做出很多工作,在此表示深深感谢。同时感谢我的先生与孩子,他们默默给予我支持与包容,儿子吴海涛对书稿做了文字整理工作,在我的学术工作中始终有他们的温情伴随,给枯寂的生活平添乐趣。感谢安医大学校领导的学科建设政策支持,使得本书稿能得到资助出版,期望为学校医学人文研究教育有所裨益。此外感谢东南大学出版社热情相助和支持,使得本书得以顺利出版,再次一并表示感谢。

谚云:"仁者乐山,智者乐水",滚滚红尘、沧桑云烟,冷清的书斋是学人的宿命。在知天命之际,更加了解有所为、有所不为的意蕴,人生短暂,能做一些有兴趣又有价值的事情,则于愿已足,夫复何求。

初春于庐州

2015 年